W0352302

Pamela EBNER & síga

MANGER VRAI

Couverture : © YAY studio de graphisme

Mise en page intérieure : Valérie Ferrer et Noémie Cesarone

Infographies : Noémie Cesarone

Photos culinaires (pages 242 à 313) : © S'Cuiz in
Autres photos : © Shutterstock

Dépôt légal : 1er trimestre 2022

ISBN : 978-2-36549-517-2
ISBN ebook : 978-2-36549-518-9

www.thierrysouccar.com

Imprimé et façonné en France sur les presses de Corlet imprimeur à Condé-en-Normandie
N° d'impression : 21120453

IMPRIM'VERT® PEFC 10-31-1510

Note de l'auteur

Ce guide a pour objectif de présenter un ensemble de recommandations visant à promouvoir une alimentation saine, durable, éthique, partagée et agréable. Les principes qui ont guidé l'élaboration de ces recommandations préventives sont fondées sur les résultats scientifiques les plus récents en nutrition, et notamment ceux portant sur la transformation des aliments. Ces recommandations sont holistiques. Elles prennent en compte toutes les dimensions de l'alimentation : les nutriments, les aliments, les repas, ainsi que les dimensions culturelles et sociales qui influencent les pratiques alimentaires et conditionnent notre santé.

L'analyse de produits dans ce livre n'a pas pour but la mise en valeur de marques en particulier. Elle ne découle pas non plus d'un quelconque acte de sponsorisation. Les marques citées détiennent toutes des produits plus ou moins bien formulés et leurs recettes sont susceptibles d'évoluer.

Sommaire

Préface 8
Introduction 11

PARTIE 1 - La règle des 3V

Chapitre 1 – Manger Vrai 18

Qu'est-ce qu'un aliment ultra-transformé 19
Pourquoi doit-on manger vrai en évitant les aliments ultra-transformés ? 25
Faut-il bannir les aliments ultra-transformés ? 28
Comment reconnaître les aliments ultra-transformés au supermarché ? 29
L'essentiel à retenir pour manger vrai 34

Chapitre 2 – Manger Végétal 36

Concrètement, comment manger « principalement végétal » ? 37
Manger principalement végétal, mais de vrais aliments 38
Peut-on manger végétal et équilibré ? 39
Comment augmenter la part végétale dans son assiette 44
Comment réduire la part animale dans son assiette 48
L'essentiel à retenir pour manger végétal 49

Chapitre 3 – Manger Varié 50

Manger varié n'a de sens que si l'on « mange vrai » 51
Comment arriver à manger varié et toujours vrai ? 51
L'essentiel à retenir pour manger varié 57

Test : Êtes-vous sûr d'avoir une alimentation variée ? 58

Chapitre 4 – Manger bio, local, de saison 60
Quelques astuces pour manger bio, local de saison 62

La règle des 3V en bref 64

PARTIE 2 - L'assiette 3V

Chapitre 5 – Les différents groupes alimentaires 68
- Les fruits et légumes 68
- Les légumineuses 82
- Les fruits à coque et graines oléagineuses 90
- Les céréales et les tubercules 97
- La viande, le poisson, les œufs (VPO) 108
- Les produits laitiers 130
- Les matières grasses 140
- Les boissons 148
- Le sucre 161
- Le sel 166

Chapitre 6 – Comment composer votre assiette 170
Comment manger équilibré 172
Les repères de l'alimentation 3V 174

Chapitre 7 – Faites place au plaisir 184
Le plaisir de prendre soin de soi et de partager 184
Le plaisir de prendre soin de la planète 186
Le plaisir du goût 188

Les idées reçues sur l'alimentation saine 190

PARTIE 3 - En pratique

Chapitre 8 – Apprenez à planifier vos repas 202

Les 4 clés de la planification 205
En pratique 207

Chapitre 9 – Les bons gestes en cuisine 216

Batch cooking, conditionner, organiser, conserver, cuire 216
Un mois de menus 231

Bonus : deux semaines de menus avec des produits du supermarché 234

PARTIE 4 - Les recettes

En-cas/apéros

Vinaigrettes 244
Légumes lactofermentés 248
Mayonnaise végane aux carottes 250
Houmous aux poivrons grillés 251
Biscuits apéro chia et avoine 252
Sablés de pois chiches salés (sans gluten) 255
Dips méditerranéens 256
Baba ganoush (houmous d'aubergine) 258
Nuggets de panais aux 3 quinoas 260
Brochettes de légumes au miel 262

Entrées

Tartines anglaises aux haricots rouges 264
Taboulé de chou-fleur 265
Chausson ricotta-épinards 266
Gaspacho de betterave 269
Ceviche végétal 270

Muffins salés à la courgette, tomate et basilic (sans gluten) ... 272
Paniers de pommes de terre ... 273
Verrine de boulgour et radis ... 276
Velouté de champignons et pignons de pin grillés ... 279
Bruschetta aux petits pois et citron confit ... 280

Plats végétariens

Fettuccine de courgettes à la sauce tomate facile ... 282
Ragoût de lentilles (végane) ... 284
Poivrons farcis au quinoa (végane) ... 285
Parmentier au maïs ... 286
Croquettes de patates douces ... 289
Risotto au potimarron ... 291
Nouilles sauce pistache ... 292
Dahl de pois cassés ... 295
Lasagnes de polenta ... 296
Moussaka végétarienne ... 298

Desserts

Cookies choco/sarrasin et fleur de sel (sans gluten) ... 300
Barres de céréales ... 301
Pancakes banane et avoine ... 304
Gâteau aux pommes sans four ... 306
Avoine au lait et à la cardamome ... 308
Gâteau aux noix ... 309
Tarte au yaourt et aux figues ... 311
Crumble à la purée d'amandes et aux fruits rouges (sans gluten et végane) ... 312
Mousse à la mangue ... 314
Glace aux fruits ... 315

Annexes 316

Tableau des index glycémiques des aliments ... 316
Calendrier des fruits et légumes ... 318

Références ... 320

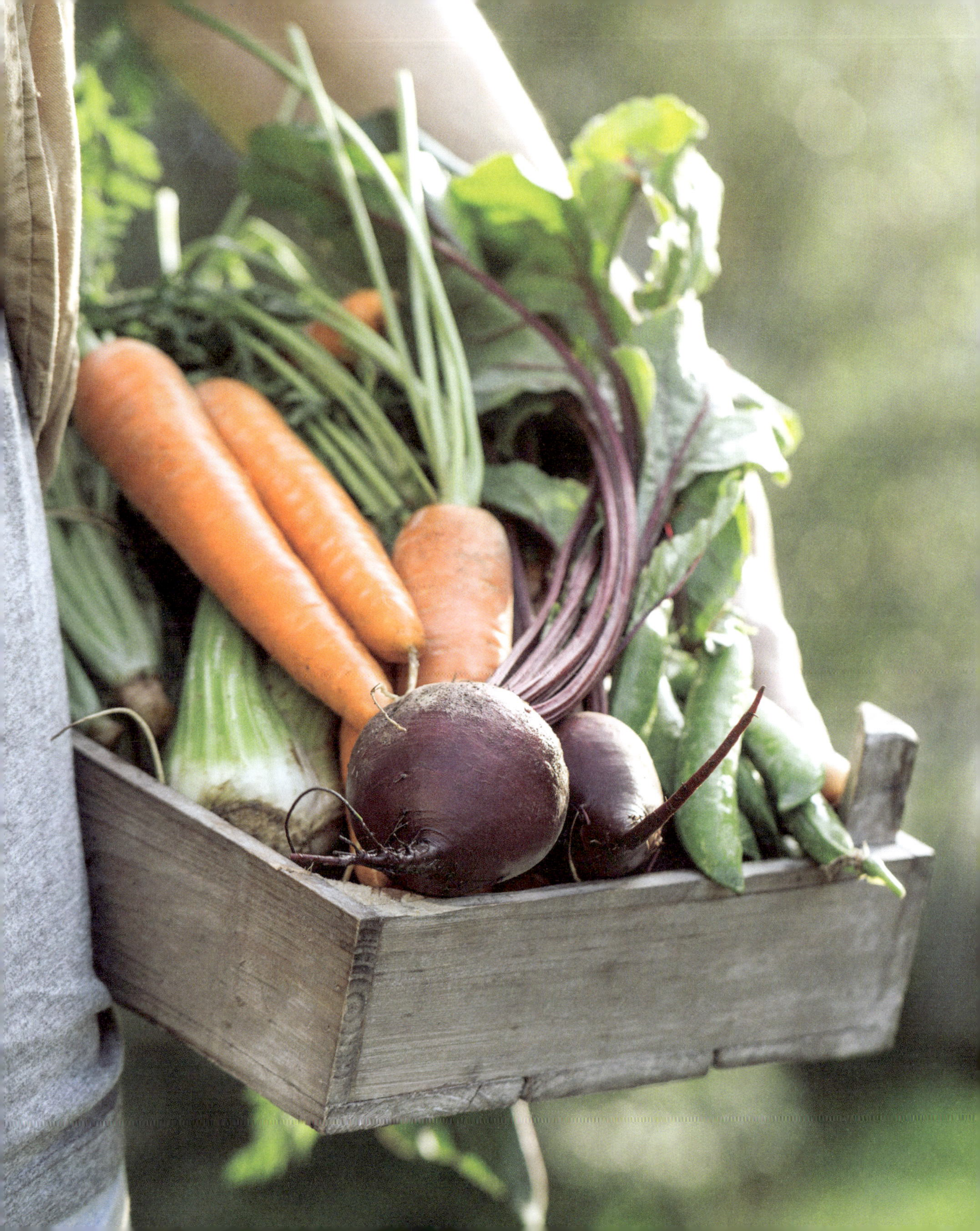

Introduction

Comment manger plus sainement tout en préservant notre planète et en respectant le bien-être animal ? La réponse à cette question est dans ce livre.

Aujourd'hui de multiples facteurs rendent l'acte de manger complexe alors qu'il devrait être simple et intuitif. Le premier d'entre eux est l'ultra-transformation de nos aliments. Se nourrir sainement était relativement simple et accessible jusqu'aux années 1970-1980, avant l'arrivée massive d'aliments d'un nouveau genre, des produits comestibles – solides ou liquides – qui sont des assemblages de substances extraites d'aliments naturels. Ces aliments reconstitués sont si radicalement modifiés que les scientifiques de la nutrition leur ont donné un nouveau nom : aliments ultra-transformés.

Aujourd'hui nous sommes noyés sous une avalanche de ces pseudo-aliments et notre plus grand défi est d'arriver à faire le tri dans cette offre immense pour se diriger vers les aliments les plus naturels, les plus bénéfiques, les plus nutritifs.

↘ LES ALIMENTS ULTRA-TRANSFORMÉS, C'EST QUOI EXACTEMENT ?

Les aliments ultra-transformés sont nés après la Seconde guerre mondiale parallèlement à l'industrialisation de la production agricole et de l'alimentation pour les besoins de la consommation de masse. Leur fabrication s'est accélérée dans les années 1970 pour culminer dans les années 1980, notamment avec l'entrée des femmes sur le marché du travail, lorsqu'il a fallu fournir aux familles des plats préparés « prêts-à-manger ». Ainsi, pour simplifier la vie des consommateurs et leur faire gagner du temps, les industriels n'ont plus seulement transformé les aliments, au sens classique du terme, pour allonger leur durée de conservation mais dans le but d'obtenir des produits alimentaires peu chers, attractifs et agréables au goût, prêts à être consommés ou chauffés.

Pour ce faire, ils ont développé de nombreux processus de transformation qu'ils ont appliqué aux aliments bruts, et auxquels ils ont ensuite ajouté des additifs. Résultat : les pistes sont totalement brouillées. Les produits finaux sont tellement transformés, dégradés ou fractionnés que nous ne reconnaissons plus l'aliment d'origine. Ce ne sont plus des aliments, ce sont des formulations.

Aujourd'hui, les aliments ultra-transformés sont omniprésents dans notre environnement alimentaire et certains ont l'apparence d'aliments sains ce qui ajoute à la confusion : pains de mie, surimis, céréales du petit déjeuner, cordons bleus, glaces industrielles, galettes de légumes prêtes à cuire, purées instantanées, vinaigrettes allégées, nouilles chinoises instantanées, gâteaux moelleux au chocolat, yaourts aux fruits aromatisés, barres protéinées diététiques... Les aliments ultra-transformés représentent plus des deux tiers de l'offre en supermarché et contribuent à plus d'un tiers des apports caloriques des Français.

↘ DES ALIMENTS DOUBLEMENT NOCIFS

Le nombre de personnes affectées par des maladies chroniques, dites de civilisation (obésité, diabète, hypertension artérielle, cancers, etc.) augmente de manière spectaculaire depuis une vingtaine d'années partout dans le monde. Aux États-Unis, le problème est criant puisque près de 75 % de la population adulte est en surpoids et près de 40 %, obèse. Pour expliquer l'explosion de ces maladies, on a d'abord pointé du doigt les matières grasses puis les glucides raffinés. Aujourd'hui les scientifiques réalisent qu'ils ont fait fausse route. Le problème ne réside pas dans la composition des aliments mais dans leur transformation. Les populations les plus touchées par les maladies chroniques sont celles qui consomment le plus d'aliments ultra-transformés. C'est aussi simple que cela. À ce jour, pas moins de 70 études scientifiques soulignent la responsabilité d'un régime alimentaire majoritairement composé d'aliments ultra-transformés dans l'explosion des maladies chroniques.

Mais les effets délétères de ces aliments ne s'arrêtent pas là. Car le système alimentaire qui sous-tend la fabrication massive de ces produits n'est pas durable. La généralisation de leur consommation à l'échelle planétaire a favorisé le développement de groupes agro-industriels gigantesques au détriment des petits producteurs et paysans. Elle génère de la pollution, contribue au changement climatique, à la déforestation, réduit la biodiversité, engendre de la souffrance animale, une perte des traditions culinaires, des inégalités sociales…

Au-delà de la production et de la consommation d'aliments ultra-transformés, la durabilité de notre système alimentaire est aussi mise à mal par notre énorme demande en protéines animales – alors qu'une telle consommation de viande ne se justifie pas d'un point de vue nutritionnel. Le climat est menacé par les techniques d'élevage intensif qui contribuent de manière significative aux émissions de gaz à effet de serre.

Malgré la prise de conscience croissante de l'urgence écologique, nous sommes encore trop peu nombreux à nous préoccuper de l'impact environnemental de notre alimentation. Le temps est venu de modifier les choses, en nous replaçant au cœur de ce système, et en le faisant évoluer grâce à nos choix et nos comportements. Pour nous, pour notre santé et pour l'harmonie de la planète.

↘ MANGER VRAI, VÉGÉTAL ET VARIÉ

L'objet de ce livre est d'apporter une réponse à tous ces enjeux. Cette réponse prend la forme d'une règle simple, **la règle des 3V**, dont les bases théoriques ont été développées par le Dr Anthony Fardet. Ce chercheur en alimentation préventive et holistique a analysé la littérature scientifique et il s'est rendu compte que tous les régimes alimentaires qui protègent à la fois la santé des Hommes et celle de la planète et participent au bien-être animal – on parle de santé globale – présentent trois caractéristiques communes. Ils se composent majoritairement d'aliments vrais, à savoir peu transformés, majoritairement d'aliments d'origine végétale, et d'une grande variété.

Mieux manger sans compromettre la planète, c'est donc d'abord **manger Vrai**, en limitant les aliments ultra-transformés (pas plus de 1 à 2 par jour).

Ensuite, c'est **manger principalement Végétal**, ce qui pour nous, Occidentaux, implique de réduire substantiellement la part des aliments d'origine animale (pas plus de 2 à 3 portions par jour).

Enfin, c'est **manger Varié**, c'est-à-dire s'efforcer de consommer des aliments issus de tous les groupes alimentaires, et au sein de chaque groupe, de varier au maximum en essayant d'atteindre le seuil de 30 aliments différents chaque semaine. C'est seulement en effectuant cela qu'il nous sera possible de couvrir tous nos besoins nutritionnels.

Pour optimiser la qualité nutritionnelle de nos aliments mais aussi pour réduire l'impact écologique de notre alimentation, nous devrions consommer **bio, local et de saison** autant que possible.

La règle des 3V instaure un cercle vertueux entre la santé des Hommes, des animaux et de la planète. C'est l'alimentation protectrice universelle en quelque sorte. Elle peut être utilisée partout dans le monde. Elle s'adapte à la culture et aux traditions propres à chaque région, tout en respectant son terroir et ses savoir-faire.

↘ COMMENT METTRE EN PRATIQUE LA RÈGLE DES 3V

C'est ce que nous allons voir dans les pages qui suivent. La première partie de ce guide développe les grands principes de cette alimentation universelle. Dans la deuxième partie, nous verrons comment manger équilibré sur la base de la règle des 3V et comment modifier en douceur vos habitudes alimentaires. Nous passerons en revue tous les groupes d'aliments (viandes, légumes, céréales, etc.) et nous vous donnerons pour chacun leurs atouts nutritionnels, des conseils d'achat, de préparation et de cuisson afin d'optimiser leur potentiel santé. La troisième partie sera résolument tournée vers la pratique. Nous vous apprendrons à planifier vos repas pour gagner du temps et vous simplifier la vie. Nous vous donnerons des astuces pour vous organiser en cuisine, des recettes pour avoir plein d'idées et des menus tout prêts pour bien démarrer.

↘ NOTRE BUT CHEZ SIGA : VOUS AIDER À MIEUX MANGER

Siga est une entreprise engagée qui facilite l'accès des consommateurs à une offre de produits peu transformés. J'ai rejoint l'équipe Siga en 2018 en tant que diététicienne-nutritionniste. Ma mission : sensibiliser le public et les professionnels de santé au problème de l'ultra-transformation des aliments et apprendre à faire de meilleurs choix pour manger vrai. Avec ce guide, mon ambition est d'aller au-delà en vous accompagnant vers une alimentation plus vraie mais aussi plus durable. Rien de compliqué, rassurez-vous. Vous allez voir que mieux manger pour sa santé et la planète est plus simple qu'il n'y paraît. Il s'agit de revenir à l'essentiel, au brut, au vrai, en se reconnectant à ses sensations et au plaisir de manger. Je vous invite donc à ouvrir vos sens et à vous laisser guider vers l'alimentation durable.

Bonne lecture

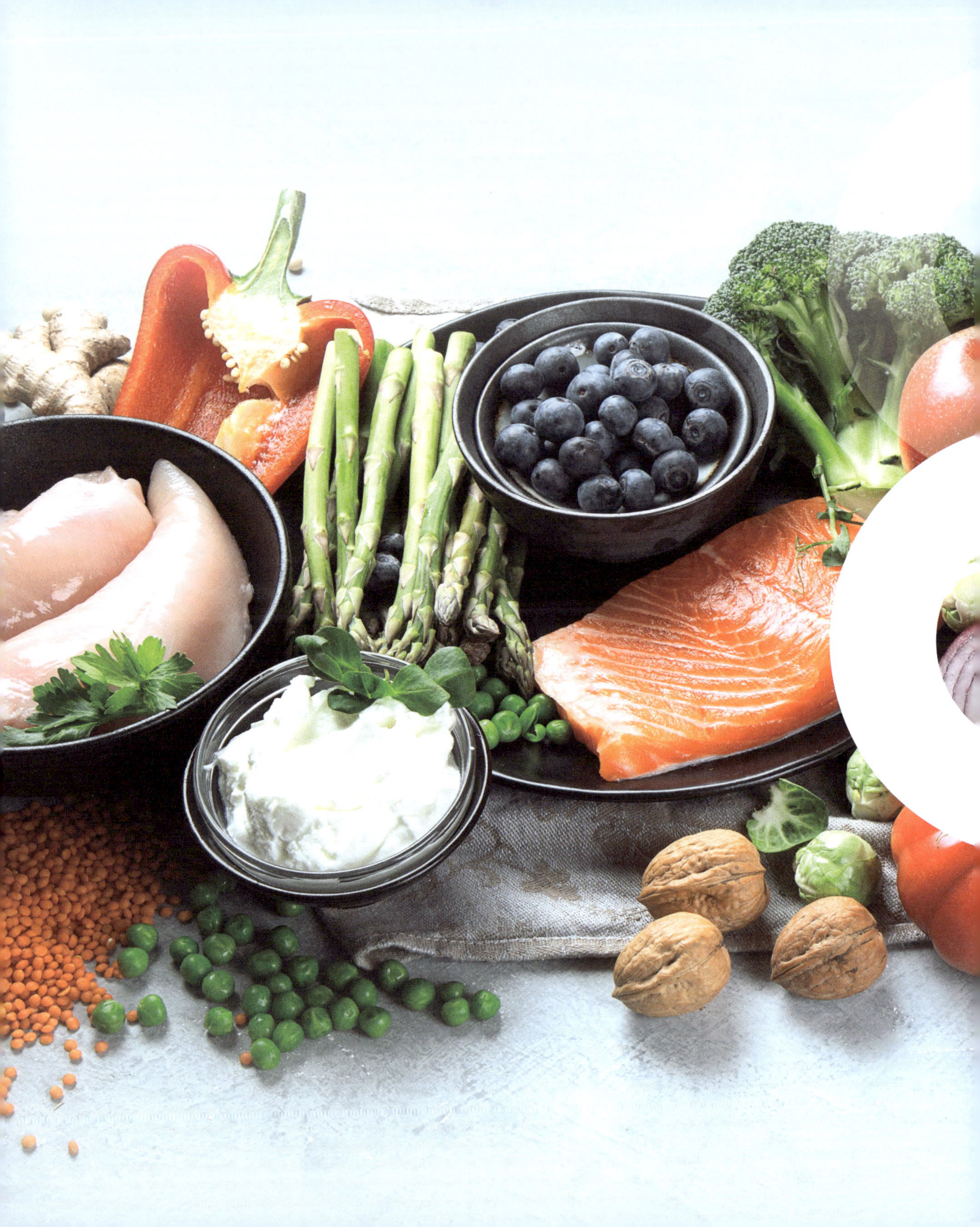

PARTIE 1

La règle des 3V

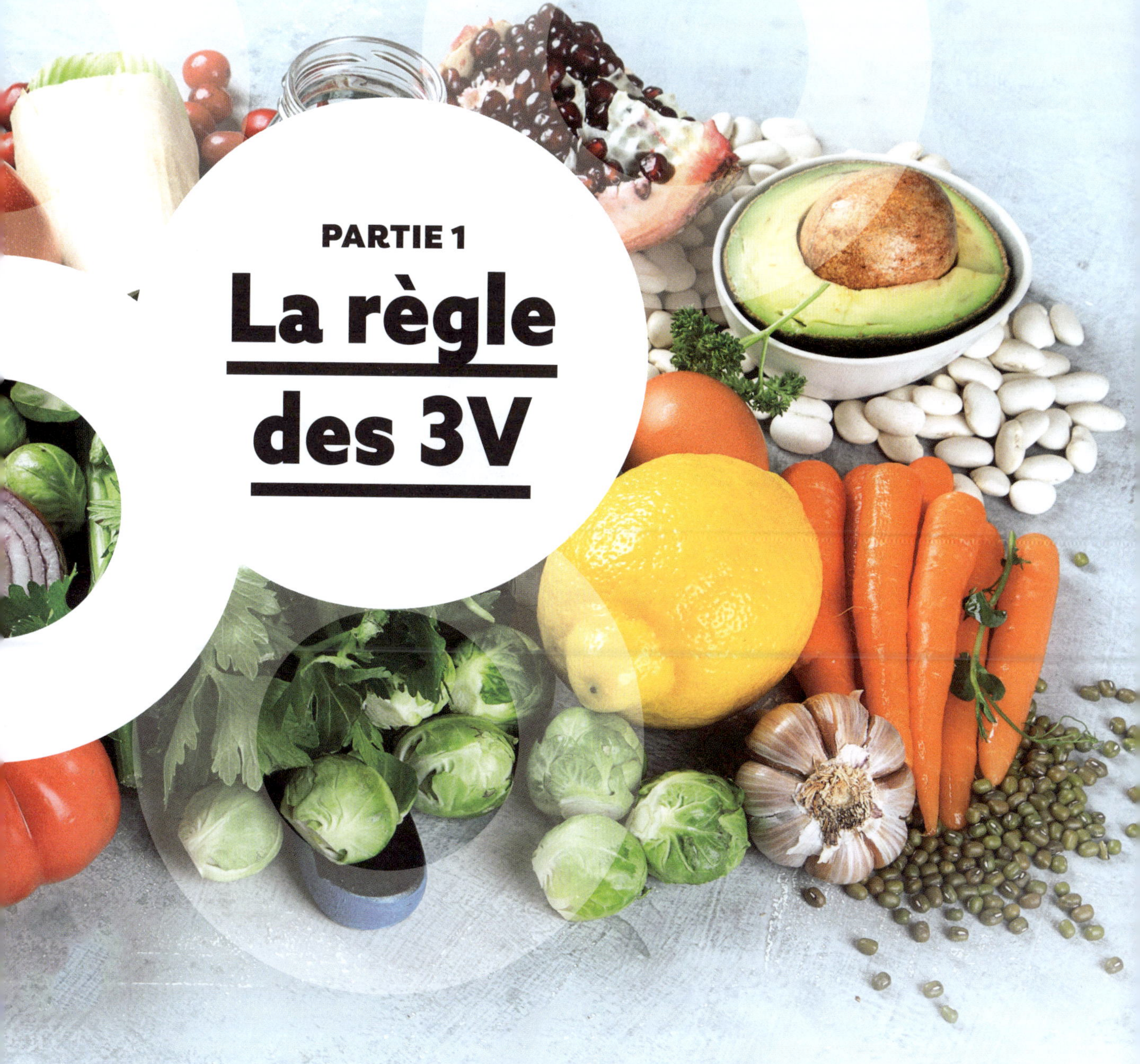

Chapitre 1

Manger vrai

Basez votre alimentation sur des aliments bruts et des aliments peu transformés composés de vrais ingrédients, et évitez la consommation quotidienne de produits ultra-transformés.

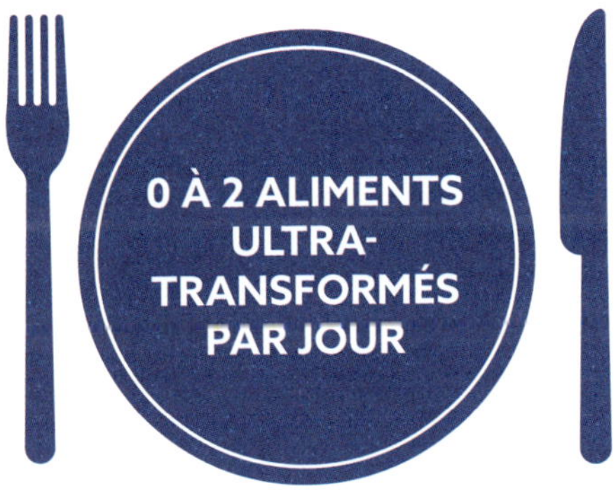

La nourriture de nos grands-parents était faite de vrais aliments, obtenus directement à partir de plantes ou d'animaux, tels que les fruits, légumes, légumineuses, viandes, œufs, lait, riz, blé… Dans certains cas, ces aliments étaient soumis à des processus de transformation simples comme l'épluchage, le broyage, le séchage ou la congélation, sans ajout de sel, de sucre ou de graisse. Le salage (poissons salés), le sucrage (confitures), le fumage ou la fermentation étaient utilisés notamment pour garantir la bonne conservation des aliments.

L'alimentation sous forme de plats cuisinés à la maison, confectionnés à partir d'aliments peu salés, sucrés et gras, comme le faisaient nos grands-parents, est associée à un bon niveau de santé et de bien-être, et à une incidence plus faible de maladies chroniques.

C'est pourquoi nous vous recommandons de baser votre alimentation sur de vrais aliments que nous utilisons traditionnellement depuis longtemps dans notre cuisine.

↘ QU'EST-CE QU'UN ALIMENT ULTRA-TRANSFORMÉ ?

Le concept d'aliment ultra-transformé est assez récent. Il remonte à 2009, lorsqu'un groupe de recherche en santé publique de l'université de Sao Paulo (Brésil), dirigé par Carlos Monteiro, a publié plusieurs études montrant que les populations les plus touchées par les maladies chroniques (notamment le surpoids et l'obésité dans un premier temps) sont tout simplement celles qui consomment le plus d'aliments ultra-transformés.

Les chercheurs réalisèrent alors qu'en se focalisant sur les calories, les graisses, les glucides ou les vitamines, un point important a été oublié : le degré de transformation de l'aliment.

Plus on transforme un aliment, plus on modifie sa matrice et plus on entame son capital santé.

Ce constat les a conduits à développer une nouvelle classification des aliments : la classification NOVA (signifiant « nouveau » en portugais). Il ne s'agit plus désormais de classer les aliments selon leur richesse en protéines, glucides, lipides, vitamines, minéraux, il s'agit de les classer selon **leur degré de transformation**. On distingue ainsi :

- les aliments bruts ou peu transformés ;
- les aliments transformés ;
- les aliments ultra-transformés.

Les ingrédients culinaires sont considérés comme un groupe à part (la classification NOVA comprend donc 4 groupes au total).

Aliments bruts ou peu transformés

- **Les légumes et fruits** frais, emballés, réfrigérés, surgelés ou déshydratés.
- **Les légumineuses** comme les haricots, les lentilles, les pois chiches, les pois cassés, les fèves, les arachides.
- **Les tubercules et céréales** comme la pomme de terre, le riz, l'avoine, la patate douce, le maïs, les farines (blé, épeautre...) et les pseudo-céréales comme le sarrasin le quinoa.
- **Les viandes** de toutes sortes : bœuf, porc, agneau, volaille, poisson et autres viandes, fraîches ou surgelées.
- **Les œufs.**
- **Le lait** naturel frais et pasteurisé, le yaourt nature.
- **Les fruits à coque**, amandes, châtaignes, noix, noisettes et autres graines sans sel ni sucre ajouté.
- **Les épices et herbes** fraîches ou séchées.
- **Le thé, café, infusion et eau potable**.

Aliments transformés

Quelques-uns des aliments bruts qui nous accompagnent depuis des centaines d'années sont traités à l'aide de techniques que nos grands-mères utilisaient dans leurs cuisines. Des ingrédients culinaires comme le beurre, l'huile, le sucre de table, le sel, les épices et/ou le vinaigre leur sont ajoutés pour les rendre plus savoureux, plus délicieux et pour qu'ils se conservent plus longtemps. Ils peuvent être aussi cuits, séchés, fermentés, salés, confits, saumurés ou fumés.

Ces aliments simplement transformés regroupent les fromages, le pain, les conserves de légumes, de légumineuses ou de fruits, les confitures, certains types de viande conservées dans du sel et de poisson dans du sel et de l'huile.

Ils contiennent souvent des quantités élevées de sel, de matières grasses ou de sucre, mais lorsqu'ils sont consommés en quantité modérée et combinés avec des aliments bruts et peu transformés, ils font également partie d'une alimentation saine.

Les produits ultra-transformés

À côté des aliments bruts et des aliments transformés, on trouve désormais lorsque nous faisons nos courses, d'innombrables produits ultra-transformés. Il s'agit d'aliments modifiés par des procédés qui détruisent leur matrice originale, auxquels des ingrédients eux-mêmes ultra-transformés et des additifs de type « cosmétiques » ont été ajoutés dans le but d'exacerber, de restaurer ou d'imiter le goût, la saveur ou l'arôme des vrais aliments.

Ces ingrédients ultra-transformés et ces additifs cosmétiques, dont certains sont évalués à risque pour la santé, sont ce que nous appelons chez Siga des marqueurs d'ultra-transformation (MUT).

Les aliments ultra-transformés sont généralement à haute densité énergétique, c'est-à-dire riches en calories, souvent gras, sucrés ou salés, hyperglycémiants (ils font rapidement augmenter le niveau de sucre dans le sang) et qui contiennent peu de nutriments rassasiants et protecteurs de la santé (protéines et fibres, vitamines et minéraux, antioxydants...). Ils peuvent présenter une longue liste d'ingrédients difficilement lisible, des ingrédients que vous ne connaissez pas forcément et dont plusieurs d'entre eux sont réservés à l'usage industriel.

ATTENTION **Souvent, leurs emballages comportent des images d'aliments naturels, des allégations nutritionnelles comme « riche en fibres », « source de calcium » ou bien il y est mentionné l'ajout de vitamines, fibres et/ou de minéraux, ce qui donne l'impression erronée qu'ils sont sains.**

Pour mieux visualiser les différents degrés de transformation, voici quelques exemples pour chaque groupe alimentaire.

VIANDES		
Aliments bruts ou peu transformés	Aliments transformés	Aliments ultra-transformés
Viande rouge **Ingrédients** : viande de porc	**Chorizo doux** **Ingrédients** : viande de porc, paprika, sel, ail et boyau naturel de porc	**Saucisse** **Ingrédients** : eau, saucisses, morceaux de tête de porc, gras de porc, viande séparée mécaniquement de porc, eau, sel, plasma de porc, blanc d'oeuf, dextrose, arômes, stabilisants, épaississant (E407 - carraghénanes, E451 - triphosphates), protéines de lait, exhausteur de goût : (E621 - glutamate de sodium), lactose, épices et plantes aromatiques, arôme naturel de paprika, conservateur : (E250 - nitrite de sodium), arôme defumée, fumée liquide, sel

VIANDES		
Aliments bruts ou peu transformés	Aliments transformés	Aliments ultra-transformés
Poulet **Ingrédients** : poulet	**Rillettes de poulet rôti** **Ingrédients** : viande de poulet, graisse de canard, carotte, sel, épices et plantes aromatiques.	**Blanc de poulet cuit prêt-à-consommer** **Ingrédients** : filets de poulet 67 %, eau, sirop de glucose, protéines de soja, sel, stabilisants : E450 – diphosphates et E451 – triphosphates, gélifiant : E407 – carraghénanes, antioxydant : E316 – érythorbate de sodium, conservateur : E250 – nitrite de sodium

PRODUITS LAITIERS		
Aliments bruts ou peu transformés	Aliments transformés	Aliments ultra-transformés
Lait **Ingrédients** : lait de vache	**Fromage** **Ingrédients** : lait, sel, ferments lactiques	**Crème glacée** **Ingrédients** : yaourt, lait, ferments lactiques, eau, crème fraîche, sucre, sirop de glucose, lactose et protéines de lait, sirop de sucre inverti, amidon modifié, purée de cassis concentrée, émulsifiant : E471 - mono et diglycérides d'acides gras, stabilisants : E412 - gomme de guar, E440 - pectines, E407 - carraghénane, correcteurs d'acidité : E330 - acide citrique, jus de carotte noire concentré, arôme naturel
Yaourt Nature **Ingrédients** : lait entier, ferments lactiques	**Yaourt sucré** **Ingrédients** : yaourt, lait entier, poudre de lait écrémé, ferments lactiques, lait, sucre de canne	**Yaourt aux fruits aromatisé** **Ingrédients** : yaourt, lait écrémé à base de poudre de lait, crème, poudre de lait écrémé, ferments lactiques, fruits, fraises, sucre, jus de carotte, amidon transformé de maïs, épaississant : E407 - carraghénanes, arômes naturels, correcteurs d'acidité : E332 - citrate de potassium, E331 - citrate de sodium, E330 - acide citrique

LÉGUMES		
Aliments bruts ou peu transformés	Aliments transformés	Aliments ultra-transformés
Légumes **Ingrédients** : légumes frais	**Bocaux de légumes** **Ingrédients** : carottes, haricots verts, navets, petits pois, flageolets, eau, sel	**Bouillon de légumes** **Ingrédients** : beurre de karité, légumes, tomates, céleri, oignons, carottes, poireaux, panais, amidon de maïs, sirop de glucose, sucre de canne brut, extrait de levure, aromates, ail, livèche, persil, feuilles de céleri, origan, romarin, thym, jus de légumes concentré, céleri, carottes, oignons, huile d'olive, épices, sucre caramélisé, huile de tournesol

LÉGUMES		
Aliments bruts ou peu transformés	Aliments transformés	Aliments ultra-transformés
Tomate **Ingrédients** : tomate	**Sauce tomate** **Ingrédients** : tomate, sel	**Ketchup** **Ingrédients** : purée de tomates, sirop de glucose-fructose, vinaigre d'alcool, sucre, amidon transformé de maïs, sel, arôme naturel d'épices

FRUITS		
Aliments bruts ou peu transformés	Aliments transformés	Aliments ultra-transformés
Cerises **Ingrédients** : cerises	**Cerises au sirop** **Ingrédients** : cerises dénoyautées, eau, sucre	**Sucette à la cerise** **Ingrédients** : sucre de canne, sirop de glucose, acidifiant : E330 - acide citrique, jus concentrés de fruits/fraises, mandarines, framboises, myrtilles, cerises, arôme naturel de cerise, huile essentielle d'orange, huile essentielle de citron
Fraises **Ingrédients** : fraises	**Confiture de fraises** **Ingrédients** : fraises, sucre	**Boisson à la fraise** **Ingrédients** : eau de source, jus de fruits à base de concentré, pomme, fraise, framboise, sucre, acidifiant : E330 - acide citrique, arômes, colorant, anthocyanes, stabilisants : E414 - gomme d'acacia, E445 - ester glycérique de résines de bois

CÉRÉALES & TUBERCULES		
Aliments bruts ou peu transformés	Aliments transformés	Aliments ultra-transformés
Farine **Ingrédients** : farine de blé	**Baguette de pain** **Ingrédients** : farine, eau, levure, sel	**Céréale du petit déjeuner** **Ingrédients** : farine d'avoine complète, farine de blé complet, farine d'orge complète, farine de maïs complet, farine de riz complet, sucre, amidon de blé, miel, huile de tournesol, sirop de sucre inverti, sel, mélasse, arôme naturel
Pomme de terre **Ingrédients** : pomme de terre	**Purée de pommes de terre** **Ingrédients** : pommes de terre, lait demi-écrémé, beurre, sel, écrémé, beurre, sel	**Chips** **Ingrédients** : pommes de terre, huiles végétales raffinées, tournesol, colza, base aromatisante moutarde pickles, condiments, lactose de lait, sucre, correcteurs d'acidité : E262 - acétate de sodium, E330 - acide citrique, arôme, épices, moutarde crème en poudre, protéine végétale hydrolysée de soja, sel

LÉGUMINEUSES		
Aliments bruts ou peu transformés	Aliments transformés	Aliments ultra-transformés
Grains de soja **Ingrédients** : grains de soja	**Sauce soja** **Ingrédients** : eau, graines de soja, blé, sel	**Boisson au soja aromatisée** **Ingrédients** : jus de soja 78 % (eau, graines de soja 9 %) sucre, E341 - phosphate de calcium, E410 - farine de graines de caroube, E440 - pectine, arôme naturel, jus concentré de citron, ferments sélectionnés
Petits pois **Ingrédients** : petits pois	**Boîte de petits pois** **Ingrédients** : petits pois, eau, sucre de canne, sel de mer	**Soupe instantanée** **Ingrédients** : légumes, pomme de terre, carotte, petit pois, oignon, poireau, chou, amidon modifié de pomme de terre, sel, huile de palme, exhausteurs de goût : E508 - chlorure de potassium, E621 - glutamate de sodium, sirop de glucose, arômes, lait, céleri, amidon de maïs, curcuma, ail, protéines de lait, persil, émulsifiant, E471 - mono et diglycérides d'acides gras, ciboulette, farine de blé

OLÉAGINEUX		
Aliments bruts ou peu transformés	Aliments transformés	Aliments ultra-transformés
Noisette **Ingrédients** : noisette	**Boisson végétale à la noisette** **Ingrédients :** eau, sucre, noisette (2,5 %), sel marin de table	**Pâte à tartiner à la noisette** **Ingrédients** : sucre, huile de palme, noisettes 13 %, cacao maigre, lait écrémé en poudre 7,5 %, lactosérum en poudre, émulsifiants : E322 - lécithines (soja), vanilline
Cacahuète **Ingrédients** : cacahuète	**Beurre de cacahuète** **Ingrédients** : cacahuète, huile de tournesol vierge, sel	**Barre à la cacahuète** **Ingrédients** : sucre, sirop de glucose, cacahuètes, lait écrémé en poudre, beurre de cacao, pâte de cacao, lactose, huile de tournesol, matière grasse de palme, sel, E322 - lécithine de soja, huile de noix de coco, protéine de lait hydrolysée, extrait naturel de vanille

↘ POURQUOI DOIT-ON MANGER VRAI EN ÉVITANT LES ALIMENTS ULTRA-TRANSFORMÉS ?

Manger de vrais aliments signifie baser son régime sur des aliments les moins transformés possible, avec un maximum de potentiel santé. Jusqu'ici, le potentiel santé d'un aliment n'était défini que par sa composition nutritionnelle. Or, un aliment, c'est bien plus qu'une somme de glucides, lipides, protéines, vitamines et minéraux. C'est certes un ensemble de nutriments, mais organisés au sein d'une « matrice » dont on ne peut pas faire abstraction. L'un ne va pas sans l'autre. Le potentiel santé d'un aliment revêt donc une dimension à la fois quantitative (sa composition) et qualitative (structure de sa matrice), cette dernière ayant un rôle prépondérant. La matrice gouverne le devenir métabolique des nutriments. Lorsqu'elle est préservée comme c'est le cas dans les aliments bruts, peu ou normalement transformés, les effets métaboliques des nutriments sont optimaux.

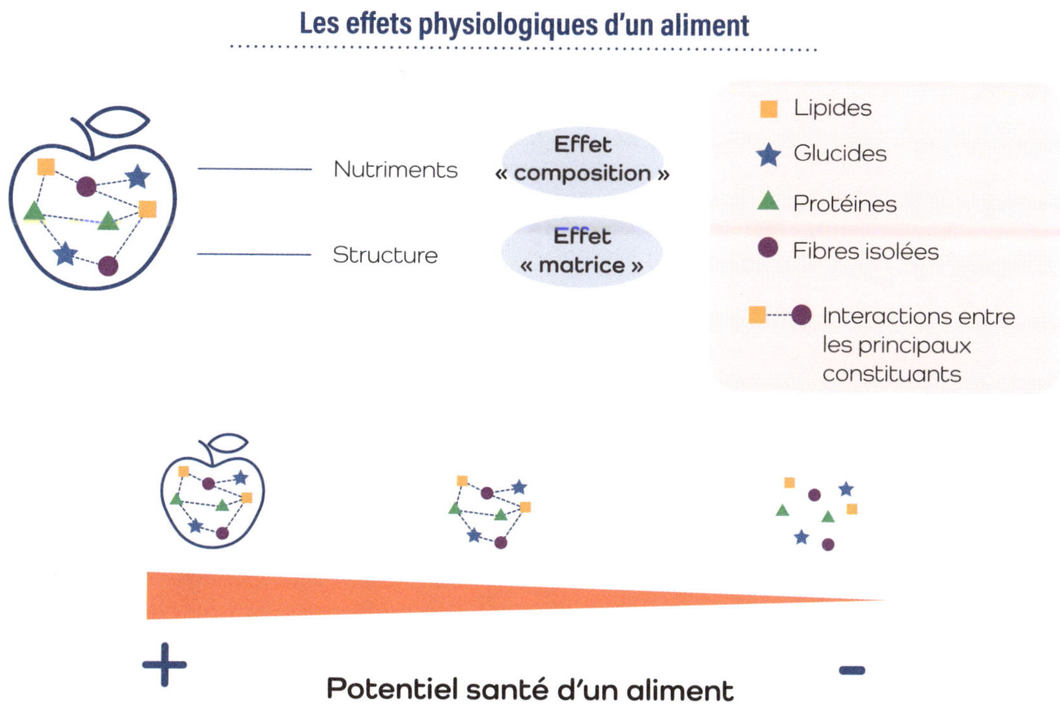

Deux aliments peuvent avoir la même composition nutritionnelle. S'ils ont des matrices différentes, ils n'auront pas les mêmes effets physiologiques, ils n'auront pas les mêmes effets sur la santé. Par exemple, une amande finement broyée et une amande entière, bien que de même composition, n'ont pas les mêmes effets sur l'organisme. L'amande entière est plus rassasiante, elle libère ses graisses plus lentement ce qui implique que moins de graisses sont absorbées *in fine* par rapport à des amandes en poudre. Et ce principe vaut pour tous les aliments. Par exemple le pain est un aliment très riche en glucides. Au cours de la digestion, il libère du glucose dans le sang. Un pain avec une mie très aérée se digère beaucoup plus rapidement qu'un pain à la mie dense enrichi en fibres. Il élève beaucoup plus la glycémie. L'index glycémique du pain à la mie aérée est de 75 tandis que celui à la mie dense est de 52. On voit bien là l'importance de la matrice alimentaire pour la santé au-delà de la seule composition.

Les aliments ultra-transformés sont des aliments dont les matrices alimentaires ont été fortement dégradées. Cette dégradation a de multiples effets physiologiques :

- on mastique moins donc on a faim plus rapidement, le mécanisme de satiété ne s'enclenche pas correctement ;
- on absorbe plus de graisses au niveau de l'intestin ;
- les aliments ultra-transformés, dont la matrice a été déstructurée, ont des index glycémiques plus élevés, ce qui provoque des pics de glycémie et favorise la prise de poids.

Sur la santé, l'impact de la consommation d'aliments ultra-transformés se dessine de plus en plus clairement. Les études scientifiques montrent qu'une consommation importante d'aliments ultra-transformés augmente les risques de nombreux troubles de santé et maladies chroniques :

- Surpoids, obésité chez les enfants/adolescents
- Hypertension, dyslipidémie
- Syndrome métabolique
- Stéatose hépatique (maladie du foie gras)
- Syndrome de l'intestin irritable
- Diabète de type 2
- Mortalité précoce…
- Maladies cardio-vasculaires
- Dépression
- Cancers tous types confondus, cancer du sein, cancer colorectal
- Déclin de la fonction rénale
- Diminution de la masse musculaire
- Vieillissement accéléré
- Hyperactivité

Les aliments ultra-transformés font payer un lourd tribut à la planète. La consommation excessive d'aliments ultra-transformés menace l'environnement en raison principalement de la pollution des océans (à cause du suremballage plastique), de la déforestation (il faut toujours plus de soja pour l'alimentation des animaux élevés de façon intensive) et des émissions de gaz à effet de serre qu'elle engendre. En 2014, les recommandations alimentaires brésiliennes ont tiré la sonnette d'alarme sur ce point : « *Produire des huiles, du sucre et d'autres matières premières bon marché pour les aliments ultra-transformés crée des monocultures et des exploitations agricoles qui visent l'exportation et non la consommation locale. L'agriculture intensive des matières premières dépend des pesticides et de l'utilisation intensive d'engrais et d'eau. La fabrication et la distribution de la plupart des aliments ultra-transformés impliquent de longs trajets pour leur transport, et donc l'utilisation excessive d'énergie non renouvelable et d'eau, et l'émission de polluants. Tout cela se traduit par la dégradation et la pollution de l'environnement, une perte de biodiversité, un drainage et une perte d'eau, d'énergie et d'autres ressources naturelles. La production et la consommation entraînent également la création de grandes quantités de déchets et d'ordures, déversées dans des décharges dégoûtantes et dangereuses. Dans l'ensemble, les aliments ultra-transformés constituent une menace sérieuse pour la survie durable de la planète.* »

Un autre problème environnemental posé par la production d'aliments ultra-transformés a trait au ***cracking alimentaire***. Le cracking consiste à extraire des produits bruts leurs composés purifiés en vue d'obtenir des ingrédients isolés, pour ensuite les combiner et produire des aliments ultra-transformés. Tous ces processus nécessitent une dépense énergétique importante, sans compter qu'ils émettent eux aussi des gaz à effet de serre. À ces émissions s'ajoutent ensuite celles liées à la distribution mondiale des ingrédients et additifs issus du cracking. La fabrication des aliments ultra-transformés favorise ainsi un cycle délétère pour l'environnement, la santé humaine et animale.

L'ultra-transformation supplante les traditions culinaires. L'invasion des aliments ultra-transformés s'accompagne d'une standardisation de l'alimentation. Cela engendre des bouleversements culturels et économiques dans la mesure où les petits producteurs locaux sont délaissés au profit des produits standardisés des multinationales et où la jeune génération s'éloigne de ses traditions culinaires, le risque étant que ces traditions finissent par se perdre.

↘ FAUT-IL BANNIR LES ALIMENTS ULTRA-TRANSFORMÉS ?

Les aliments ultra-transformés peuvent faire partie de notre alimentation, du moment que leur consommation est occasionnelle et limitée. Le problème se pose lorsque nous en faisons la base de notre alimentation. La règle des 3V recommande de ne pas consommer plus 15 % du total de nos calories quotidiennes sous la forme d'aliments ultra-transformés. Cela représente environ 300 kcal, pour un adulte moyen de 70 kg soit approximativement deux aliments ultra-transformés par jour au maximum. L'idéal serait de n'en consommer qu'un seul. Au-delà de 15 % de calories sous la forme d'aliments ultra-transformés, le risque d'obésité commence à augmenter. Ce seuil de 15 % est un seuil maximum de précaution en attendant d'autres études scientifiques.

À RETENIR

Ne pas consommer plus de 2 aliments ultra-transformés par jour. Ci-dessous quelques exemples.

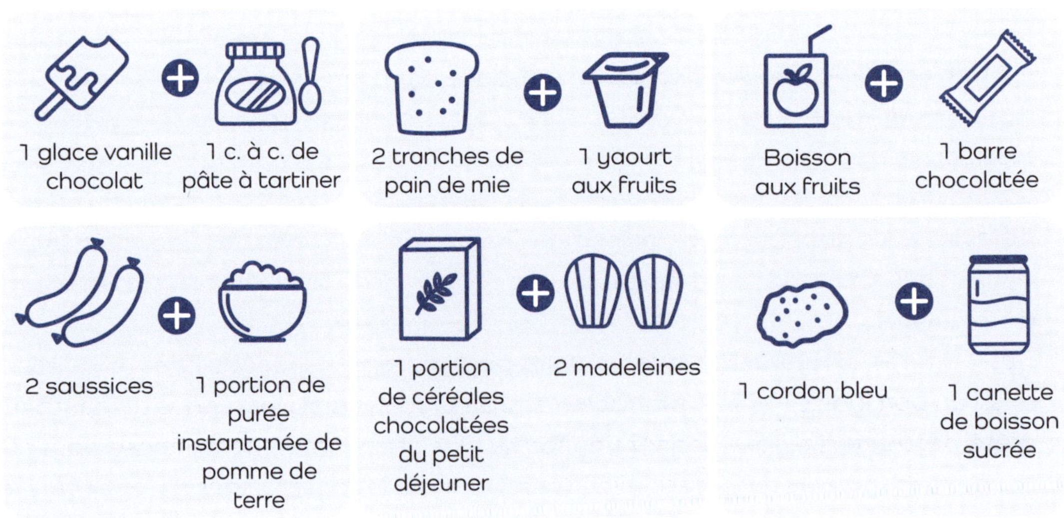

1 glace vanille chocolat
1 c. à c. de pâte à tartiner
2 tranches de pain de mie
1 yaourt aux fruits
Boisson aux fruits
1 barre chocolatée
2 saussices
1 portion de purée instantanée de pomme de terre
1 portion de céréales chocolatées du petit déjeuner
2 madeleines
1 cordon bleu
1 canette de boisson sucrée

↘ COMMENT RECONNAÎTRE LES ALIMENTS ULTRA-TRANSFORMÉS AU SUPERMARCHÉ ?

Pour identifier les aliments ultra-transformés, la première chose à faire est de bien observer les listes d'ingrédients des produits avant de les mettre dans votre panier de courses. C'est dans cette liste que figurent les marqueurs d'ultra-transformation (MUT). Voici quelques astuces infaillibles pour les débusquer.

- Méfiez-vous d'un aliment qui a une très longue liste d'ingrédients. Plus il y a d'ingrédients, plus c'est mauvais signe. En effet, 90 % des produits présentant plus de 5 ingrédients sont ultra-transformés. Préférez ceux avec les listes d'ingrédients les plus courtes possible.
- Méfiance aussi si l'aliment renferme des ingrédients dont vous ne connaissez pas le nom et que vous ne trouvez pas normalement dans les placards de votre cuisine, comme maltodextrines, carboxyméthylcellulose, lécithines, etc. Lorsqu'un produit contient bon nombre de ces ingrédients aux noms obscurs, réservés aux usages industriels, mieux vaut passer votre chemin car il s'agit probablement d'un aliment ultra-transformé !
- La présence de nombreux additifs est aussi un signe qui doit vous alerter. Attention, tous les additifs ne sont pas des marqueurs d'ultra-transformation (et inversement) mais beaucoup d'entre eux le sont. Ils permettent de redonner de la texture, de la couleur ou du goût aux aliments ultra-transformés.
- Si un produit est allégé ou s'il porte une allégation santé du type « enrichi en », il est fort probable que vous soyez en présence d'un aliment ultra-transformé. Sur des catégories de produits habituellement gras, sucrés ou salés, la présence d'allégations santé favorables, comme « riche en fibres » ou « pauvre en sucre », doit vous inviter à la méfiance. Il pourrait s'agir de fibres isolées ajoutées plutôt que de fibres natives naturellement présentes. Pour remplacer le sucre, l'industriel a pu ajouter des édulcorants artificiels. Donc c'est plus de la formulation chimique que de la cuisine.
- Des textures inhabituelles que vous ne pourriez pas reproduire chez vous sont aussi un bon indice. Il s'agit probablement de produits dont la matrice alimentaire a été déstructurée pour donner une forme plus attrayante. Même chose pour ce qui est des couleurs extraordinaires. Impossible de les obtenir sans avoir recours à une bonne dose de colorants.

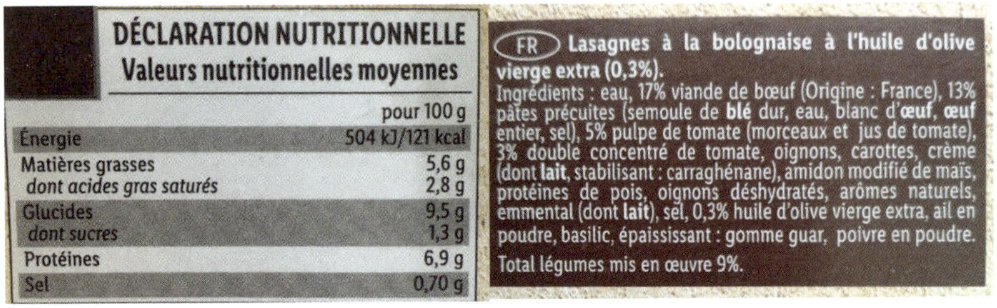
DÉCLARATION NUTRITIONNELLE
Valeurs nutritionnelles moyennes
pour 100 g
Énergie 504 kJ/121 kcal
Matières grasses 5,6 g
dont acides gras saturés 2,8 g
Glucides 9,5 g
dont sucres 1,3 g
Protéines 6,9 g
Sel 0,70 g
FR Lasagnes à la bolognaise à l'huile d'olive vierge extra (0,3%).
Ingrédients : eau, 17% viande de bœuf (Origine : France), 13% pâtes précuites (semoule de blé dur, eau, blanc d'œuf, œuf entier, sel), 5% pulpe de tomate (morceaux et jus de tomate), 3% double concentré de tomate, oignons, carottes, crème (dont lait, stabilisant : carraghénane), amidon modifié de maïs, protéines de pois, oignons déshydratés, arômes naturels, emmental (dont lait), sel, 0,3% huile d'olive vierge extra, ail en poudre, basilic, épaississant : gomme guar, poivre en poudre.
Total légumes mis en œuvre 9%.

Information sur la composition nutritionnelle

Information sur le degré de transformation

La composition nutritionnelle est insuffisante pour rendre compte du potentiel santé d'un aliment.

Les additifs sont-ils un bon critère ?

Une idée reçue qui a la peau dure, c'est qu'un aliment ultra-transformé se définit par la présence d'additifs, qui tous sont associés à des effets néfastes pour la santé. Or ceci n'est pas tout à fait exact.

Tout d'abord, voyons ce qu'est un additif. Il s'agit d'une substance chimique naturelle ou synthétique qui n'est pas habituellement consommée comme un aliment ou utilisée comme un ingrédient dans l'alimentation. Ces composés sont ajoutés aux denrées dans un but technologique, par exemple pour améliorer leur conservation, réduire les phénomènes d'oxydation, les colorer, renforcer leur goût, etc.

Les additifs apparaissent dans la liste d'ingrédients soit par leur nom, soit par un code commençant par « E » plus un chiffre permettant d'identifier la catégorie d'additifs à laquelle ils se rattachent. Par exemple :

- **les colorants (E100)** permettent de rendre aux aliments leur coloration, de la renforcer ou de leur en conférer une ;
- **les conservateurs (E200)** aident à la conservation en empêchant la présence et le développement de micro-organismes indésirables (par exemple, des moisissures ou des bactéries responsables de toxi-infections alimentaires) ;
- **les antioxydants (E300)** permettent d'éviter ou de réduire les phénomènes d'oxydation qui provoquent, entre autres, le rancissement des matières grasses ou le brunissement des fruits et légumes coupés ;

- **les agents de texture (E400)** c'est-à-dire émulsifiants, stabilisants, épaississants, gélifiants améliorent la présentation et la tenue ;
- **les édulcorants (E900)** confèrent un goût sucré aux aliments, sans apporter de calories.

Il est certain que les additifs sont largement utilisés dans l'industrie alimentaire, souvent de manière injustifiée et exagérée, et ils sont emblématiques de la production de masse à faible coût des aliments ultra-transformés. Mais l'ultra-transformation n'est pas simplement une histoire d'additifs. Il s'agit plus largement de la présence de marqueurs d'ultra-transformation, qui certes peuvent être des additifs, mais pas seulement. Les principaux marqueurs de l'ultra-transformation sont en réalité des ingrédients non additifs : les huiles raffinées, les arômes, le sirop de glucose, les amidons natifs et le dextrose.

Par ailleurs, tous les additifs ne sont pas des marqueurs d'ultra-transformation.

Il y en a certains qui sont peu transformés, obtenus par des procédés simples comme par exemple la gomme d'acacia (E414). En outre, Siga, pour des raisons de sécurité alimentaire, a une tolérance avec les additifs de conservation, comme par exemple l'acide ascorbique (E300) ou l'acide citrique (E330) à condition de n'avoir qu'un seul conservateur par produit et que celui-ci ne soit pas évalué à risque pour la santé.

Repérer les aliments ultra-transformés avec l'appli Siga

Une autre façon de débusquer les aliments ultra-transformés c'est d'utiliser l'application Siga. Elle vous permet de scanner les codes-barres des produits afin de connaître leur degré de transformation. Derrière cette appli, il y a un algorithme innovant qui analyse la liste des ingrédients, dénombre les marqueurs d'ultra-transformation et affecte une note allant de 1 pour les produits bruts, à 7 pour les produits les plus ultra-transformés.

L'application permet d'identifier les meilleurs produits par catégorie, c'est-à-dire les moins transformés, grâce à l'attribution de médailles (or ou argent). Chaque catégorie a ses critères pour les médailles ! Associé à la note Siga, une médaille d'or ou d'argent vous guidera vers les produits les plus proches du « fait maison ».

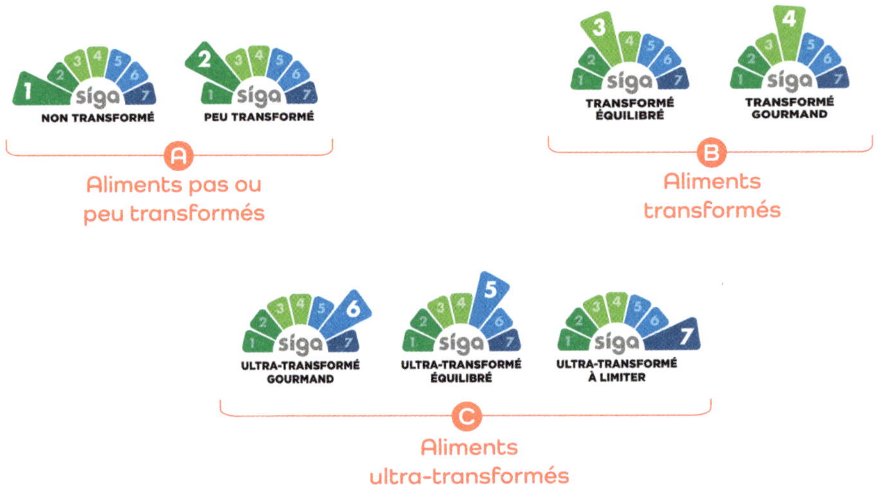

L'application Siga fournit d'autres informations comme le nombre d'ingrédients ultra-transformés, le nombre d'additifs et l'évaluation de leurs risques potentiels pour la santé, une analyse nutritionnelle (teneur en matières grasses, sucre, sel). Et lorsque le produit que vous venez de scanner est ultra-transformé, l'application vous propose des alternatives plus saines. Cette appli très simple d'utilisation est une alliée du quotidien pour qui veut manger Vrai.

Comparaison de deux produits d'une même gamme

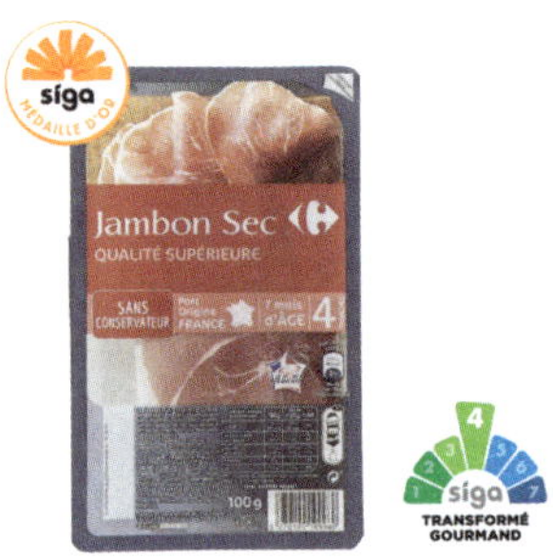

Ingrédients :
Jambon de porc, sel

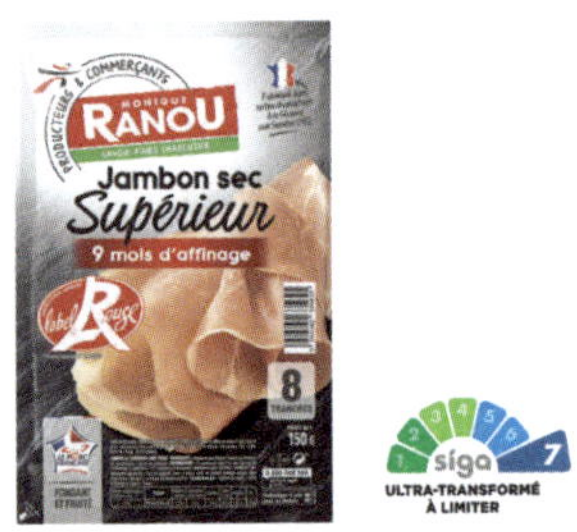

Ingrédients :
Jambon de porc, sel, dextrose, ail, nitrite de potassium

■ Non MUT ■ MUT

En pratique

Comment réduire sa consommation d'aliments ultra-transformés

→ Au supermarché, faites les bons choix. Ayez le réflexe de lire les listes d'ingrédients comme nous venons de le voir. Les ingrédients sont classés par ordre décroissant de poids, c'est-à-dire que le premier ingrédient de la liste est l'ingrédient majoritaire en quantité. Assurez-vous qu'au moins les trois premiers soient de vrais ingrédients (c'est-à-dire qu'ils n'ont pas été fractionnés).

→ Remplacez boissons et jus sucrés par de l'eau, des jus naturels, des thés glacés faits maison, non sucrés et/ou de l'eau aromatisée naturellement avec du citron, du concombre, de la menthe, de l'hibiscus, etc.

→ Lors d'un apéro, remplacez les chips, les sauces tartinables déjà préparées et les snacks salés de l'apéro par des bâtonnets de légumes (céleri, carotte, concombre), des radis, des tomates cerises (selon la saison), des olives, des fruits à coque sans sel, du houmous et des sauces faites maison. (En fin de livre, vous trouverez de délicieuses recettes de sauces tartinables à partager lors de vos apéros.)

→ Remplacez les glaces et les bonbons par des desserts et gâteaux faits maison, et par des fruits séchés, ce sera toujours plus sain, plus naturel et si vous cuisinez à plusieurs, ce sera encore plus agréable et délicieux. (En fin de livre, vous trouverez une recette de sorbet fait maison, ainsi que d'autres gâteaux et desserts.)

→ Achetez des aliments bruts, peu ou simplement transformés et cuisinez-les vous-même. Rien ne sera plus savoureux et plaisant qu'un plat fait maison. Testez de nouvelles recettes qui vous inspirent, elles vous permettront de varier votre alimentation. Vous serez étonné par la variété de plats que l'on peut réaliser avec les mêmes ingrédients.

→ Commencez progressivement à vous impliquer dans la préparation des repas faits maison, en laissant d'abord de côté les plats cuisinés, puis les sauces toutes prêtes, puis les bouillons de légumes et ainsi de suite. Vous verrez que, petit à petit, vous serez en mesure de gérer des repas complets faits maison avec des recettes simples, rapides et plus économiques.

→ Appuyez-vous sur l'appli Siga. Privilégiez une consommation d'aliments notés entre 1 et 4, en laissant les aliments ultra-transformés (notés 5 à 7) pour une consommation occasionnelle. Fiez-vous aux médailles or et argent pour trouver les produits les mieux formulés par catégorie d'aliments. L'application Siga est téléchargeable en scannant le QR Code ci-contre.

L'essentiel
à retenir pour...
Manger Vrai

L'ultra-transformation n'est pas seulement une histoire d'additifs, mais de marqueurs d'ultra-transformation et de destruction de la matrice alimentaire ce qui altère le potentiel santé des aliments. Cette destruction et artificialisation de la matrice est néfaste pour votre santé, c'est la raison pour laquelle les aliments ultra-transformés vous rendent malades lorsqu'ils sont trop présents dans votre assiette.

La combinaison de textures friables, molles ou liquides (qui demandent peu de mastication) et de quantités excessives de sel, de graisses et de sucres ajoutés rend les produits ultra-transformés peu rassasiants et très agréables au goût : ils « trompent » donc les mécanismes qui régulent l'appétit et poussent à manger au-delà du seuil de rassasiement et en dehors des repas, juste pour le plaisir procuré. Cela prédispose au surpoids, puis à l'obésité.

L'ultra-transformation n'est pas seulement réservée à la production industrielle, elle touche également la production artisanale et les préparations faites maison. Tout dépend des ingrédients que l'on utilise. Pour repérer l'ultra-transformation, regardez toujours la liste des ingrédients et si elle n'est pas disponible, renseignez-vous sur la composition de l'aliment.

L'ultra-transformation ne concerne pas seulement les plats préparés, les pizzas et les sodas. Au sein de ces catégories, il est possible de trouver des produits industriels bien formulés (fabriqués comme à la maison). Inversement, il existe des aliments à base de fruits et légumes qui sont ultra-transformés. Peu importe la catégorie, ce qui compte avant tout, c'est la présence de marqueurs d'ultra-transformation.

Tous les aliments transformés ne sont pas ultra-transformés. Il est très important de faire la distinction. Les aliments simplement transformés (notés Siga 3 et 4) peuvent faire partie d'une alimentation préventive telle qu'elle est préconisée dans ce livre.

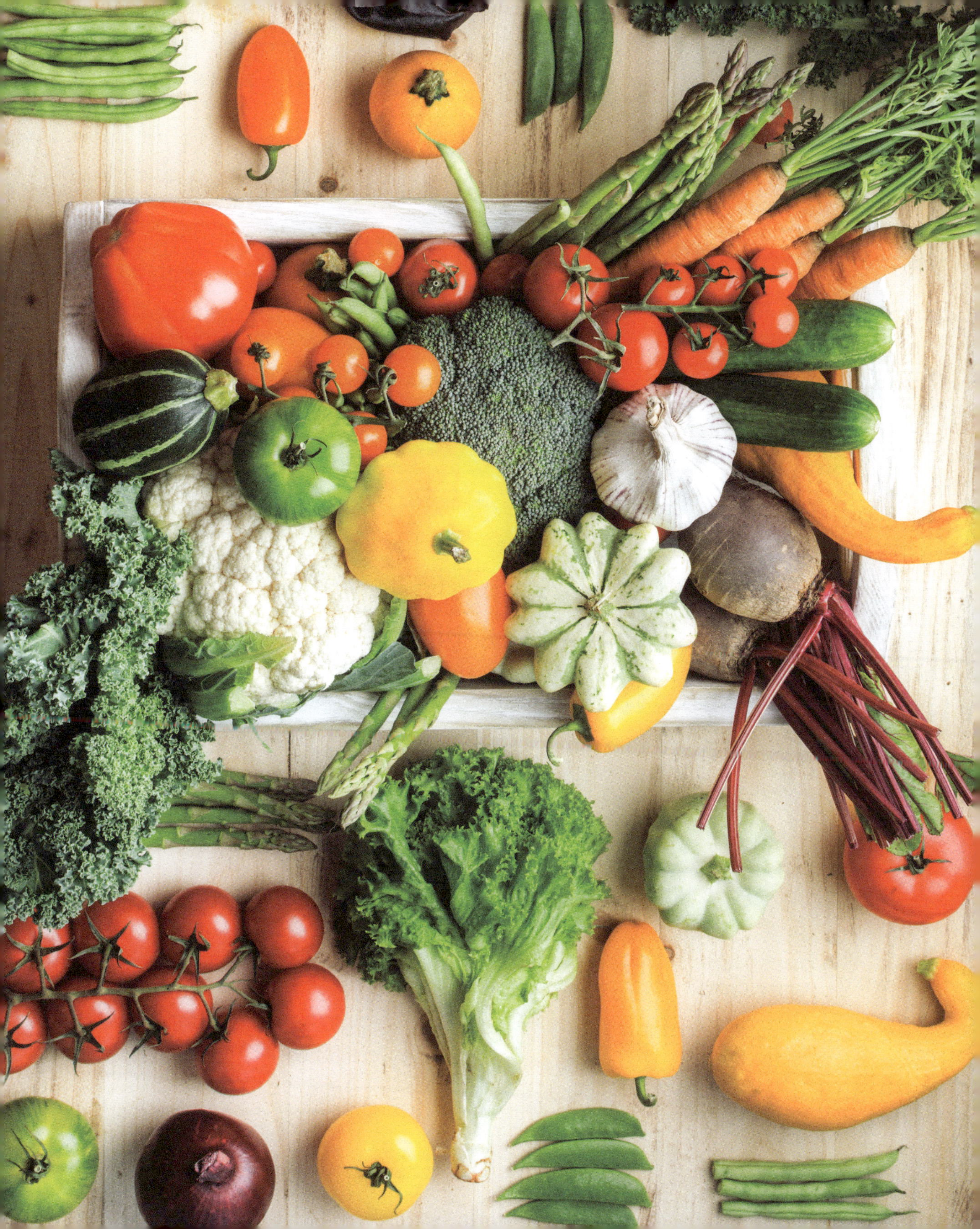

Chapitre 2

Manger végétal

Basez votre alimentation principalement sur des aliments végétaux, et modérez votre consommation de produits animaux.

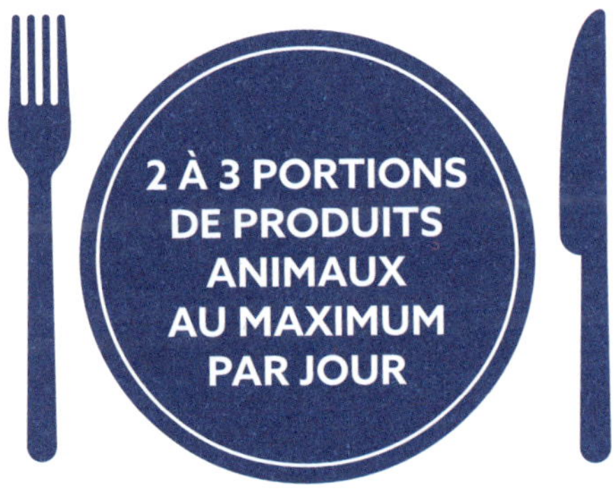

La consommation excessive de viande et de produits animaux est de plus en plus décriée. Ces critiques s'expliquent à la fois par les menaces qu'elle fait peser sur la santé – une forte consommation de viande rouge et/ou de charcuteries est associée à un risque plus élevé de maladies cardio-vasculaires et de cancer colorectal –, mais aussi sur notre environnement. L'élevage intensif (et ses filières) contribue à hauteur de 15 % aux émissions de gaz à effet de serre. L'accroissement de l'élevage a été tel ces trente dernières années que les deux tiers des surfaces agricoles disponibles lui sont consacrés désormais. De plus, élever quantité d'animaux pour la production de viande et de lait conduit à une perte de biodiversité quand on songe que 90 % des protéines animales consommées dans le monde proviennent d'une douzaine d'espèces animales seulement. Enfin, les techniques d'élevage intensives sont peu compatibles avec le respect de la vie animale et cela n'est plus acceptable aujourd'hui.

Pour que notre système alimentaire soit durable et que l'on puisse nourrir la population mondiale à l'horizon 2050 (qui sera d'environ 10 milliards d'êtres humains), il n'est pas nécessaire de devenir végétarien ou végétalien. Il suffit seulement de réduire sa consommation de produits animaux et d'augmenter celle de produits végétaux.

D'après le régime préventif et durable proposé par le Dr Anthony Fardet, le ratio optimal serait de l'ordre de 85/15 : 85 % de calories végétales pour 15 % de calories animales.

↘ CONCRÈTEMENT, COMMENT MANGER « PRINCIPALEMENT VÉGÉTAL » ?

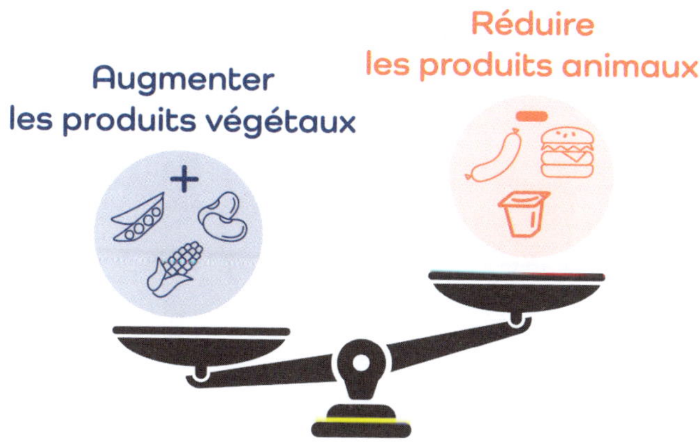

Pour manger principalement végétal, il suffit simplement de réduire environ de moitié sa consommation quotidienne de viandes rouges, volailles, poissons, œufs et produits laitiers. Bien entendu, cela n'implique pas non plus de se nourrir uniquement de fruits et légumes. Au contraire, une alimentation durable qui protège la santé et la planète passe par la consommation de plus de :

- **légumineuses** (haricots, pois chiches, lentilles, pois, fèves, soja) ;
- **céréales complètes** (blé, avoine, seigle, riz, boulgour, épeautre) ;
- **pseudo-céréales** [quinoa, sarrasin et graines (courge, chia, sésame, lin, tournesol)] ;
- **fruits à coque** (noix, noisettes, noix de cajou, pistaches, amandes, pignons de pin) ;
- **matières grasses** végétales vierges ou vierges extra (huile d'olive, de colza, de noix, de coco).

Tous ces grains et graines (légumineuses, céréales, pseudo-céréales, fruits à coques) sont sous-consommés en France (< 14 g/jour pour chaque catégorie).

Avec une telle alimentation, qui correspond à un régime dit flexitarien (c'est-à-dire que l'on consomme de la viande seulement de temps en temps et de meilleure qualité), on reste en bonne santé, on favorise le développement de systèmes alimentaires plus durables, tout en respectant les animaux et l'environnement.

À RETENIR

Augmenter notre consommation de produits d'origine végétale, et réduire la consommation de produits d'origine animale, en conservant le ratio calorique 85/15, cela correspond à environ 2 ou 3 portions de produits animaux par semaine. La viande devrait devenir l'accompagnement des végétaux et non l'inverse.

↘ MANGER PRINCIPALEMENT VÉGÉTAL, MAIS DE VRAIS ALIMENTS

Une alimentation végétale est communément associée à une notion de naturalité et à une meilleure santé, et parfois même à l'idée de manger mieux. Certes, manger végétal protège la santé en prévenant l'apparition des maladies cardio-vasculaires, entre autres, mais à condition que ce soit sur la base de vrais aliments, bruts, peu ou simplement transformés. En effet, ce type d'alimentation perdrait son potentiel protecteur si elle était composée uniquement d'aliments végétaux ultra-transformés. Ces derniers annuleraient tous les effets bénéfiques et le régime alimentaire deviendrait même délétère.

Une étude menée en France en 2020 a comparé la consommation d'aliments ultra-transformés selon le régime alimentaire suivi : végétarien, pesco-végétarien, végane et omnivore (qui inclut le flexitarisme). Les résultats montrent que pour les véganes et les végétariens, respectivement 39,5 % et 37 % des calories ingérées sont issues d'aliments ultra-transformés. Ces chiffres sont supérieurs à la moyenne française qui est de 34 %. Tous sont à des niveaux deux fois plus élevés que la recommandation de la règle des 3V.

Quelle est la part des aliments ultra-transformés dans votre alimentation ?

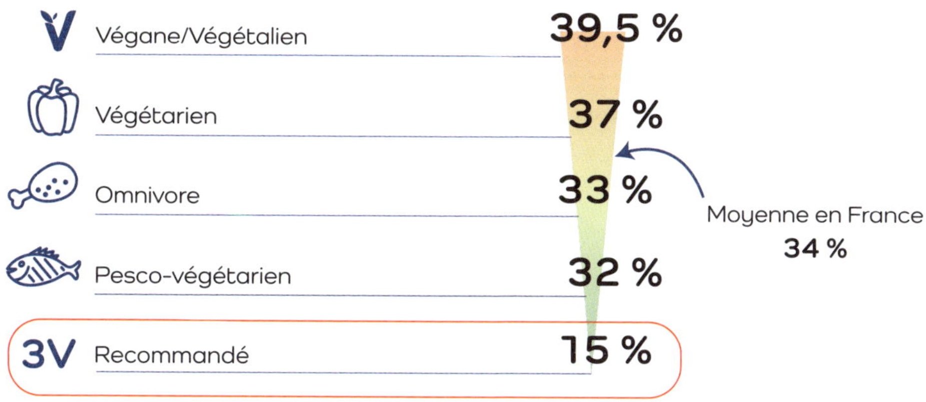

Comment est-ce possible ? Beaucoup de substituts aux produits animaux comme les boissons végétales, les galettes végétales (anciennement appelés «steaks végétaux»), peuvent être des aliments ultra-transformés. D'ailleurs d'après les données collectées par Siga, 89 % des substituts de viande sont des aliments ultra-transformés. Ces substituts permettent assurément de manger végétal, mais pas nécessairement de manger vrai.

Notre conseil : Veillez à tendre vers une alimentation principalement végétale mais à partir d'aliments vrais, c'est-à-dire d'aliments bruts, peu ou simplement transformés afin de tirer le maximum de bienfaits tant pour vous que pour la planète.

↘ PEUT-ON MANGER VÉGÉTAL ET ÉQUILIBRÉ ?

Lorsque l'on aborde la nécessité de se tourner vers une alimentation principalement végétale, certaines craintes apparaissent quant à la qualité nutritive de ce mode alimentaire. Cela soulève des questionnements : consomme-t-on assez de protéines ? Manger principalement végétal peut-il vous anémier ? Ou encore : en réduisant la part des produits laitiers, des carences en calcium ne vont-elles pas apparaître ? Toutes ces interrogations sont pertinentes et légitimes. Le fait est que nous avons grandi avec certaines croyances dont notamment celle de devoir consommer obligatoirement de la viande, des œufs et des produits laitiers afin de manger équilibré et d'être en bonne santé. En réalité, une alimentation principalement végétale fournit autant de protéines, de calcium et de fer que si vous consommiez quantité de viande et de produits laitiers. Cela n'entraîne pas de carences alimentaires, à condition de manger de vrais aliments et de varier ses menus autant que possible pour apporter à votre corps tous les nutriments que le règne végétal a à offrir. En outre, une alimentation 3V, principalement végétale, ne signifie pas qu'il faut cesser totalement de consommer des produits animaux. Il suffit juste de réduire leur part dans votre assiette en prêtant attention à leur qualité. Finalement c'est assez simple, c'est du bon sens.

Les protéines

Les protéines animales sont des protéines « complètes » car elles contiennent tous les acides aminés essentiels. À l'inverse, les protéines végétales (sauf le soja) sont dites « incomplètes ». Néanmoins, il suffit de jouer sur les associations d'aliments végétaux, riches en protéines, comme les légumineuses, les céréales, et les oléagineux (fruits à coque et graines) pour obtenir tous les acides aminés, y compris les essentiels.

TOP 10 des sources végétales de protéines

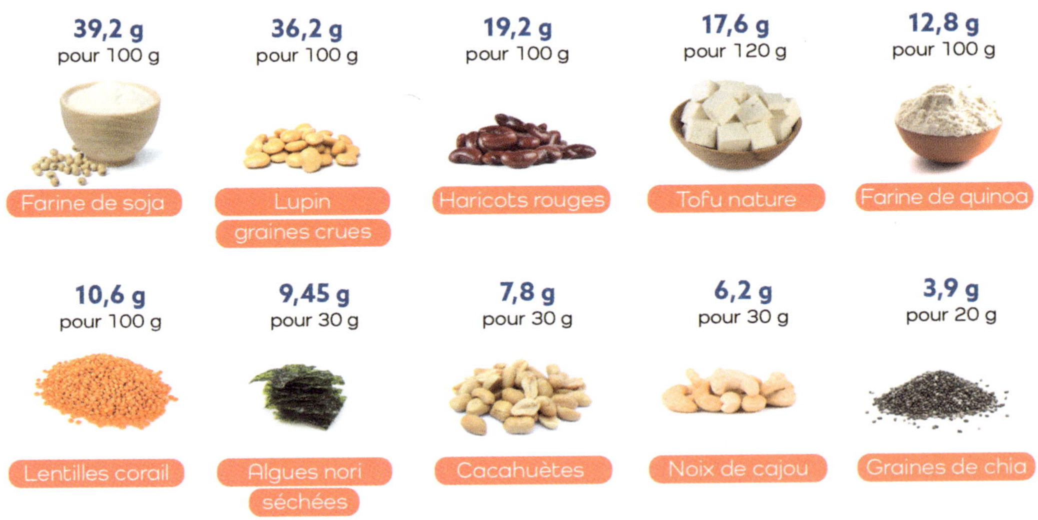

39,2 g pour 100 g
Farine de soja
36,2 g pour 100 g
Lupin graines crues
19,2 g pour 100 g
Haricots rouges
17,6 g pour 120 g
Tofu nature
12,8 g pour 100 g
Farine de quinoa
10,6 g pour 100 g
Lentilles corail
9,45 g pour 30 g
Algues nori séchées
7,8 g pour 30 g
Cacahuètes
6,2 g pour 30 g
Noix de cajou
3,9 g pour 20 g
Graines de chia

Quantité de protéines (en g) par portion

Voici quelques associations astucieuses pour vous aider à remplacer les protéines animales :

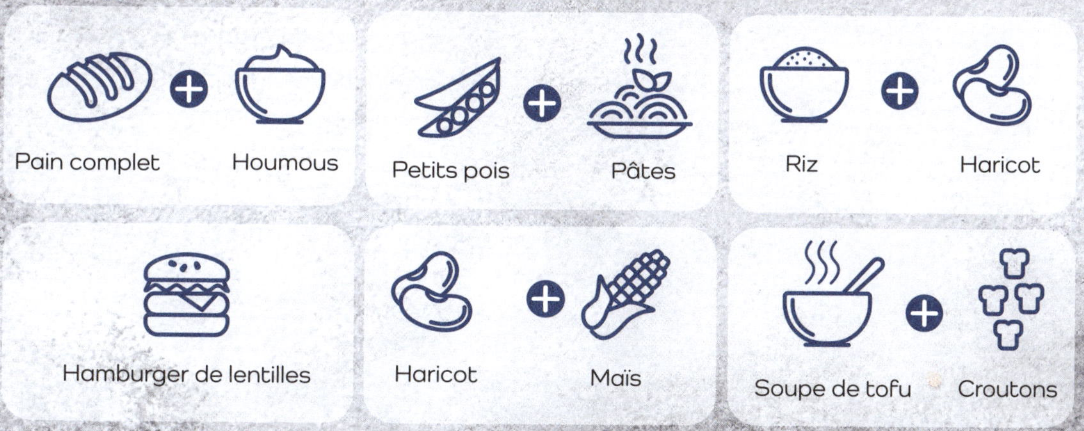

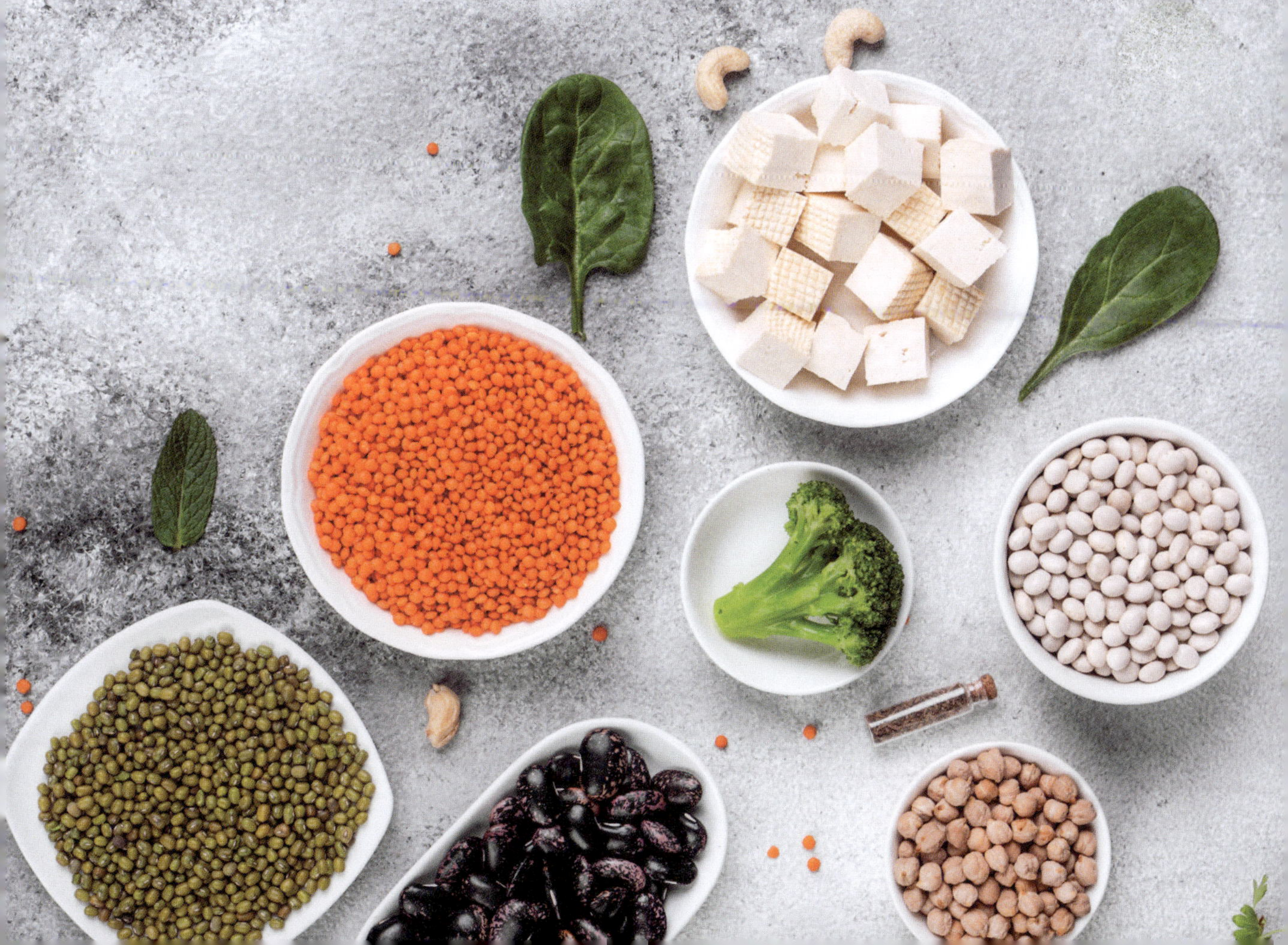

Le calcium

Le calcium est fondamental pour maintenir la santé et la solidité des os qui contiennent environ 99 % du calcium corporel.

Les références nutritionnelles pour la population (RNP) en calcium varient entre 950 et 1000 mg/jour. Les principales sources végétales de calcium sont les légumineuses, les fruits à coque, les produits céréaliers, certains légumes feuilles et certaines eaux dures riches en calcium et magnésium (Hépar, Contrex, Courmayeur). Pour optimiser la disponibilité du calcium ingéré, il est important de ne pas être carencé en vitamine D car elle favorise son absorption (la vitamine D est synthétisée dans notre peau sous l'effet de la lumière du soleil).

TOP 10 des sources végétales de calcium

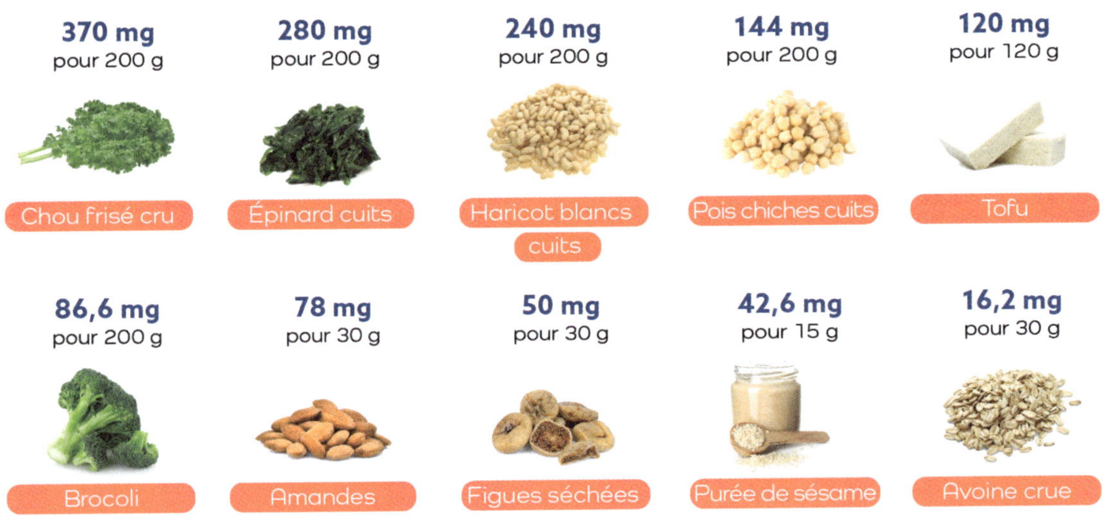
370 mg
pour 200 g
Chou frisé cru
280 mg
pour 200 g
Épinard cuits
240 mg
pour 200 g
Haricot blancs cuits
144 mg
pour 200 g
Pois chiches cuits
120 mg
pour 120 g
Tofu
86,6 mg
pour 200 g
Brocoli
78 mg
pour 30 g
Amandes
50 mg
pour 30 g
Figues séchées
42,6 mg
pour 15 g
Purée de sésame
16,2 mg
pour 30 g
Avoine crue

Quantité de calcium (en g) par portion

Le fer

Le fer participe au transport de l'oxygène dans le sang, mais il est également impliqué dans d'autres fonctions telles que la respiration cellulaire, le système immunitaire, la synthèse de l'ADN. Le fer est présent dans les aliments sous deux formes :

- le fer héminique que l'on trouve exclusivement dans les aliments d'origine animale ;

- le fer non héminique présent dans la plupart des aliments, quelle qu'en soit l'origine (animale ou végétale). Les végétaux fort bien pourvus sont : les légumineuses et certains légumes à feuilles vertes comme les épinards ainsi que les céréales complètes et certains fruits séchés (abricots et figues notamment).

Les apports conseillés en fer pour la population adulte se situent entre 11 mg/jour pour les hommes et 16 mg/jour pour les femmes. Le taux d'absorption du fer héminique est supérieur à celui du fer non héminique. Cependant, certains facteurs alimentaires influencent ce taux à la hausse ou à la baisse.

- Parmi les facteurs qui favorisent l'absorption du fer, il y a la vitamine C et l'acide citrique. Donc n'hésitez pas à manger des fruits et légumes crus qui sont riches en vitamine C (cassis, agrumes, poivrons, brocolis, persil).
- Parmi les facteurs qui inhibent l'absorption du fer, il y a les polyphénols contenus dans le thé, le café, le vin et la bière brune. Tout comme les graines céréalières (à cause des phytates). Enfin, la caséine, protéine présente dans les produits laitiers, limite aussi son absorption. Veillez à les consommer à distance de l'ingestion d'aliments contenant du fer.

TOP 10 des sources végétales de fer

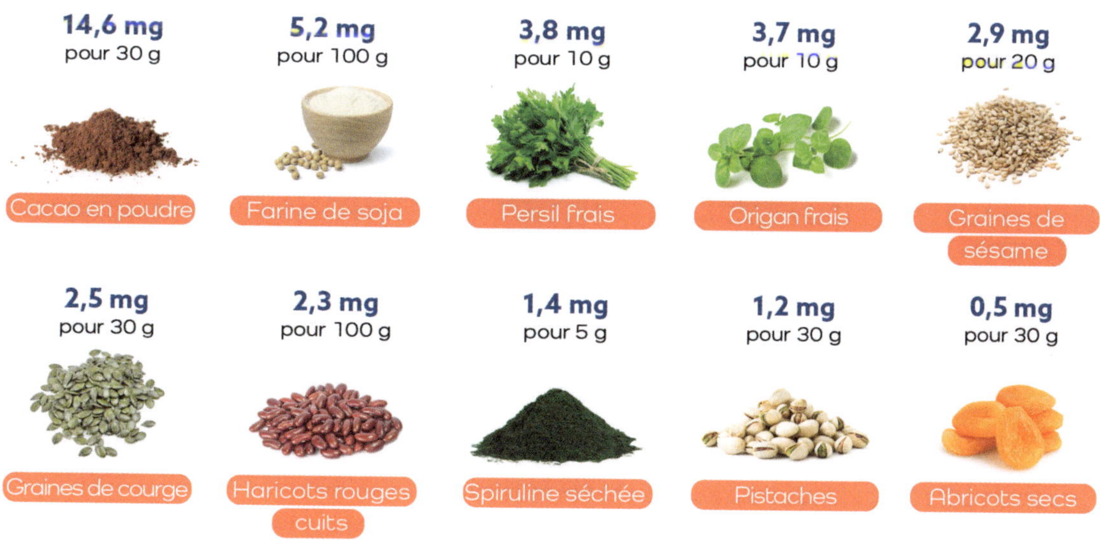
14,6 mg
pour 30 g
Cacao en poudre
5,2 mg
pour 100 g
Farine de soja
3,8 mg
pour 10 g
Persil frais
3,7 mg
pour 10 g
Origan frais
2,9 mg
pour 20 g
Graines de sésame
2,5 mg
pour 30 g
Graines de courge
2,3 mg
pour 100 g
Haricots rouges cuits
1,4 mg
pour 5 g
Spiruline séchée
1,2 mg
pour 30 g
Pistaches
0,5 mg
pour 30 g
Abricots secs

Quantité de fer (en g) par portion

Zoom sur la vitamine B12

Cette vitamine participe à la synthèse de l'ADN et à la multiplication cellulaire. Elle joue donc un rôle fondamental dans le renouvellement de nombreux tissus (peau, muqueuse digestive, tissus hématopoïétiques, système nerveux). Cette vitamine est synthétisée dans le tube digestif des animaux herbivores. Les animaux carnivores, eux, se la procurent en dépeçant les muscles et organes de leurs proies. Il faut donc savoir que c'est le seul nutriment que vous ne trouverez pas dans les aliments végétaux et que l'Homme n'est pas capable de synthétiser.

Les principales sources alimentaires de vitamine B12 sont : les abats (notamment le foie), les poissons, les œufs, la viande, le lait et autres produits laitiers. Néanmoins, une simple réduction de la consommation d'aliments d'origine animale, comme préconisée par la règle des 3V n'entraîne pas de carences en cette vitamine. Vous n'aurez besoin d'une supplémentation que dans le cas d'une exclusion totale des produits animaux comme c'est le cas pour les végétaliens. À noter aussi que les algues, souvent proposées comme compléments alimentaires, ne sont pas une source de vitamine B12. Elles peuvent même contenir des éléments qui empêchent son assimilation.

↘ COMMENT AUGMENTER LA PART VÉGÉTALE DANS SON ASSIETTE

- Augmentez progressivement le pourcentage d'aliments végétaux, afin de donner à votre corps le temps de s'habituer à un apport plus élevé en fibres.
- Commencez votre journée avec une portion de fruits entiers au petit déjeuner. Ajoutez-y une portion de céréales (pain complet, avoine complète, muesli nature...) et une portion de fruits à coque. Vous pouvez aussi remplacer le beurre par des purées d'oléagineux (amandes, noisettes), du houmous de légumineuses ou du beurre de cacahuètes.

- Les légumineuses, céréales complètes et oléagineux sont source de protéines, fibres, vitamines, minéraux, antioxydants et sucres complexes. Ils sont aussi très rassasiants et la combinaison légumineuses/céréales permet de pallier convenablement la diminution des protéines d'origine animale. Vous n'êtes pas obligé de les combiner dans le même repas ou lors de la même journée. L'équilibre s'établit sur plusieurs jours, voire une semaine.
- Rajoutez toujours à vos repas une entrée à base de légumes et/ou fruits et/ou légumineuses frais, surgelés ou en conserve (à rincer avant consommation). Cherchez à varier les préparations, les variétés de légumes, les couleurs et les textures.
- Privilégiez un dessert à base de fruits (frais, surgelés ou secs) naturellement riches en sucre (par exemple : purée de fruits, salade de fruits, tarte, crumble). Attention aux conserves de fruits (concentrées en sucres ajoutés). Les fruits cuits au four (pommes, coings, poires et pêches) sont une autre bonne alternative et peuvent même se préparer aux micro-ondes en très peu de temps.

LES INCONTOURNABLES DE LA LISTE DE COURSES !

- ☑ Produits céréaliers
- ☑ Légumineuses
- ☑ Tubercules
- ☑ Fruits à coque
- ☑ Légumes
- ☑ Fruits
- ☑ Autres graines
- ☑ Herbes et épices
- ☑ Sel non raffiné
- ☑ Huile vierge extra
- ☑ Vinaigre
- ☑ Farine complète
- ☑ Thé et/ou café
- ☑ Sucre intégral ou miel

↘ COMMENT RÉDUIRE LA PART ANIMALE DANS SON ASSIETTE

- Ne croyez plus l'idée reçue selon laquelle notre organisme a besoin de viande tous les jours pour fonctionner correctement.
- Consommer moins souvent et en moindre quantité de la viande permet de libérer du budget pour des produits plus qualitatifs et plus respectueux des animaux et de l'environnement.
- Privilégiez les produits issus de filières de qualité, de circuits courts. Pour les viandes/poissons/fromages : label de qualité (AB, Label Rouge, IGP, AOC) ou d'artisans bouchers, fromagers, en direct des producteurs. Pour les œufs : privilégier les catégories 0 (biologique) ou 1 (plein air).
- Variez votre alimentation animale. En alternant entre volailles (dinde, pintade, poulet, canard), poissons gras (maquereau, hareng, sardine, saumon, thon) et non gras (cabillaud, lieu noir, merlan, sole), fruits de mer (moules, poulpe, coquille Saint-Jacques, huîtres, clams), crustacés (crevettes, langoustes, crabes, homards), bœuf, veau, porc, agneau, lapin, abats, etc.
- Ne mangez pas plus de 1 portion de viande rouge ou de charcuterie par semaine (1/7). Pour la volaille ou les œufs, les poissons et les produits de la mer, mangez 3 portions par semaine (3/7). Ce qui fait au total 4 repas avec des protéines animales par semaine.
- Consommer deux portions par jour de produits laitiers (lait, yaourt, fromage, desserts lactés) est suffisant. Si vous mangez d'autres produits animaux, vous pouvez même vous limiter à une seule.
- Les œufs et laits utilisés comme ingrédients lors de préparations de recettes maison, ne sont pas comptés comme une portion, en raison de la faible quantité consommée.
- Si vous êtes un gros mangeur de viande et que vous ne savez pas comment réduire votre consommation, une solution est de rejoindre le mouvement « Lundi sans viande ». Cela consiste à vous encourager mutuellement à manger végétarien toute la journée du lundi. Il est tout à fait possible de choisir le jour le plus adéquat pour vous, et ensuite, pourquoi pas, passer à un deuxième jour végétarien et ainsi de suite, jusqu'à ce que vous ayez accompli 3 jours végétariens.

Voici quelques exemples de ce que représentent 15 % de calories quotidiennes en produits d'origine animale (soit environ 330 kcal sur la base de 2200 kcal journalières) :

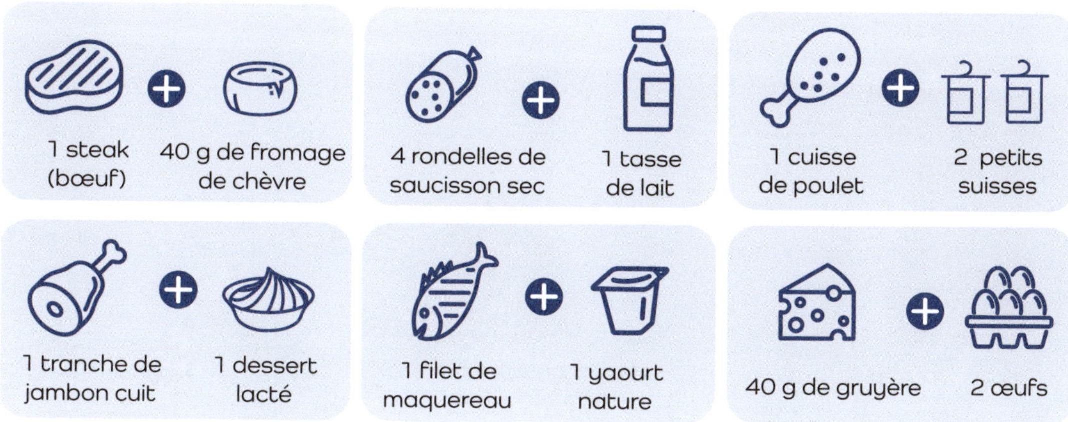
1 steak (bœuf)
40 g de fromage de chèvre
4 rondelles de saucisson sec
1 tasse de lait
1 cuisse de poulet
2 petits suisses
1 tranche de jambon cuit
1 dessert lacté
1 filet de maquereau
1 yaourt nature
40 g de gruyère
2 œufs

Exemple de consommation de produits d'origine animale sur une semaine

	Lundi	Mardi	Mercredi	Jeudi	Vendredi	Samedi	Dimanche
Petit déjeuner	Yaourt nature	Fromage chèvre	Lait nature	Yaourt de brebis	Fro-mage blanc	Yaourt nature	Œuf ou blanc de poulet
Déjeuner		Viande rouge ou charcu-terie	Dessert lacté	Poisson gras		Dessert lacté chèvre	Lait nature
Dîner	Fromage blanc			Gruyère	Dinde		Fromage brebis

*1/7 viande rouge ou charcuterie
*1-2 produits laitiers par jour
*3/7 volaille, œuf, poisson, fruit de mer

Ce n'est qu'un exemple de répartition de la consommation de produits animaux sur une semaine. Vous pouvez répartir vos portions comme vous le souhaitez et en fonction de vos habitudes, en essayant de respecter les fréquences proposées. (Vous pouvez trouver de l'inspiration dans les menus et les recettes à la fin du livre.)

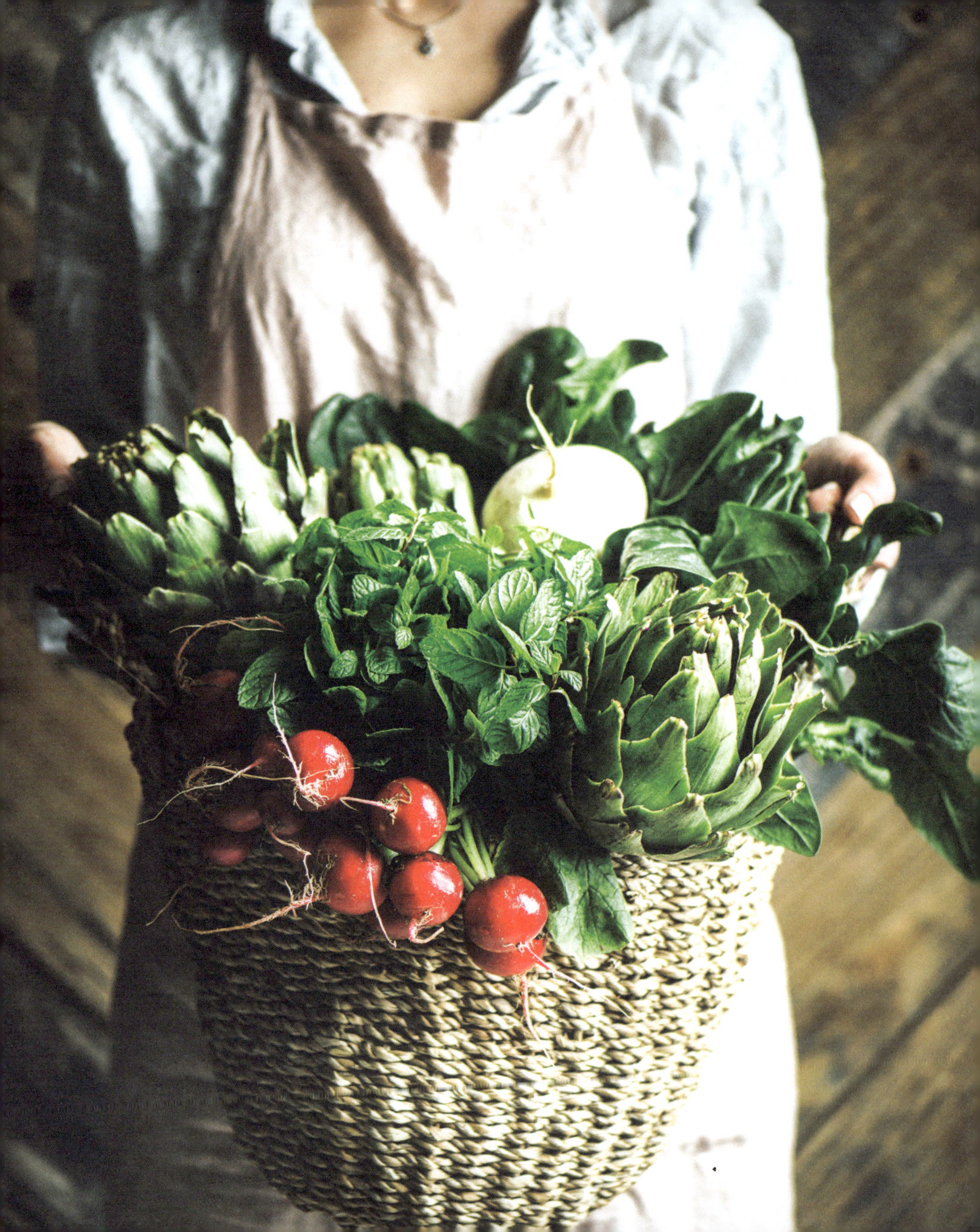

L'essentiel
à retenir pour...
Manger Végétal

2 à 3 produits animaux par jour (3 au maximum)
C'est la quantité suffisante pour couvrir les besoins de l'organisme. Réduire sa consommation à ce niveau permet de protéger sa santé tout en minimisant son impact environnemental.

- 1 à 2 produits laitiers par jour

- 1 portion de viande rouge par semaine.
- 3 portions de volailles, poissons, œufs par semaine.

Les grands changements commencent par des petits pas. Diminuer progressivement la quantité de calories animales, c'est agir concrètement pour un système alimentaire plus durable, plus sain et respectueux de l'environnement.

Chapitre 3

Manger varié

Basez votre alimentation sur une très grande variété d'aliments.

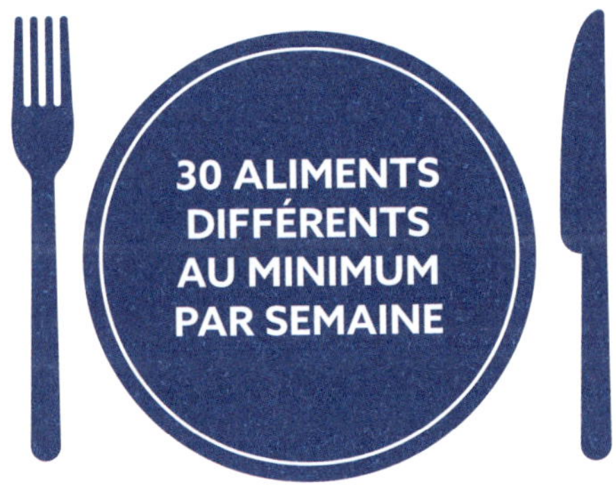

Manger varié signifie, d'une part, piocher des aliments dans tous les groupes alimentaires (fruits, légumes, légumineuses, céréales, pseudo-céréales, graines oléagineuses et fruits à coque, produits laitiers, viandes rouges et blanches, abats, œufs, crustacés et poissons). Et d'autre part, changer au sein d'un même groupe pour mixer les couleurs, les saveurs et les textures. Par exemple pour les céréales, il est important de ne pas rester centré sur le blé (pâtes, couscous, pain), et de consommer d'autres variétés (riz rouge, noir, complet, quinoa, sarrasin, avoine, maïs, etc.). Manger une grande variété d'aliments signifie en consommer au moins 30 différents par semaine, répartis entre les différents groupes alimentaires.

Dans la deuxième partie de ce guide, nous passerons en revue tous les groupes alimentaires afin de vous donner toutes les clés de la variété.

↘ MANGER VARIÉ N'A DE SENS QUE SI L'ON « MANGE VRAI »

En effet, manger varié avec des aliments ultra-transformés ne présente aucun bénéfice pour la santé, car ces aliments apportent majoritairement des calories vides c'est-à-dire des calories dépourvues de composés bioactifs protecteurs. Cela revient surtout à absorber une variété de marqueurs d'ultra-transformation (les MUT pouvant être recombinés à l'infini). En revanche, diversifier les vrais aliments peu transformés fait la différence !

Les produits végétaux recouvrent un large spectre de macro- et micronutriments (fibres, protéines, vitamines, minéraux, antioxydants, etc.) essentiels pour le bon fonctionnement de l'organisme et pour prévenir le développement de certaines maladies. Plus notre alimentation est variée, plus nous avons de chances de parvenir à couvrir nos besoins nutritionnels.

Manger varié est très important pour la santé. C'est aussi capital pour la planète car on favorise ainsi une agriculture diversifiée, durable. Favoriser les aliments issus de filières locales, comme le proposent les AMAP (association pour le maintien d'une agriculture paysanne), et privilégier les aliments de saison afin d'éviter des transports coûteux réduisent notre empreinte environnementale. De même, consommer autant que possible des produits issus de l'agriculture biologique voire d'une agriculture raisonnée, permet de préserver l'intégrité des sols et la biodiversité naturelle des paysages agricoles.

↘ COMMENT ARRIVER À MANGER VARIÉ ET TOUJOURS VRAI ?

Il est important de vous rappeler que les transformations industrielles peuvent être appliquées à tous les aliments quel que soit le groupe alimentaire auquel ils appartiennent. Même aux fruits et légumes ! Manger varié c'est manger des aliments issus de chaque groupe mais en choisissant toujours des aliments bruts, peu ou simplement transformées (notés entre 1 et 4 par l'appli Siga).

Fruits et légumes

Changez selon la saison. Faites en sorte que les couleurs et les textures se mélangent dans votre assiette car des fruits et légumes de couleur différente sont source d'antioxydants, de vitamines et minéraux différents.

La classification Siga appliquée au groupe alimentaire des fruits

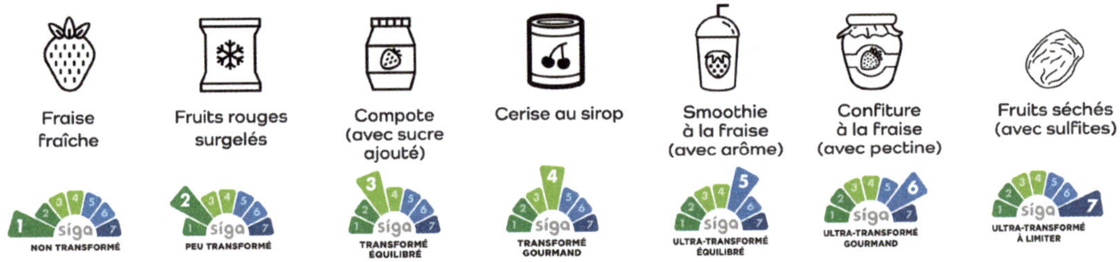

La classification Siga appliquée au groupe alimentaire des légumes

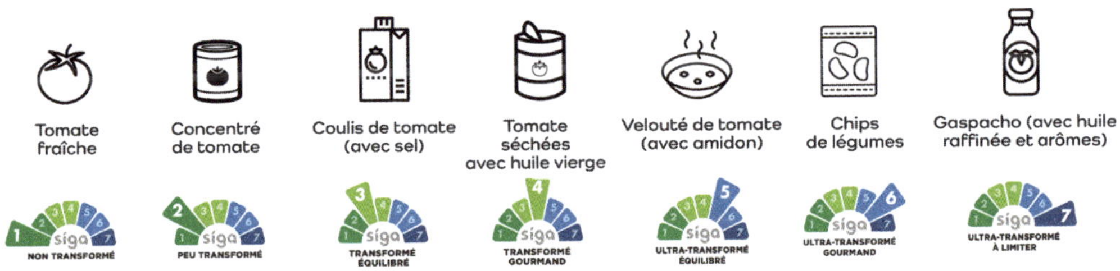

Légumineuses

Mangez différentes sources de légumineuses comme les haricots, les lentilles, les pois chiches, les pois, les arachides, les fèves ou du soja. Ce sont des sources de protéines qui peuvent venir remplacer la viande, notamment en association avec les céréales.

La classification Siga appliquée au groupe alimentaire des légumineuses

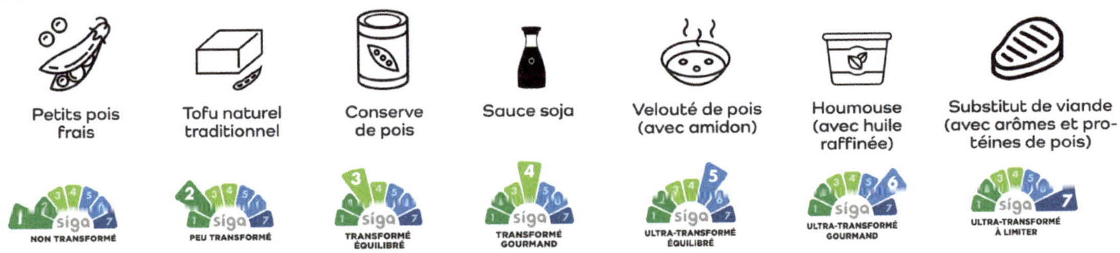

Oléagineux et fruits à coque

Les fruits à coque (noix, noix de cajou, noisettes, pistaches, amandes, noix de pécan, pignons de pin) et les graines (courge, chia, pavot, sésame, lin, tournesol) peuvent être consommés à l'apéritif, au goûter (avec un yaourt ou avec des fruits) ou comme collation (ils sont faciles à transporter et à conserver). Ils peuvent aussi être ajoutés dans vos salades, ou dans vos céréales du petit déjeuner.

La classification Siga appliquée au groupe alimentaire des oléagineux et fruits à coque

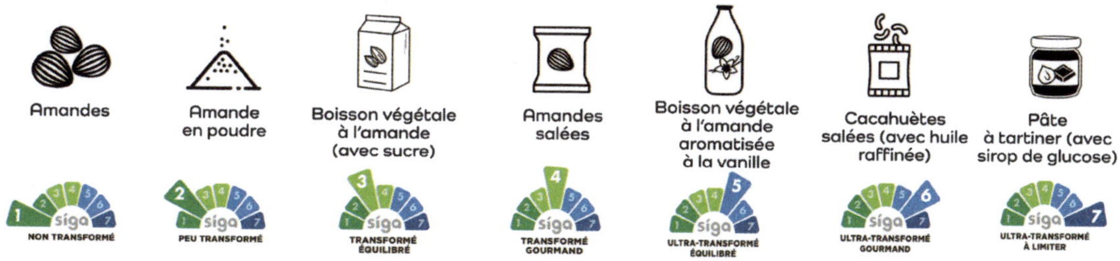

Céréales et pseudo-céréales

Il existe bien d'autres céréales que les pâtes à base de blé et le riz. On peut diversifier en mangeant du couscous, du quinoa, du sarrasin, du maïs, du boulgour, de la polenta, de l'avoine. Préférez les céréales complètes et si possible bio.

Ne consommez pas toujours de la farine de blé, essayez aussi la farine de maïs, de sarrasin, d'épeautre...

La classification Siga appliquée au groupe alimentaire des céréales et pseudo-céréales

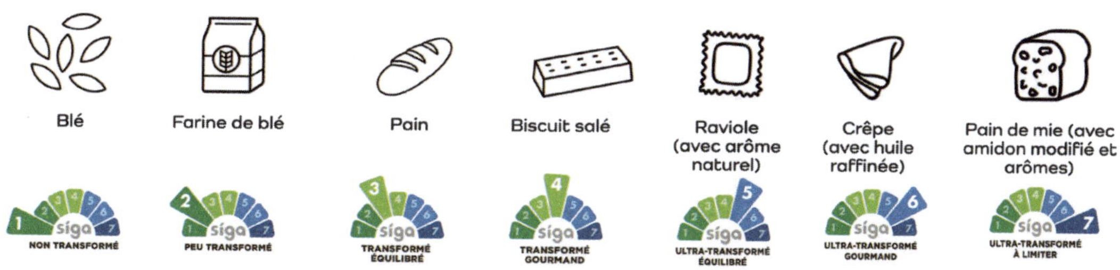

Viandes et poissons

Variez en mangeant de la viande blanche, de la viande rouge, de la volaille, des abats, du poisson gras et maigre, des fruits de mer, des crustacés, etc. Variez aussi les sources fraîches et surgelées. Vérifiez toujours leur origine et leur fournisseur. Bio et local, c'est mieux !

La classification Siga appliquée au groupe alimentaire des œufs

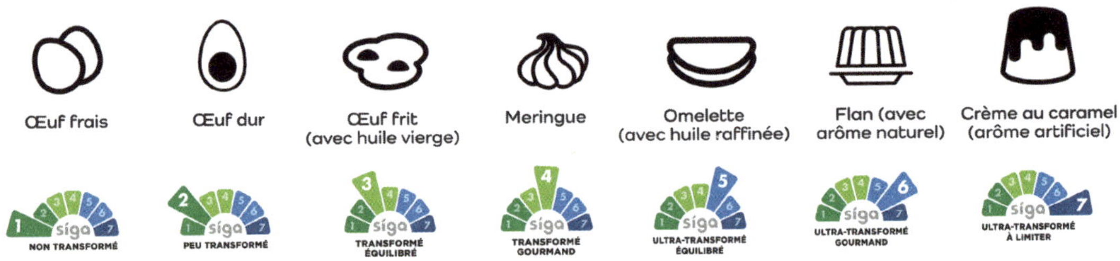

La classification Siga appliquée au groupe alimentaire des poissons

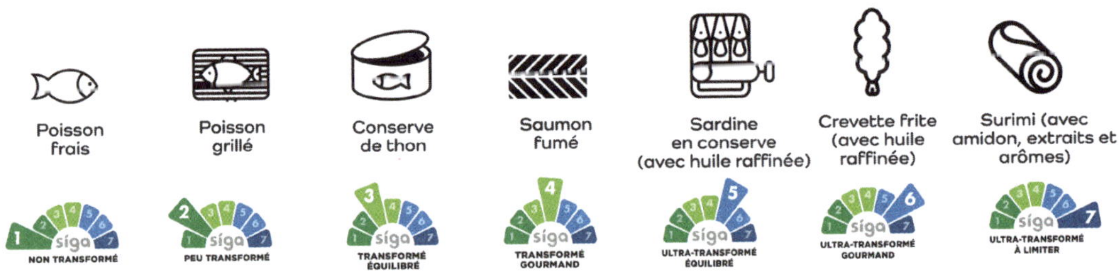

La classification Siga appliquée au groupe alimentaire des viandes

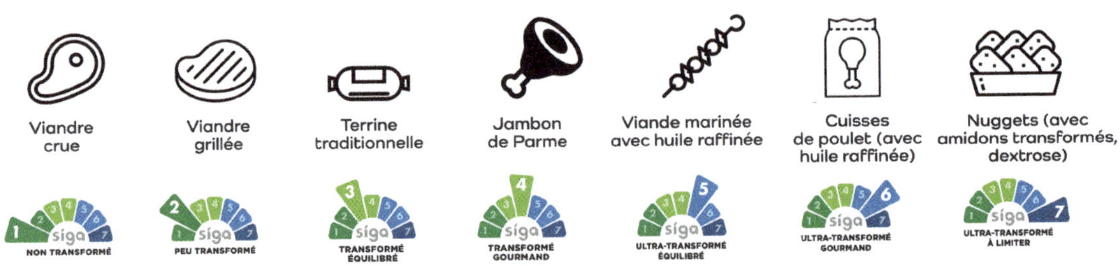

Produits laitiers et boissons végétales

Souvenez-vous qu'il n'y a pas que le lait de vache. Les laits de chèvre ou de brebis sont de bonnes alternatives. Il existe aussi de nombreuses boissons végétales qui peuvent vous aider à apporter de la variété.

La classification Siga appliquée au groupe alimentaire des produits laitiers

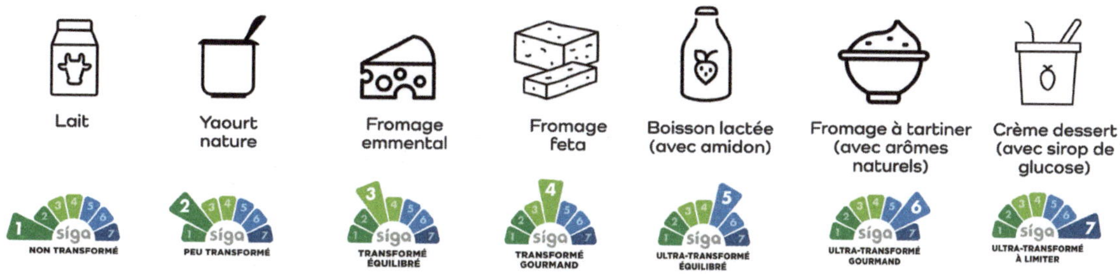

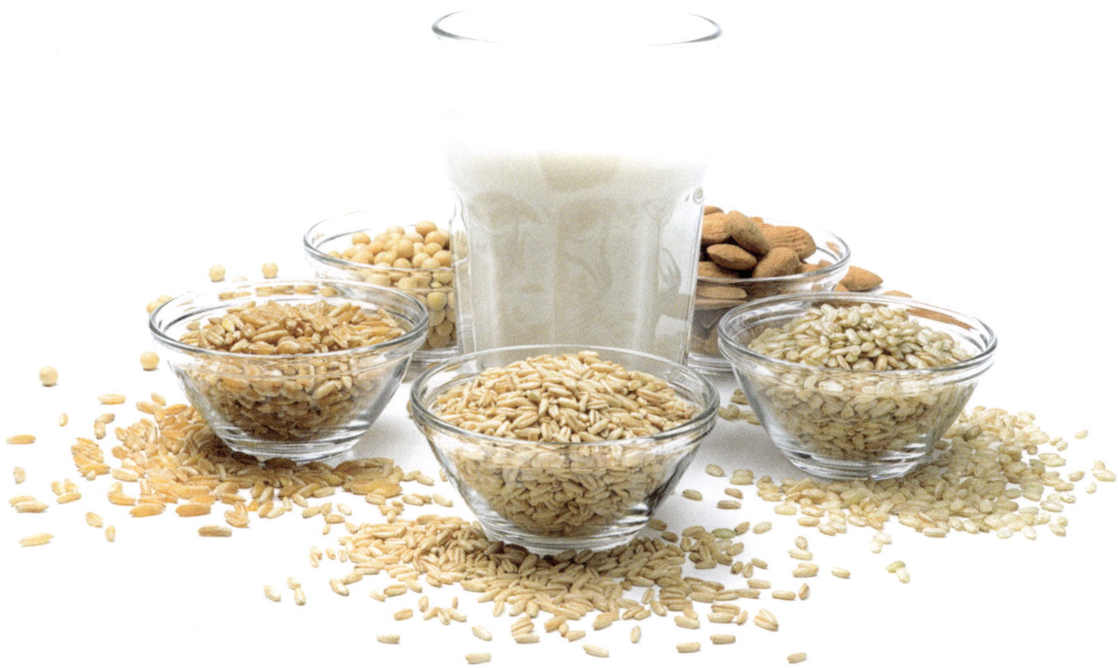

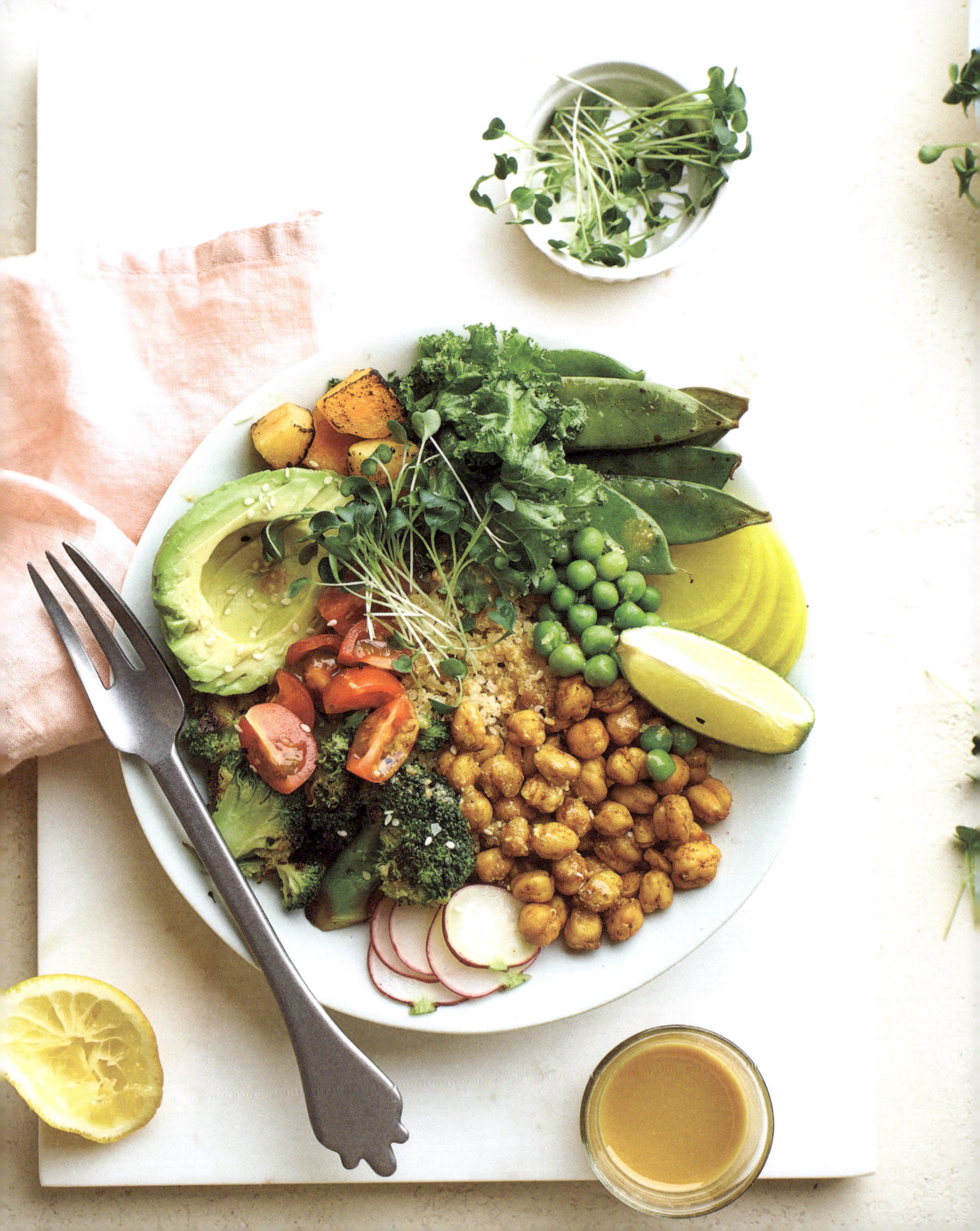

L'essentiel à retenir pour... Manger Varié

Variez votre alimentation, avec de vrais aliments (les plus naturels possible). Composez vos repas à partir de tous les groupes d'aliments et pensez à alterner les produits au sein d'un même groupe.

Consommez au moins 30 aliments différents par semaine provenant de chacun des groupes alimentaires.

Il n'y a pas de bons ou de mauvais aliments pourvu qu'ils soient vrais. Tout comme il n'y a pas de bons ou de mauvais nutriments. Le caractère préventif de l'alimentation naît de sa variété. Ce sont les interactions positives entre les différents aliments que l'on consomme qui nous maintiennent en bonne santé.

Essayez de faire en sorte que différentes couleurs et textures se retrouvent dans votre plat.

TEST

Êtes-vous sûr d'avoir une alimentation variée ?

Pour le savoir, faites le test ci-dessous. Vous obtiendrez une image globale de votre alimentation. Cela vous aidera le cas échéant à rééquilibrer les groupes alimentaires entre eux ainsi qu'à varier davantage vos aliments au sein de chaque groupe. Vous êtes prêt ? C'est parti !

Le test porte sur l'alimentation d'une semaine. Vous allez devoir vous souvenir de vos repas des sept derniers jours et compléter le tableau ci-contre.

1re étape : complétez la colonne verte. Durant la semaine passée, avez-vous consommé des aliments des différents groupes alimentaires ? Si oui, mettez 1 dans la case correspondante, si non, mettez 0.
2e étape : complétez la colonne orange. Notez le nombre d'aliments différents consommés pour chaque groupe. Ainsi, par exemple, si durant la semaine vous avez mangé des pommes et des bananes en tant que fruits, vous devez inscrire 2 au niveau de la ligne « Fruits ». Si vous avez mangé 4 légumes différents au cours de la semaine (du potiron, des blettes, du chou et des carottes) alors, vous devez inscrire 4 au niveau de la ligne « Légumes » et ainsi de suite.
3e étape : Pour chaque groupe alimentaire, calculez votre score (colonne rouge) : (chiffre de la colonne verte) x (chiffre de la colonne orange), puis au bas du tableau, faites le total de vos scores.

Si votre total est d'au moins 30, bravo, votre alimentation respecte la règle des 3V. Si votre total est inférieur à 30, vous devez reconsidérer vos menus et introduire davantage de variété.

Groupe alimentaire	0 : pas consommé 1 : consommé	Exemples d'aliments par groupe	Nombre d'aliments différents par groupe	Score
Céréales et tubercules		Riz, couscous, avoine, maïs, boulgour, pâtes, quinoa, blé, pommes de terre, patate douce, manioc, topinambour.		
Légumes		Aubergines, épinards, tomates, betteraves, oignons, haricots verts, courges, concombre, brocolis, choux-fleurs, champignons, carottes.		
Fruits		Pommes, oranges, bananes, pêches, poires, mandarines, figues, kiwis, mangue, pamplemousse, cerises, raisin, myrtilles, fruits secs (dattes, raisins secs, pruneaux).		
Légumineuses		Lentilles (vertes, corail, blondes), pois cassés, pois chiche, fèves, haricots, petits pois.		
Oléagineux (fruits à coque et graines)		Amandes, noisettes, noix, noix de pécan, cacahuètes, noix de cajou, pistaches, graines de courge, sésame, chia, tournesol, pavot, lin.		
VPO (viande, poisson, œuf)		Œufs, agneau, bœuf, veau, abats, volailles, poisson gras, poissons maigres, fruits de mer, charcuteries.		
Produits laitiers		Lait, yaourt, fromage blanc, fromages à pâte molle, fromages à pâte dur.		
Matières grasses		Beurre, crème, saindoux, huile de tournesol, huile d'olive, huile de colza, huile de coco, huile de noix, huile de lin.		
TOTAL				

Chapitre 4

Manger bio, local, de saison

Basez votre alimentation aussi souvent que possible sur des aliments bio, produits localement et à la bonne saison.

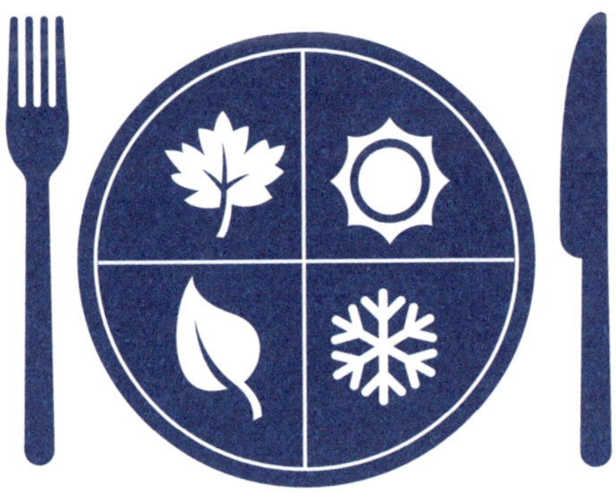

Manger localement, c'est profiter d'aliments plus goûteux et de saison. Ils sont plus frais et de meilleure qualité, car leurs conditions de culture et de maturation sont respectées (soleil, climat, sol, irrigation, etc.). Cela permet aussi de retrouver des variétés oubliées qui font partie du patrimoine. Ces conditions de culture optimisées permettent aux végétaux de se charger au maximum en éléments nutritifs du sol, ce qui donne des aliments plus savoureux et de meilleure qualité nutritionnelle. Si, en plus, ce sont des produits biologiques, les pesticides de synthèse et les substances potentiellement nocives pour la santé sont présents en bien moindre quantité.

Les aliments locaux ne parcourent pas de longues distances. Cela permet de les consommer plus frais mais cela a surtout un impact sur les coûts de production et donc le prix de vente qui est plus intéressant pour le consommateur. Manger des aliments fabriqués ou cultivés localement, c'est aussi encourager les petits et moyens producteurs. Ces derniers vendent au juste prix sans avoir recours à des intermédiaires délocalisés (centrales d'achat, transporteurs...). Cela permet aussi d'assurer la diversité des cultures, d'entretenir le paysage agricole et de préserver le patrimoine.

En consommant des aliments locaux, biologiques et saisonniers, l'impact négatif des traitements, du transport et de l'emballage des aliments sur l'environnement, ainsi que les émissions de gaz à effet de serre sont réduits. Tout comme la consommation d'énergie nécessaire à la production (un aliment cultivé sous serre en hiver demande plus d'eau, d'éclairage, de produits phytosanitaires comparé au plein champ). Une tomate hors saison consomme 4 fois plus d'eau et 10 fois plus d'énergie qu'une tomate locale de saison.

Acheter en circuit court dans un rayon de 80 km

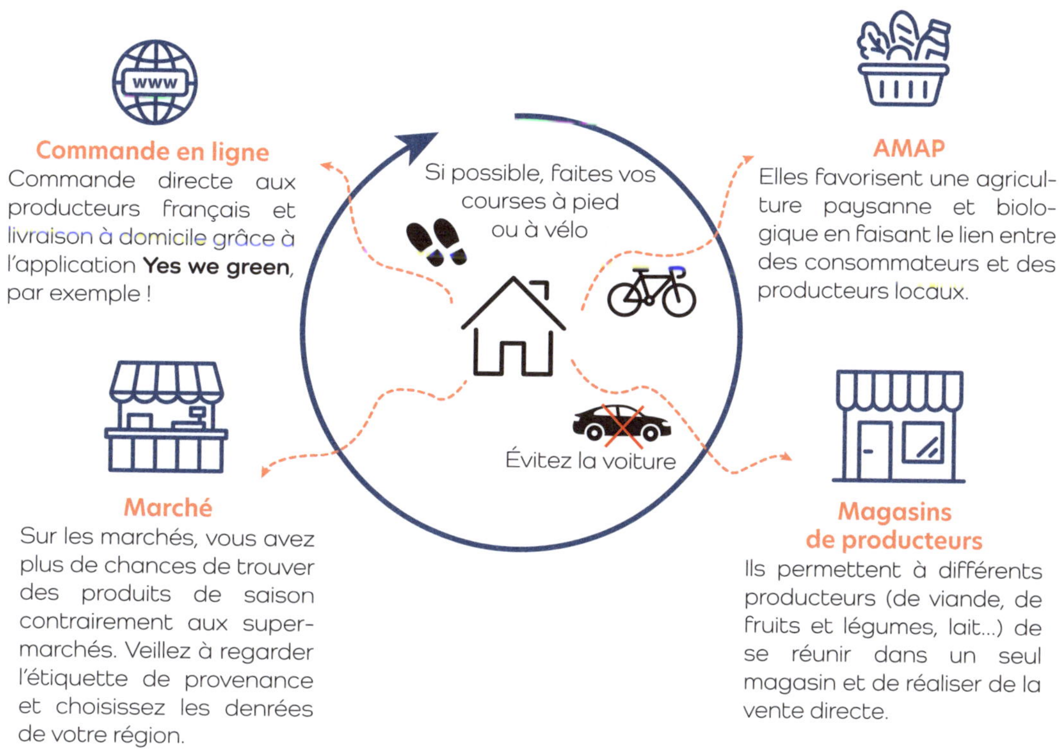

↘ QUELQUES ASTUCES POUR MANGER BIO, LOCAL, DE SAISON

- Privilégiez les circuits courts : achetez sur les marchés auprès de producteurs locaux ou bien allez directement chez les agriculteurs. Vous pouvez, si possible, acheter dans les magasins biologiques ou auprès de filières durables.
- Privilégiez les produits en provenance de pays proches lorsqu'il n'y a pas de production française.
- Inscrivez-vous dans une AMAP (association pour le maintien d'une agriculture paysanne). Ces associations favorisent l'agriculture paysanne et biologique en faisant le lien entre les consommateurs et des producteurs locaux, qui vendent directement leurs produits, sans passer par des centrales d'achat.
- Si possible, essayez de faire votre propre potager. Rien n'est plus savoureux et plus gratifiant que de manger sa propre récolte. Si vous n'avez pas de jardin ou assez de place, vous pouvez commencer avec des aromates sur votre balcon ou dans la cuisine, ils n'ont pas besoin de beaucoup d'espace.
- Fiez-vous toujours au calendrier des fruits et légumes de saison (disponible en fin de livre).
- Faites attention à l'origine des produits frais en particulier fruits de mer, fruits et légumes. En France, 31 % de ces produits bios sont importés. Préférez ceux issus d'une production locale autant que possible.

Les produits les plus importés*

Jus de fruits	79 %
Produits de la mer	77 %
Surgelés	68 %
Épicerie salée	66 %
Fruits	57 %

Les produits les moins importés*

Viande de porc	6 %
Viande d'agneau	6 %
Laits et produits laitiers	2 %
Œufs	1 %
Volaille	1 %
Viande bovine	0 %
Vin	0 %

* En pourcentage de la valeur du marché

Il est certain que tout le monde n'est pas en mesure de consommer des produits biologiques ou locaux pour des raisons économiques et/ou pratiques. Cependant, nous pouvons tous choisir de manger des aliments de saison. Ce sont des efforts que nous devons faire pour préserver la biodiversité, l'environnement et pour soutenir les agriculteurs engagés dans des pratiques agricoles durables. L'alimentation est aussi un choix de vie, qui implique de faire des efforts de temps et de budget si l'on veut impulser un cercle vertueux. Agissons tous ensemble pour une alimentation de qualité, responsable et engagée pour la planète.

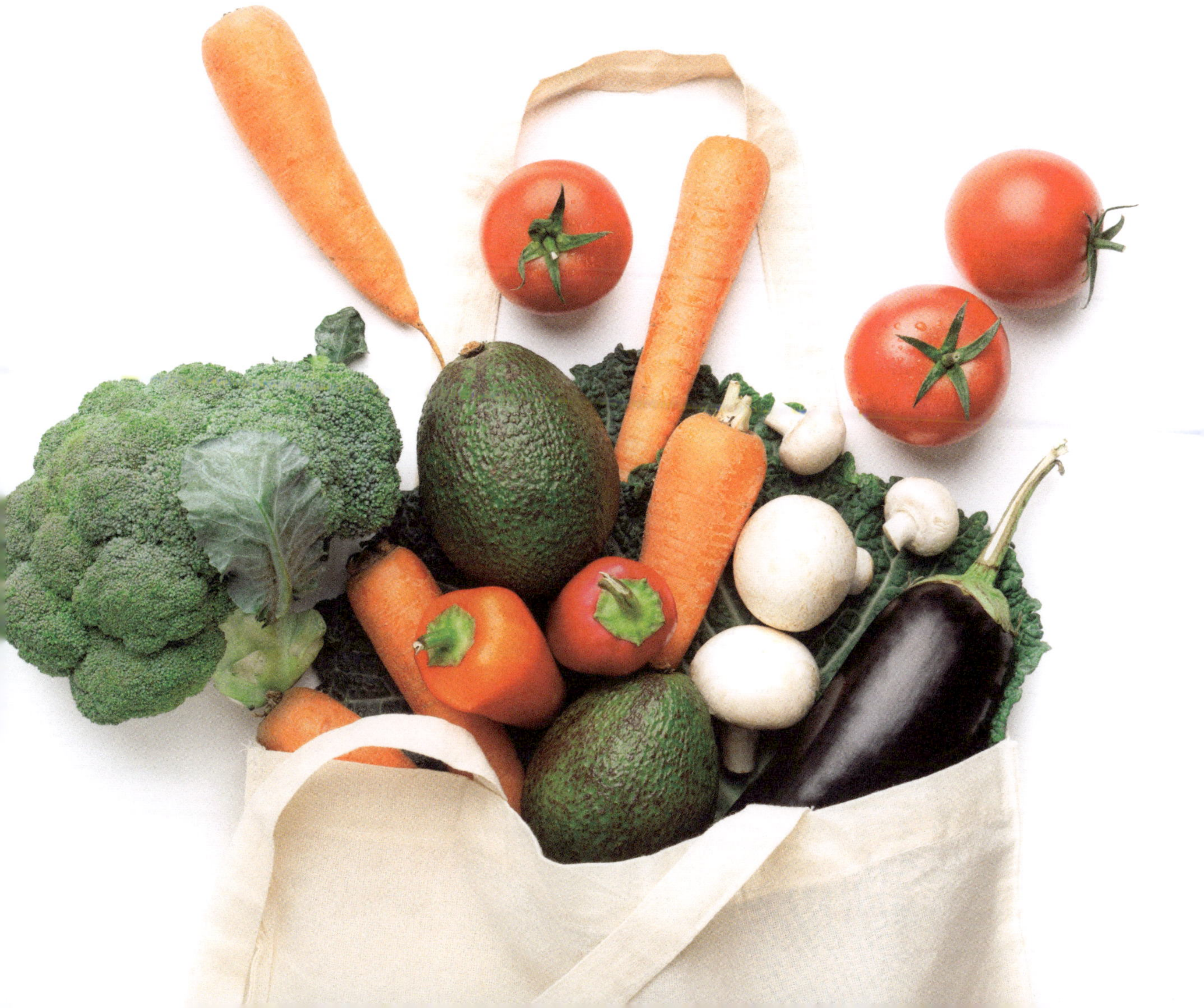

Bien manger, c'est… Manger vrai, majoritairement végétal et varié

Vrai

Préférer les vrais aliments, c'est-à-dire non ultra-transformés :

- ▶ privilégier les féculents complets (plutôt que raffinés) ;
- ▶ privilégier les aliments solides (plutôt que liquides) ;
- ▶ ne pas avoir la main trop lourde en cuisine sur le sucre, le sel et/ou le gras ajoutés.

Végétal

- ▶ Parmi les vrais aliments, privilégier le végétal.
- ▶ Idéalement, ne pas dépasser 3 produits animaux par jour.

Varié

- ▶ Parmi les vrais aliments, varier les aliments majoritairement végétaux, et dans une moindre mesure, animaux.
- ▶ Manger au moins 30 aliments différents par semaine.
- ▶ Essayer de favoriser autant que possible le bio, le local et/ou les produits de saison pour améliorer l'empreinte écologique.

- Il est inutile d'en savoir plus pour protéger sa santé et celle de la planète. Ces règles simples, et surtout qualitatives, suffisent.
- Attention, les 3V doivent se vérifier simultanément sinon l'effet protecteur de la santé et de la planète n'est plus garanti à 100 %.

VRAI	VÉGÉTAL	VARIÉ	
✗	✓	✓	Délétère pour la santé et pour la planète
✓	✗	✓	Pas assez de nutriments protecteurs et mauvais pour la planète
✓	✓	✗	Risque de carences et mauvais pour la biodiversité
✓	✓	✓	Alimentation protectrice de la santé et de la planète

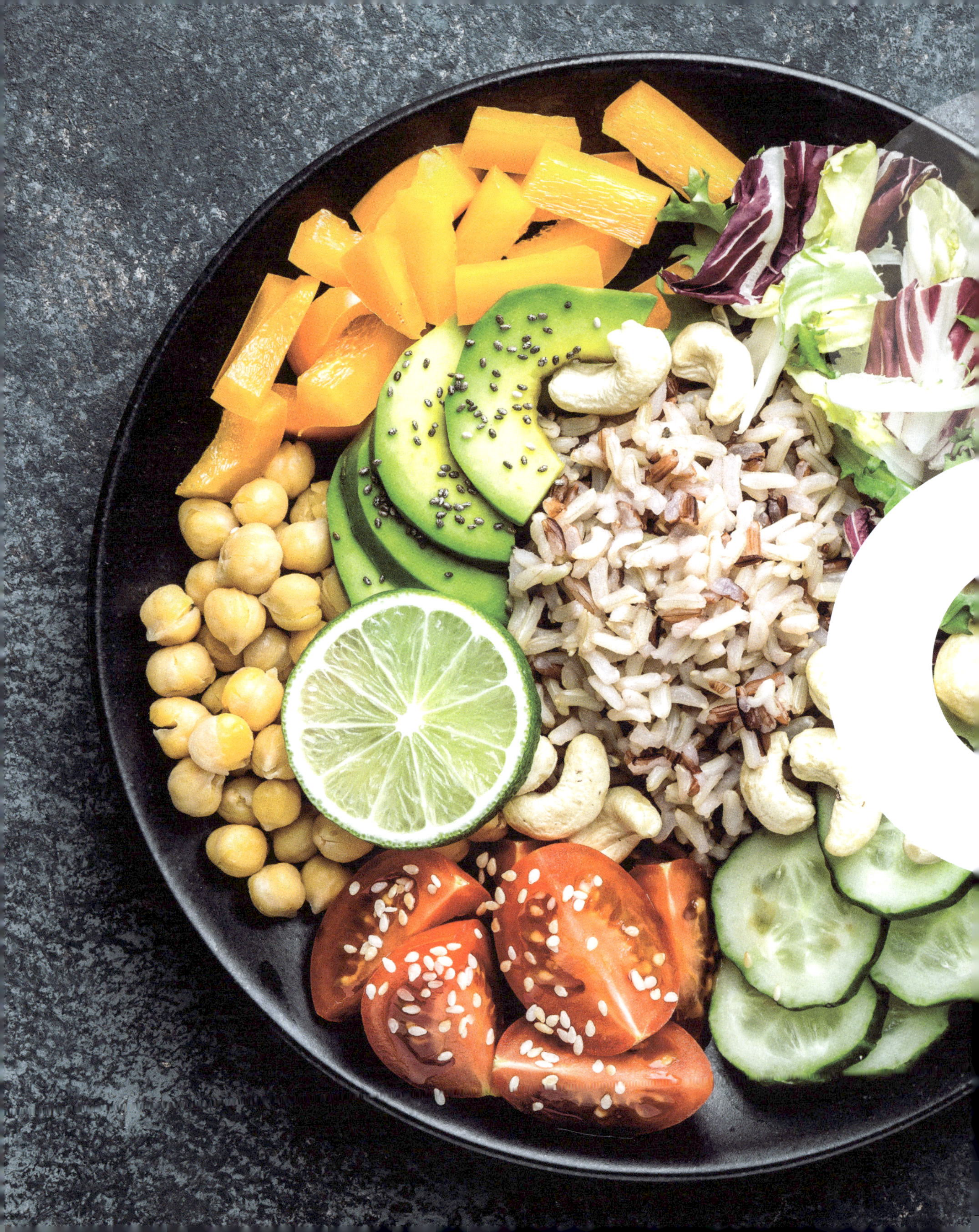

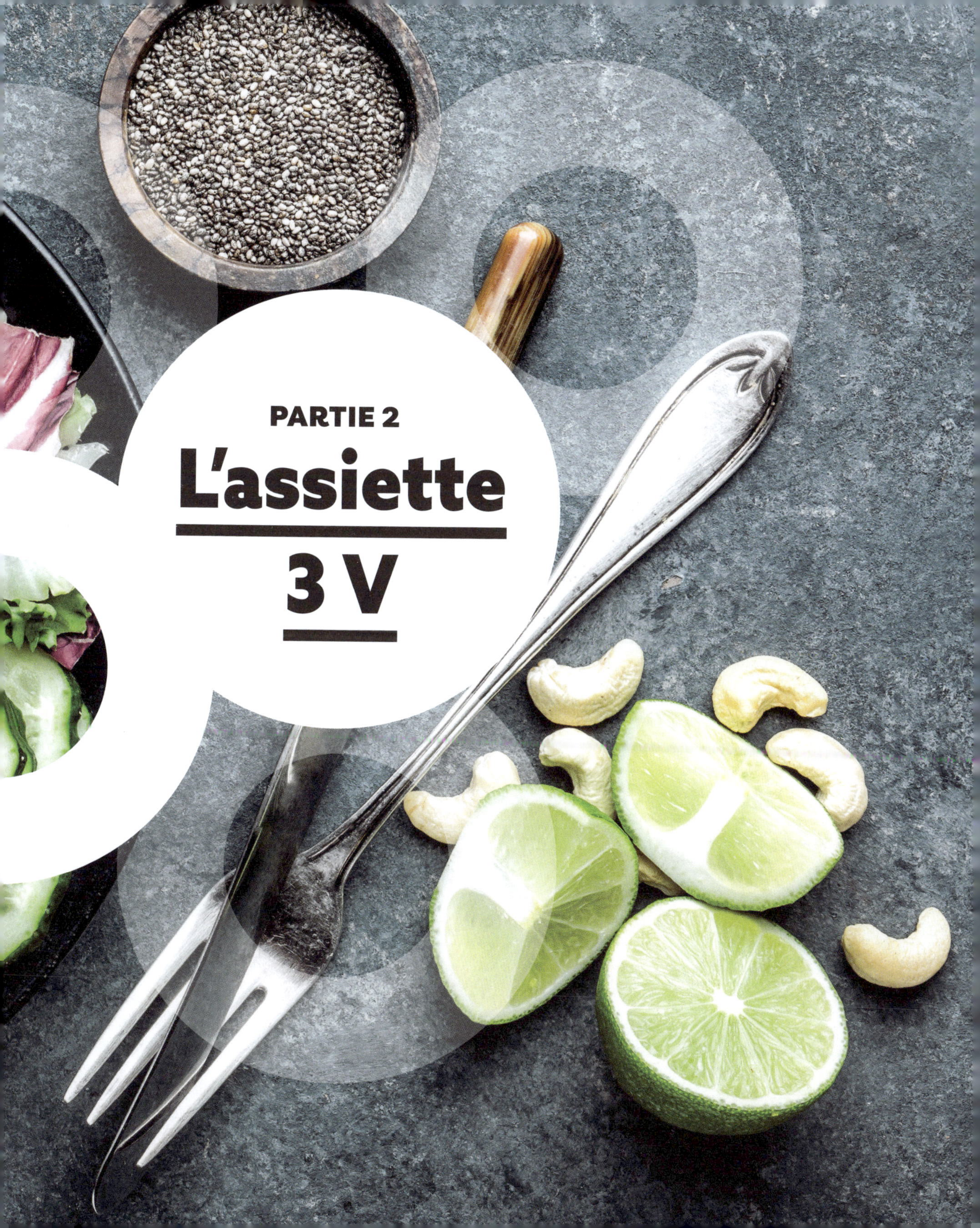

PARTIE 2

L'assiette 3 V

Chapitre 5

Les différents groupes alimentaires

↘ LES FRUITS ET LÉGUMES

Leurs atouts

- Les fruits et légumes sont d'excellentes sources de vitamines et de minéraux, tous les deux essentiels au bon fonctionnement de l'organisme. Toutefois, certains facteurs tels que la température (chaleur, cuisson), l'exposition à la lumière, peuvent réduire leur teneur en ces micronutriments.
- Les fruits et légumes sont l'une de nos principales sources de fibres, essentielles pour nourrir notre microbiote intestinal et maintenir une bonne santé digestive. Les fibres favorisent la satiété, ainsi que la régulation de la glycémie, car elles ralentissent l'absorption des glucides. Les fibres jouent également un rôle important dans la réduction du cholestérol.
- Enfin, ils sont une mine d'antioxydants (acides phénoliques, flavonoïdes, caroténoïdes), des composés qui empêchent l'oxydation naturelle des cellules, ralentissant le processus de vieillissement, et protégeant contre certaines maladies comme le cancer.

La consommation régulière d'au moins 5 portions de fruits et légumes par jour est associée à des impacts positifs sur la santé comme une diminution de l'incidence de maladies chroniques telles que les maladies cardio-vasculaires, et à une augmentation de la longévité.

De l'importance de la cuisson

Les méthodes de cuisson appliquées aux fruits et légumes ont parfois des effets inattendus sur la teneur en nutriments (vitamines, minéraux, antioxydants, fibres) et leur biodisponibilité. Certains d'entre eux peuvent être détruits par la chaleur, d'autres peuvent être au contraire libérés grâce à elle (le lycopène de la tomate par exemple), d'autres encore fuient dans l'eau de cuisson... Parallèlement, à force de cuire à des températures très élevées, des composants néoformés peuvent apparaître.

Les composés néoformés sont des molécules non présentes dans les aliments d'origine, mais qui se créent lors de certaines méthodes de cuisson. Ces composés ne sont pas tous nocifs, mais certains, comme les acrylamides, le sont. De nombreuses études ont mis en évidence des risques potentiels pour la santé, principalement un risque accru de cancer.

L'acrylamide se forme aussi bien dans les aliments préparés à la maison, qu'au restaurant ou dans l'industrie alimentaire. Le principal mécanisme de formation de l'acrylamide est la réaction de Maillard, une réaction chimique entre des sucres réducteurs (comme le glucose) et des groupements amines (protéines, acides aminés comme l'asparagine) des aliments.

La réaction de Maillard

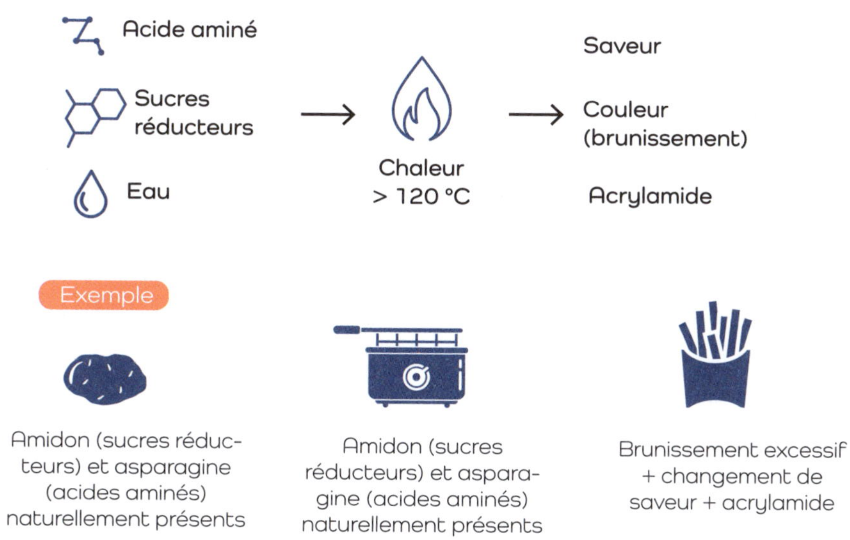

L'acrylamide se forme à des températures supérieures à 120 °C et lorsque la teneur en eau du produit est inférieure à 5 % (friture, cuisson au four, rôtissage, transformation industrielle). La quantité d'acrylamide formée dépend de la recette, de la température de cuisson, de sa durée, des conditions de cuisson (toastage, grillage, extrusion, etc.) et de la quantité d'acides aminés et de sucres réducteurs présents dans les aliments. Les taux d'acrylamide sont directement liés au degré de « brunissement » des aliments. La recommandation principale lorsque vous faites cuire à des températures élevées (au four, à la poêle, au gril) vos fruits et légumes est donc tout bêtement de ne pas les « brûler », mais de les faire « légèrement dorer ». En optant toujours pour de courtes périodes d'exposition à la chaleur, vous préservez également mieux l'ensemble de nutriments des fruits et légumes.

Manger cru ou cuit ?

Il y a souvent un débat sur la question de savoir s'il est préférable de manger les fruits et légumes crus ou cuits. La réalité est que les deux manières ont leurs avantages.

La cuisson peut certes être problématique. Plus elle est longue, plus la perte de vitamines thermosensibles (par exemple la vitamine C) et de minéraux est importante ; elle détruit des nutriments et des enzymes, modifie la structure et la digestibilité de l'aliment et crée des composés néoformés qui peuvent être dangereux pour la santé (acrylamides).

Mais la cuisson a aussi des avantages, par exemple elle stérilise la nourriture, en réduisant la charge de microorganismes pathogènes, augmente la biodisponibilité de certains nutriments comme le lycopène de la tomate (antioxydant) et améliore la digestibilité de certains aliments. D'où l'intérêt d'alterner toujours entre aliments crus et cuits. Pour la cuisson, privilégiez les méthodes rapides comme l'autocuiseur (Cocotte-Minute), le wok, la cuisson à l'étouffée, à la vapeur. La déshydratation quant à elle, reste aussi une alternative pour conserver les bienfaits des fruits et légumes et varier l'alimentation.

Les surgelés

Les fruits et légumes frais ont l'avantage d'être riches en vitamines et minéraux, à condition de les consommer le plus rapidement possible après leur récolte, et de les conserver dans de bonnes conditions (lire p. 220 nos conseils de conservation). Sinon, ils perdent rapidement leurs qualités nutritionnelles. Les alternatives surgelées évitent cet écueil et restent riches en vitamines et minéraux.

Les fruits et les légumes surgelés sont rapidement traités après récolte. Ils sont cueillis, épluchés, lavés et coupés. Puis ils sont blanchis et refroidis rapidement à température de surgélation (entre -30 et -50 °C). Le fait que le traitement soit assez rapide, permet une moindre perte de vitamines et minéraux par rapport aux végétaux conservés à température ambiante.

Les avantages des fruits et des légumes surgelés

- Il existe une grande variété de fruits et légumes surgelés sur le marché.
- Ils sont rapides et faciles à préparer, car ils sont déjà épluchés et coupés.
- Ils se conservent plus longtemps que les légumes frais
- Ils constituent une solution pour maintenir la consommation de fruits et légumes hors saison.
- Ils sont souvent une alternative moins chère que leur version fraîche.

Les conserves

La conserverie (appelée aussi appertisation) permet de conserver les aliments pendant une longue période (de quelques mois à plusieurs années). Il s'agit d'un procédé de transformation très simple qui compromet peu le potentiel santé de l'aliment (les conserves sont notées Siga 3 ou 4 en fonction de la quantité de sel ou de sucre ajoutée). Après fermeture hermétique du récipient (métal ou verre), dans lequel a été placé le produit, celui-ci subit une stérilisation thermique suivie d'un refroidissement lent à température ambiante. Le temps de stérilisation est variable selon le diamètre des récipients. Le transfert de chaleur se fait soit par convection à travers les liquides (plus rapide) soit par conduction à travers les solides (plus lent). Cette technique de conservation des aliments permet de disposer de fruits et légumes hors saison toute l'année. Ce sont également de bons produits pour dépanner et je vous conseille d'en avoir toujours en réserve dans le placard de la cuisine.

En ce qui concerne la perte de vitamines et de minéraux, plusieurs facteurs ont une incidence :

- le temps qui s'écoule entre la récolte et la mise en conserve. Plus ce temps est long, plus la perte de vitamines est importante ;
- la préparation des fruits et légumes avant la mise en conserve (épluchage, découpe, blanchiment). Plus il y a de procédés, plus les pertes vitaminiques sont élevées ;
- le liquide d'enrobage, car selon sa composition, les vitamines et minéraux vont migrer plus ou moins (par exemple, dans le cas d'un liquide de revêtement composé d'eau et de sel, les vitamines hydrosolubles, vitamine C et toutes les vitamines du groupe B, migreront facilement) ;
- le diamètre du récipient, car plus il est grand, plus il nécessite de temps de chauffage, ce qui entraîne une perte de micronutriments plus importante ;
- le matériau du récipient, car s'il existe maintenant des récipients en verre qui comportent un filtre UV, d'autres laissent passer la lumière, ce qui affecte les vitamines photosensibles (vitamines A, D, B2).

Si la mise en conserve est un procédé de transformation simple, les fruits et légumes en conserve peuvent être ultra-transformés dès lors qu'on leur ajoute des marqueurs d'ultra-transformation (ingrédients ultra-transformés, additifs).

Regardez toujours la liste des ingrédients ou vérifiez vos conserves avec l'application Siga en évitant, dans le cas des légumes, ceux qui contiennent des graisses raffinées et des conservateurs ajoutés, surtout le E220 - anhydride sulfureux, qui est un additif évalué à risque pour la santé.

Pour les conserves de fruits, écartez les produits contenant extraits et arômes naturels et surtout du sirop glucose-fructose. Ce sont des ingrédients ultra-transformés, issus de cracking qu'il vaut mieux éviter.

À RETENIR

Bien que les conserves occasionnent une perte de vitamines et de minéraux, elles constituent un bon moyen de consommer des fruits et des légumes, à condition qu'elles soient simplement transformées, élaborées à base de vrais ingrédients. Bien entendu, il est plus intéressant de privilégier la consommation de fruits et légumes frais. Toutefois, le transport et l'entreposage de ces produits hors saison ou en magasin causent des pertes en vitamines et en minéraux se rapprochant souvent de celles observées au cours de la mise en conserve.

Les petites astuces pour les conserves

- Égouttez les légumes en conserve avant de les faire chauffer, car s'il reste une fraction liquide, la chaleur favorisera la fuite des vitamines hydrosolubles vers ce liquide.
- Pour les conserves contenant du sel, rincez et égouttez les légumes avant de les utiliser et surtout ne salez pas à nouveau.
- Concernant les conserves de fruits, privilégiez les fruits immergés dans l'eau ou dans leur propre jus et non dans un sirop, vous réduirez ainsi votre consommation de sucre ajouté.
- De manière générale, préférez les aliments conditionnés dans un petit contenant, avec une liste d'ingrédients courte, sans marqueurs d'ultra-transformation.

Les salades en sachet

Les salades en sachet restent des aliments bruts et non transformés (notées Siga 1). Elles ont été lavées dans de l'eau chlorée, puis séchées et conditionnées sous atmosphère protectrice. Il s'agit de procédés simples et en termes de toxicité, soyez rassuré, les concentrations de chlore utilisées sont très faibles et ne présentent pas de risque pour la santé. Bien qu'elles soient dépourvues de certains micro-organismes susceptibles d'enrichir la flore intestinale, ces salades constituent néanmoins une option rapide et sûre pour consommer des légumes frais, qui d'ailleurs contiennent toujours des fibres, des vitamines et des minéraux. Dans tous les cas, la salade fraîche sera toujours la meilleure option pour vous et pour la planète, en évitant la surconsommation de plastiques.

Les soupes, potages, et purées de légumes

Il s'agit de préparations simplement transformées (notées Siga 3 et 4), en fonction de la quantité de graisse, de sel ou de sucre ajoutée. Ce sont des légumes qui ont subi un traitement thermique (pour la cuisson), puis un traitement mécanique pour les transformer en purée, auxquels on ajoute éventuellement de l'eau, du sel, des épices et des matières grasses. Comme vous le faites chez vous !

Comme il s'agit de préparations simples, ce sont des produits qui contiennent généralement de vrais ingrédients. Cependant, notre conseil est de toujours regarder la composition. Assurez-vous que les graisses ajoutées ne sont pas raffinées, et qu'il n'y a pas d'autres marqueurs d'ultra-transformation comme l'amidon utilisé pour donner de la texture, les extraits et les arômes, pour donner du goût. Lorsqu'elles sont préparés comme à la maison, les soupes, et les purées en brique, bocaux ou surgelées constituent une bonne alternative pour manger des légumes.

Exemples de soupes

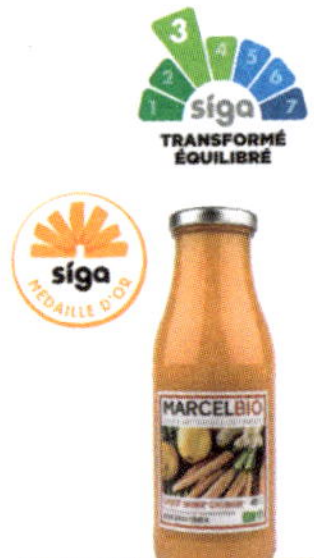

Soupe de terroir

huile d'olive vierge extra

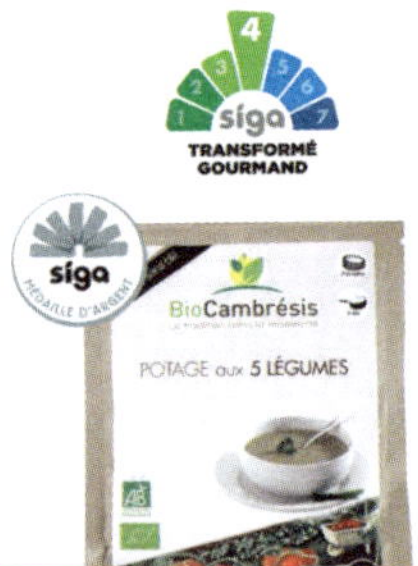

Potage aux 5 légumes

légumes, farine de riz, teneur en sel élevée

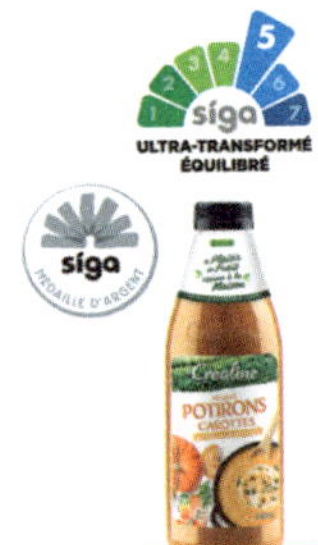

Velouté de potiron

amidon de riz

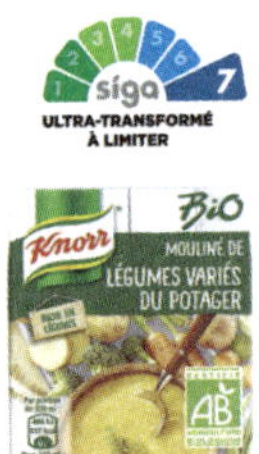

Velouté de légumes variés

extrait de levure, amidon

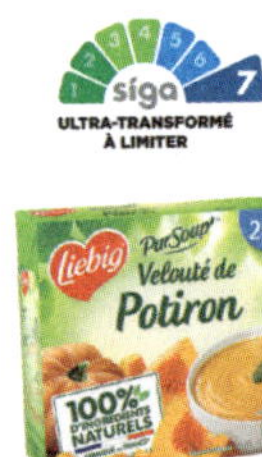

Velouté de potiron

arômes, amidon transformé de maïs

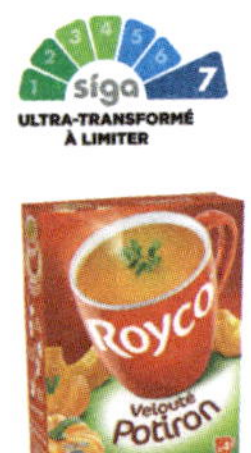

Velouté de potiron

2 additifs évalués à risque, arômes, sirop de glucose

Les purées et compotes de fruits

Les desserts aux fruits sont communément appelés compotes, mais en réalité, pour être appelée ainsi dans le commerce, il faut que le produit affiche un taux de sucre de 24 g/100 g minimum. C'est pourquoi le terme a été progressivement remplacé par :

- « dessert de fruits » avec un peu moins de sucre dedans ;
- « compote allégée en sucre » (moins de 30 % par rapport aux autres compotes du marché) ;
- « spécialités de fruits » lorsque sont ajoutés d'autres ingrédients (céréales, lait, jus, arômes) ;
- « purées de fruits » quand aucun sucre n'est ajouté.

L'astuce sera de privilégier la purée de fruits, car celle-ci est exempte de sucre ajouté, de colorants, d'arômes. Les fruits étant naturellement sucrés, il n'est pas nécessaire d'ajouter du sucre. En revanche, de l'acide ascorbique (E300) peut être ajouté en tant qu'antioxydant ou de l'acide citrique (E330) en tant qu'acidifiant. Préférez celles qui sont additionnées de jus de citron ou d'acérola, qui remplit la même fonction, et si vous n'en trouvez pas, choisissez celles qui ne contiennent qu'un antioxydant, car au-delà, il pourrait y avoir des effets cocktails potentiellement risqués pour la santé. Cela étant dit, la consommation de purée de fruits ne doit en aucun cas remplacer systématiquement la consommation de fruits frais.

Les fruits secs

Les fruits secs nous permettent de varier notre alimentation et de manger des fruits d'une manière différente. Cependant, il est important de savoir qu'en raison du procédé de déshydratation et de séchage, l'eau est perdue et le sucre est concentré, ce qui signifie qu'ils contiennent plus de sucre naturel que les fruits frais. Les fruits secs contiennent en moyenne 50 % de leur poids en sucre, donc nul besoin d'en ajouter. Tout comme le sucre, le reste des nutriments est lui aussi concentré, de sorte que les fruits secs constituent une bonne source de fibres, de vitamines et de minéraux. Les fruits secs ont donc de vrais atouts santé. Parmi eux, le pruneau est un fruit de choix en raison notamment de sa teneur élevée en fibres (13 à 16 g pour 100 g en moyenne) et la présence de certains dérivés de sucres (sorbitol, xylitol) en concentration élevée qui jouent un rôle «mécanique» en accélérant et stimulant le fonctionnement des intestins.

À côté des pruneaux, vous trouverez une grande variété de fruits secs sur le marché. Faites attention à ceux qui contiennent des graisses raffinées ajoutées, et des additifs de conservation de type sulfites (E220 – anhydride sulfureux, E223 – disulfite de sodium), car il s'agit des additifs évalués à risque pour la santé, utilisés pour préserver la couleur des fruits.

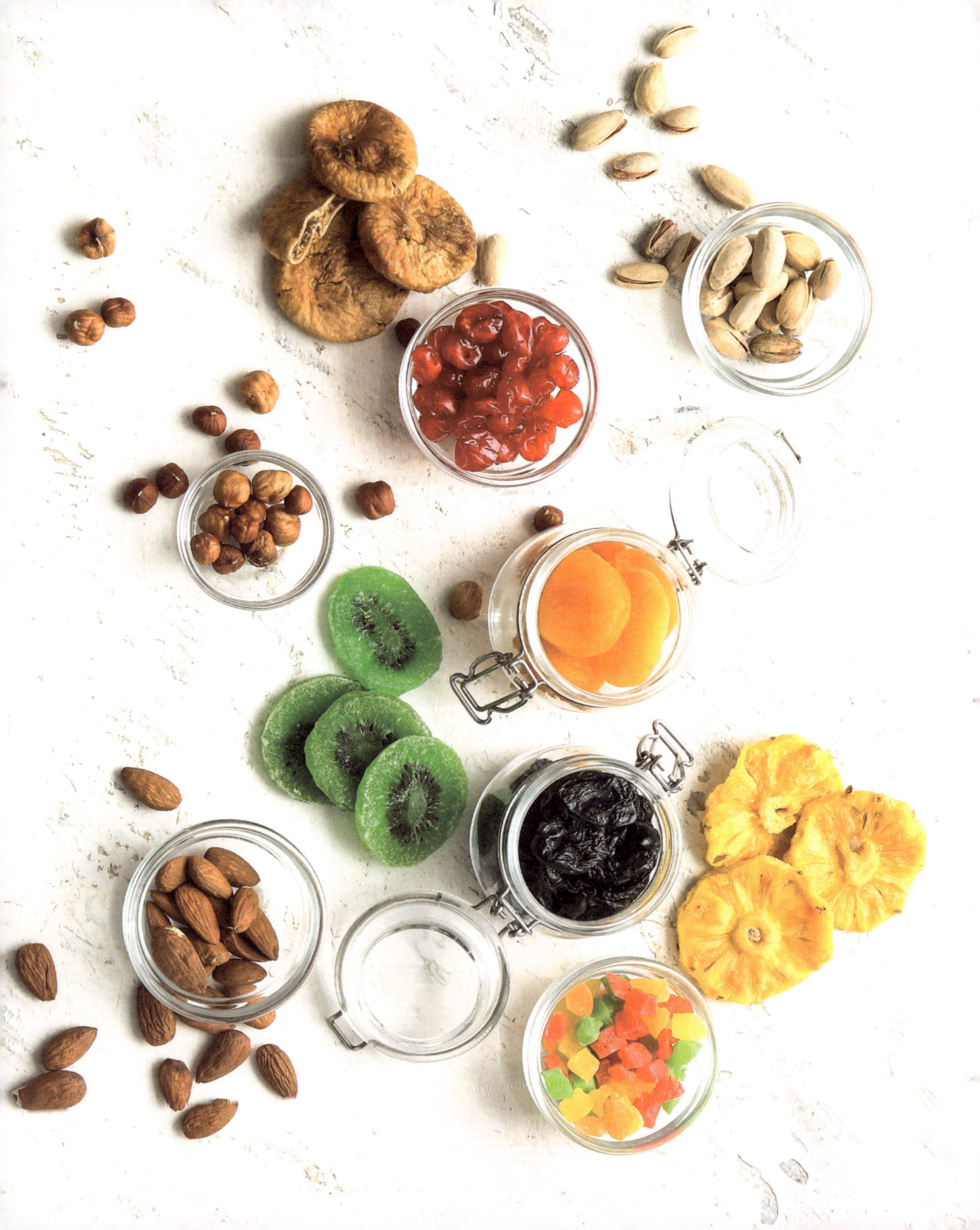

Bio ou conventionnel?

S'il paraît évident que la consommation de fruits et légumes issus de l'agriculture biologique est globalement meilleure pour la santé et la planète, il n'est pas toujours possible d'acheter bio pour des raisons économiques ou pratiques.

La bonne nouvelle est que vous pouvez acheter bio seulement quand l'avantage sur l'agriculture conventionnelle est réel afin d'optimiser votre budget sans compromettre votre santé.

Chaque année, l'organisation américaine EWG (*Environmental Working Group*) publie son classement des fruits et légumes les plus et les moins contaminés par des résidus de pesticides. L'analyse est basée sur 46 000 échantillons des 46 fruits et légumes les plus populaires. Bien que cette analyse corresponde à des échantillons américains, les résultats sont globalement en accord avec les analyses effectuées par l'EFSA (*Autorité européenne de sécurité des aliments*) au niveau européen.

Le classement est basé non seulement sur le pourcentage d'échantillons contenant des pesticides, mais aussi sur le nombre et la quantité de pesticides retrouvés.

Voici quelques-uns des résultats correspondant à l'année 2021 :

- Plus de 90 % des échantillons de fraises, de pommes, de cerises, d'épinards, de nectarines et de légumes verts à feuilles ont été testés positifs aux résidus de deux pesticides ou plus.
- Un seul échantillon de chou frisé, de chou vert et de feuilles de moutarde contenait jusqu'à 20 pesticides différents.
- En moyenne, les échantillons d'épinards contenaient 1,8 fois plus de résidus de pesticides en poids que toute autre culture testée.
- Ce sont dans les piments forts et les poivrons que l'on a détecté le plus grand nombre de pesticides (115 au total), soit 21 pesticides de plus que les légumes arrivant en deuxième position, à savoir : le chou frisé, le chou cavalier et les feuilles de moutarde.

Les 12 fruits et légumes contenant le PLUS de pesticides, donc à acheter BIO de préférence

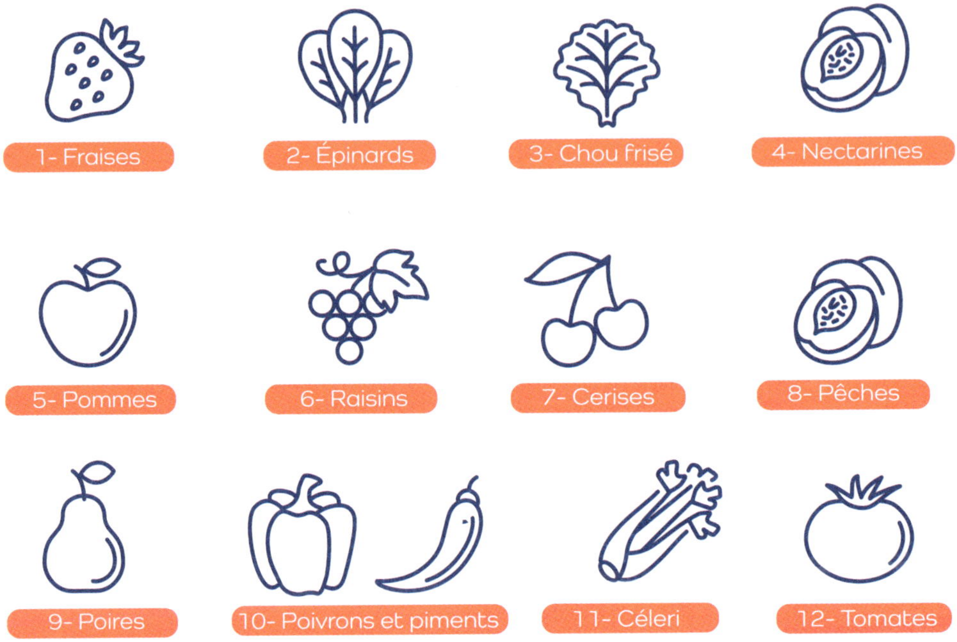
1- Fraises
2- Épinards
3- Chou frisé
4- Nectarines
5- Pommes
6- Raisins
7- Cerises
8- Pêches
9- Poires
10- Poivrons et piments
11- Céleri
12- Tomates

Source : EWG's 2021 Shopper's Guide to Pesticides in Produce

Afin de limiter au maximum l'exposition aux pesticides, il est recommandé d'acheter, si possible, au moins les aliments de cette liste en production biologique. Renseignez-vous sur l'utilisation des pesticides et le mode de production des producteurs locaux et primeurs qui vous entourent. De nombreux producteurs locaux ont des pratiques conformes au cahier des charges BIO, sans nécessairement avoir le label BIO France ou européen. En réalité, l'obtention et la mise en place du label est un processus long, souvent coûteux et contraignant pour les plus petits producteurs. Dans ce cas, il sera toujours préférable d'opter pour les fruits et légumes produits localement et cultivés sans produits agrochimiques de synthèse près de chez vous, plutôt que les fruits et légumes labellisés BIO et vendus en supermarché mais provenant d'une zone géographique éloignée de la vôtre.

Voici, à présent, les 15 fruits et légumes qui présentaient les plus faibles quantités de résidus de pesticides, selon l'analyse de EWG, que vous pourriez acheter dans le réseau de l'agriculture conventionnelle sans craindre pour votre santé.

Les 15 fruits et légumes contenant le MOINS de pesticides

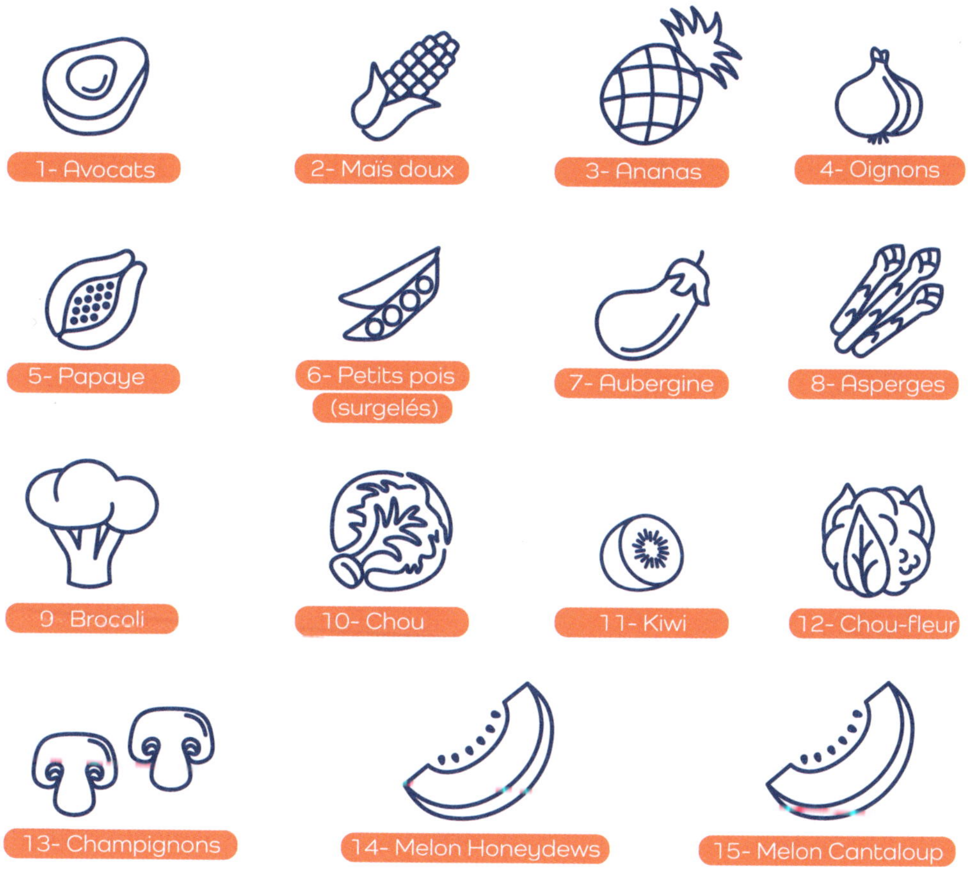
1- Avocats
2- Maïs doux
3- Ananas
4- Oignons
5- Papaye
6- Petits pois (surgelés)
7- Aubergine
8- Asperges
9- Brocoli
10- Chou
11- Kiwi
12- Chou-fleur
13- Champignons
14- Melon Honeydews
15- Melon Cantaloup

Source : EWG's 2021 Shopper's Guide to Pesticides in Produce

ATTENTION Bien que l'avocat soit l'un des fruits le moins contaminé par les pesticides, mieux vaut en faire une consommation modérée. En raison de ses vertus nutritionnelles (similaires à l'huile d'olive) et de sa texture intéressante pour diverses préparations, il est surconsommé, ce qui a un coût environnemental important (forte consommation d'eau, déforestation, émissions de gaz à effet de serre liées au transport). Limitez votre consommation et privilégiez la production des pays proches (pour les Européens : Espagne, Israël).

Comment choisir
les fruits et les légumes frais

Si vous achetez des fruits et légumes frais, veillez à ce qu'ils aient une couleur vive, synonyme de richesse en vitamines, minéraux et antioxydants (sans oublier les oignons et l'ail, également riches en antioxydants). Faites attention à la présence de moisissure et de fentes où pourraient se loger des micro-organismes susceptibles de contaminer les autres végétaux. Les feuilles devraient être toujours croquantes. Pour conserver la fraîcheur, il est judicieux d'acheter des légumes qui seront consommés dans les 2 à 3 jours suivants, à l'exception des légumes racines et des tubercules. (Pour savoir comment les conserver, lire nos conseils p. 220).

Choisissez des fruits et légumes de saison (consultez notre calendrier des fruits et légumes à la fin du livre) qui demeurent la meilleure façon de les consommer à leur fraîcheur optimale. Si possible BIO, selon les recommandations décrites ci-dessus. Et provenant, de préférence, d'exploitations agricoles locales : pour leur fraîcheur, pour diminuer l'émission de gaz à effet de serre liée à leur transport et pour stimuler l'économie locale.
Vous avez bien compris : si possible BIO, local et de saison, mais aussi moches (difformes). En effet, les fruits et légumes moches sont tout aussi bons d'un point de vue nutritionnel et gustatif, et ce, pour une fraction du prix des légumes répondant aux critères de beauté des distributeurs. En plus, vous contribuerez à réduire le gaspillage alimentaire, sans faire beaucoup d'effort, car, une fois épluchés, coupés ou intégrés à des préparations, il n'y a plus aucune différence.

Si vos fruits et légumes ne sont pas biologiques, vous pouvez enlever la peau, qui est la partie la plus exposée aux pesticides. Le lavage au bicarbonate de soude alimentaire est également efficace, car la plupart des pesticides ne sont pas stables à un pH alcalin. Diluez 5 g (une cuillère à café) de bicarbonate de soude dans un litre d'eau. Laissez tremper les fruits et légumes pendant 15 minutes, puis rincez-les à l'eau claire. Vos fruits et légumes auront perdu une grande partie de leurs pesticides.

Faites cuire les légumes à la vapeur ou à l'étouffée pour préserver vitamines et minéraux. Même s'ils sont exposés à la chaleur, ils ne sont pas en contact direct avec l'eau (uniquement avec la vapeur d'eau). Le goût et la saveur des aliments sont aussi mieux préservés. Ce type de cuisson est très rapide, et ne nécessite pas d'ajout de matières grasses, et il n'y a pas de risques de formation de composés néoformés de type acrylamides.

Petites astuces pour la cuisson à la vapeur ou à l'étouffée : des herbes aromatiques peuvent être mises dans l'eau à évaporer pour aromatiser et apporter de la saveur à vos aliments. Ne salez pas les aliments avant cuisson à la vapeur, cela favorise une perte d'eau pendant la cuisson. Le temps de cuisson doit être bien surveillé pour ne pas avoir des aliments trop ou pas assez cuits.

- La cuisson prolongée des légumes à l'eau bouillante peut entraîner des pertes de minéraux allant jusqu'à 40 % si l'eau est ensuite éliminée. Pour limiter la fuite de vitamines et minéraux dans l'eau, essayez de réduire le temps de cuisson, mais aussi la quantité d'eau ajoutée. À la fin, pensez bien à garder le bouillon de cuisson pour le réutiliser dans d'autres préparations.

- Même si la méthode de cuisson peut affecter la teneur en certains nutriments des fruits et légumes, l'important est de varier ces méthodes ainsi que les aliments que vous faites cuire. C'est le meilleur moyen de bénéficier de la diversité de nutriments offerte par cette grande famille qui participe d'un régime alimentaire préventif. Quelle que soit la méthode de cuisson choisie, il vaut mieux chercher à éviter de cuire les aliments trop longtemps et/ou de manière trop agressive.

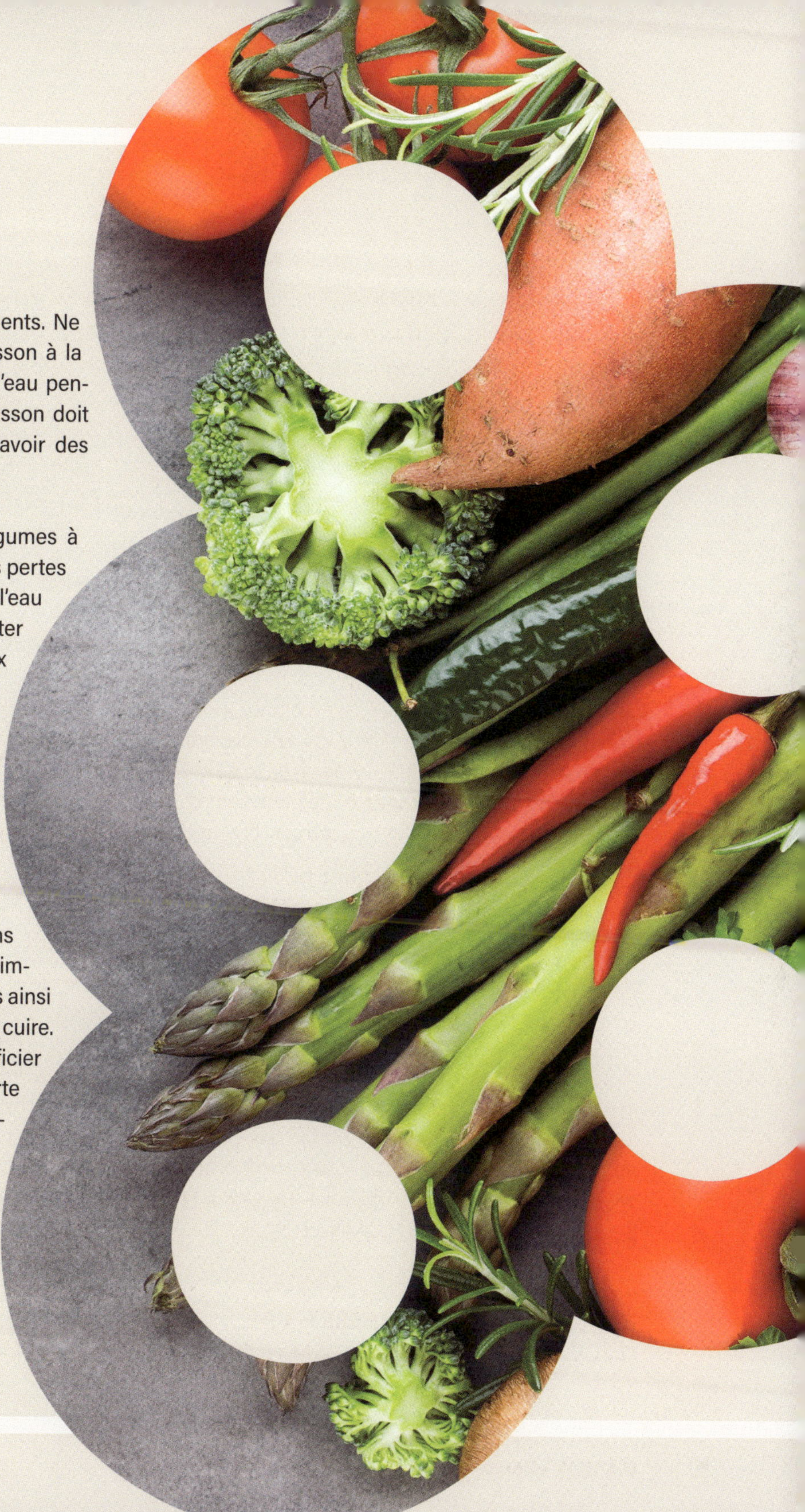

↘ LES LÉGUMINEUSES

Les légumineuses, aussi appelées légumes secs, sont notre avenir. Leur consommation présente de nombreux avantages. À l'heure où la situation sanitaire et environnementale nous incite à passer en urgence à une alimentation plus végétale, ils peuvent jouer un rôle fondamental dans cette transition. En effet, ces aliments sont une source d'énergie et l'une des principales sources de protéines végétales. Ils contiennent vitamines et minéraux protecteurs (vitamines du groupe B, fer, calcium, magnésium, potassium, zinc), ont une teneur en fibres importante ainsi qu'un index glycémique bas. Ces caractéristiques leur confèrent un haut pouvoir de satiété, un rôle protecteur contre l'apparition du diabète, du surpoids, du cholestérol et des maladies cardio-vasculaires, et favorisent le développement de la bonne flore intestinale.

Des protéines végétales

Les protéines sont constituées d'acides aminés. Lorsque nous consommons des aliments riches en protéines, l'organisme utilise ces acides aminés pour diverses fonctions essentielles. Parmi les acides aminés, huit chez les adultes et neuf chez les enfants sont dits « essentiels » (leucine, thréonine, lysine, tryptophane, phénylalanine, valine, méthionine et l'isoleucine, plus l'histidine pour les enfants). Pourquoi essentiels ? Parce que l'organisme n'est pas capable de les synthétiser lui-même, il est indispensable qu'ils soient apportés par l'alimentation. D'où la nécessité d'inclure des protéines dans notre régime alimentaire.

Les protéines contenues dans les légumineuses, dont la teneur peut varier de 20 à 40 % selon les variétés, ne contiennent pas tous les acides aminés essentiels à notre organisme. Mais elles peuvent être complétées par les céréales. En effet, les légumineuses sont riches en lysine mais contiennent moins d'acides aminés soufrés. C'est le cas inverse pour les céréales. Ainsi, les deux sources de protéines végétales se complètent pour former une protéine de qualité, avec tous les acides aminés dont l'organisme a besoin. Cette association est une alternative parfaite aux protéines animales qui, consommées en excès, peuvent causer un certain nombre de maladies.

Ce mariage vertueux des légumineuses avec des céréales a toujours été pratiqué dans le monde. En Amérique du Sud et dans les Caraïbes avec des haricots et du riz ou du maïs, en Inde avec le dhal de lentilles et des galettes chapati de blé, en Afrique du

Nord avec le couscous (à la semoule) et des pois chiches. Et ce ne sont que quelques exemples de plats typiques utilisant ce principe. Toutefois, on sait aujourd'hui qu'il n'est pas nécessaire de les inclure dans le même plat, ni de les manger le même jour. Ne vous pressez donc pas pour trouver des recettes qui combinent ces deux groupes d'aliments. Si vous les consommez régulièrement, l'équilibre alimentaire sera atteint en quelques jours, voire en une semaine.

Des vertus écologiques

La teneur en protéines des légumineuses en fait des candidats idéaux pour remplacer les protéines animales, qui ont un impact environnemental élevé : rien que l'élevage serait à l'origine de près de 15 % des émissions de gaz à effet de serre. En outre, les légumineuses appartiennent à la famille des *fabacées* qui ont pour particularité de fixer l'azote atmosphérique grâce à des bactéries du sol vivant en symbiose avec leurs racines. Cette propriété leur confère un avantage agronomique et environnemental important : on peut les cultiver sans apport d'azote sous forme d'engrais de synthèse, ou avec des apports fortement réduits, ce qui permet là encore de limiter les gaz à effet de serre. Finalement, ces plantes améliorent la fertilité du sol et nourrissent les cultures qui poussent à côté d'elles en préservant la biodiversité.

Présence de quelques facteurs antinutritionnels

Les légumineuses sont parfois mal tolérées du fait de la présence de substances antinutritionnelles (acide phytique, tanins, lectines, inhibiteurs de protéase, oxalate de calcium). Ces substances, qui sont d'origine végétale, réduisent l'absorption des nutriments dans le système digestif et peuvent causer un inconfort passager pendant la digestion (ballonnements, flatulences). Cependant, elles ne sont pas toujours « mauvaises ». Dans certains cas, elles peuvent avoir des effets bénéfiques pour la santé (antioxydants, anticancer) à l'instar des phytates et des tanins. La bonne nouvelle est que l'on peut facilement éviter ces problèmes en les éliminant de différentes façons.

- **Trempage** : mettre les légumineuses à tremper pendant la nuit (entre huit et dix heures). La plupart des facteurs antinutritionnels sont solubles dans l'eau, ils se dissolvent tout simplement lorsque les aliments sont rincés/trempés.
- **Germination** : faire germer les légumineuses (3-4 jours) permet d'augmenter la disponibilité des nutriments, mais aussi de réduire les substances antinutrition-

nelles, ainsi que le temps de cuisson. En outre, lentilles ou pois chiches germés, cuits *al dente,* auront une teneur plus importante en micronutriments, une plus grande digestibilité et une saveur plus subtile encore que non germés.

- **Fermentation** : la fermentation des légumineuses (48 heures) conduit à une réduction nettement significative des phytates et des lectines.
- **Cuisson** : la chaleur élevée, en particulier lors de la cuisson, peut dégrader les facteurs antinutritionnels. Le temps de cuisson requis dépend du type de légumineuses, des facteurs antinutritionnels et de la méthode de cuisson. Mais, globalement, l'ébullition pendant au moins 35-45 minutes est efficace pour les réduire.

En combinant ces différentes méthodes, les facteurs antinutritionnels peuvent être presque complètement dégradés. Par ailleurs, si vous n'êtes pas habitué à en manger, introduisez progressivement les légumineuses, histoire de donner le temps à vos intestins de s'adapter doucement et que l'inconfort intestinal disparaisse.

Zoom sur le soja

Le soja est largement utilisé dans l'industrie en raison de son profil nutritionnel. C'est la légumineuse qui présente la teneur en protéines la plus élevée (35 g/100 g) et qui contient tous les acides aminés essentiels. Intéressant en tant que substitut de la viande, le soja est depuis longtemps le cheval de bataille des végétariens et végétaliens. Sur le marché, de nombreux produits à base de soja sont proposés tels que les boissons au soja, le tofu, le tempeh, les desserts végétaux au soja, le miso, la farine, pour n'en citer que quelques-uns, si bien que quand on commence à végétaliser son alimentation, on peut avoir tendance à consommer essentiellement du soja au détriment des autres sources de protéines végétales.

En outre, en raison de sa qualité et de son faible coût, l'isolat de protéine de soja est largement utilisé dans l'industrie alimentaire pour augmenter la teneur en protéines des produits. Faites toujours attention à la liste des ingrédients car l'isolat de protéine de soja est un marqueur d'ultra-transformation, donc à éviter. Cette protéine étant isolée de la graine de soja par un processus de purification, son potentiel santé est diminué et ses bienfaits n'égaleront jamais les protéines contenues dans les grains de soja entiers ou simplement transformés.

Par ailleurs, cette légumineuse a été pointée du doigt pour ses effets œstrogéniques, dus à sa teneur élevée en isoflavones. Elle tend à diminuer le taux de testostérone chez les hommes et à augmenter celui d'œstrogène chez les femmes.

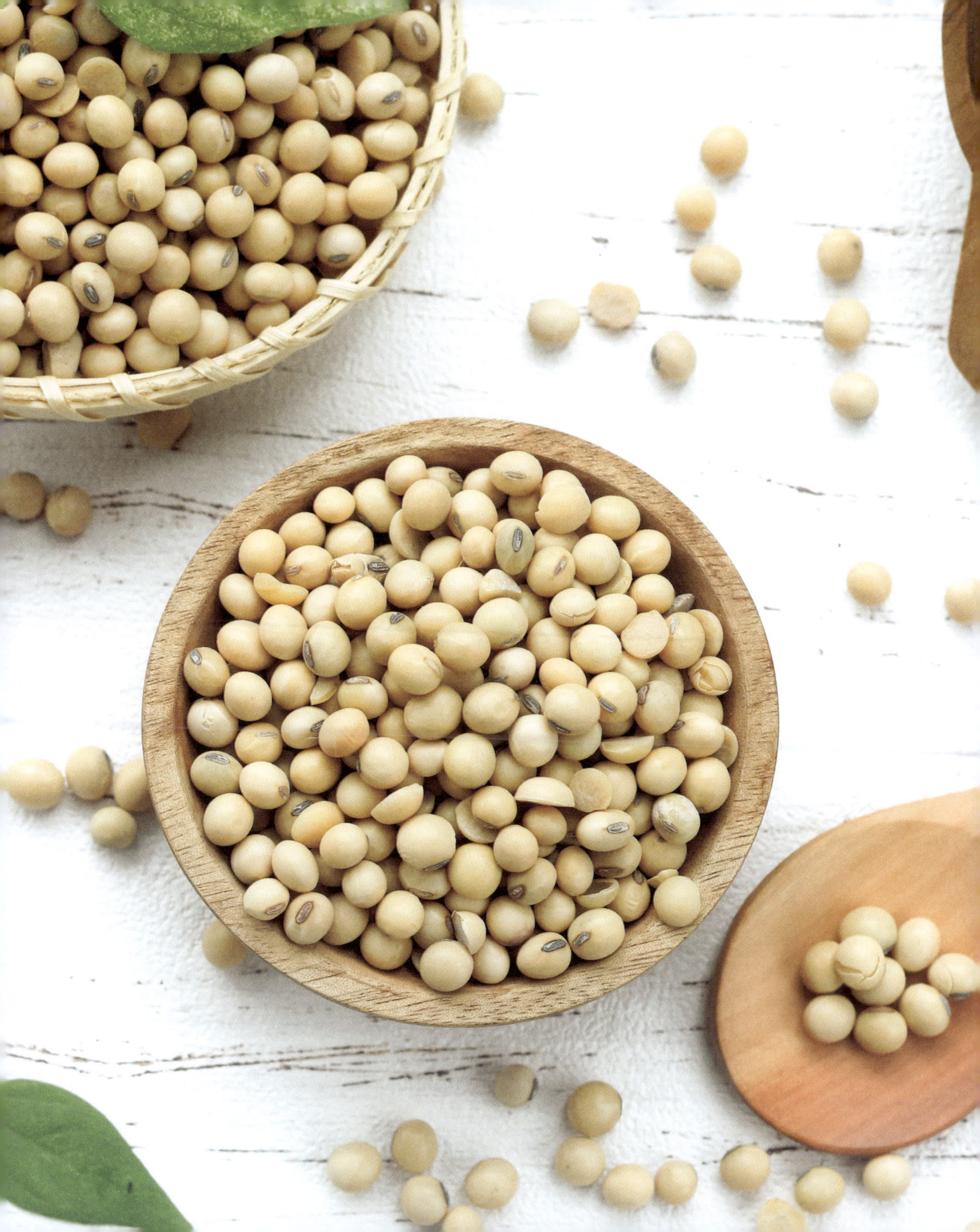

Toutefois, ces effets ne sont pas prouvés comme étant délétères. Bien qu'ayant une activité endocrine, les isoflavones ne correspondent pas exactement à la définition des perturbateurs endocriniens établie par l'OMS (Organisation mondiale de la santé) et l'Anses (Agence nationale de sécurité sanitaire de l'alimentation, de l'environnement et du travail) dans son dernier rapport 2021. En outre, les isoflavones naturellement présentes dans le soja auraient un effet protecteur contre le développement de certaines maladies (diabète, cancer).

Toutefois, par principe de précaution, il est conseillé de ne pas consommer plus d'un produit à base de soja par jour. Cela permet de varier les sources de protéines végétales et donc d'avoir une plus grande diversité alimentaire.

Les légumineuses, produit brut mais pas seulement...

Les légumineuses sont très polyvalentes. Vous pouvez les acheter sèches, surgelées, en conserve (les rincer avant) mais aussi sous forme de farine. Les pois chiches, les fèves, les lentilles, les lupins existent sous de nombreuses formes qui permettent de les intégrer à tous types de plats, qu'ils soient salés ou sucrés comme c'est le cas des haricots azuki qui se prêtent très bien à la pâtisserie.

En raison de leurs qualités nutritionnelles, les légumes secs ont ces derniers temps fait l'objet de diverses innovations industrielles : pâtes aux lentilles, biscuits aux pois chiches, pâtes à tartiner aux haricots, snacks pour l'apéritif et autres... Ces produits sont de bonnes alternatives pour varier la consommation de légumineuses, le goût et le plaisir. Cependant, il faut se méfier des produits extrudés ou soufflés, où la matrice a été déstructurée : ils ne sont pas équivalents à la version originale en termes de bénéfices pour la santé.

En France

Chaque année, un Français consomme en moyenne 1,42 kg de légumes secs bruts (entre 1 et 4 g par personne par jour). Cette consommation reste faible au regard des objectifs proposés pour une alimentation durable à l'horizon 2050, à savoir entre 30 et 40 g par personne par jour, soit 25 kg/pers./an. Les lentilles sont les légumineuses les plus consommées (50 %), suivies des haricots (27 %), des pois chiches (14 %), des pois cassés (8 %) et des fèves (1 %). La production de légumineuses en France se concentre essentiellement sur la luzerne, le lupin, le trèfle ainsi que les fèves et les pois protéagineux, destinés surtout à l'alimentation animale.

Néanmoins, pour l'alimentation humaine, nous produisons dans l'Hexagone :

- haricots (variétés lingots, flageolets, cocos, haricots rouges) ;
- lentilles (variétés : lentilles vertes (du Puy et du Berry), lentilles blondes (de Saint-Flour), lentilles rosées (lentillons de Champagne) ;
- pois secs ou pois cassés ;
- pois chiches ;
- fèves.

Certaines de ces légumineuses sont protégées en France par des labels de qualité :

- AOC (Appellation d'origine contrôlée) pour la lentille verte du Puy et le coco de Paimpol.
- IGP (Indication géographique protégée) pour le haricot tarbais, la lentille verte du Berry, le lingot du Nord et la mogette de Vendée.

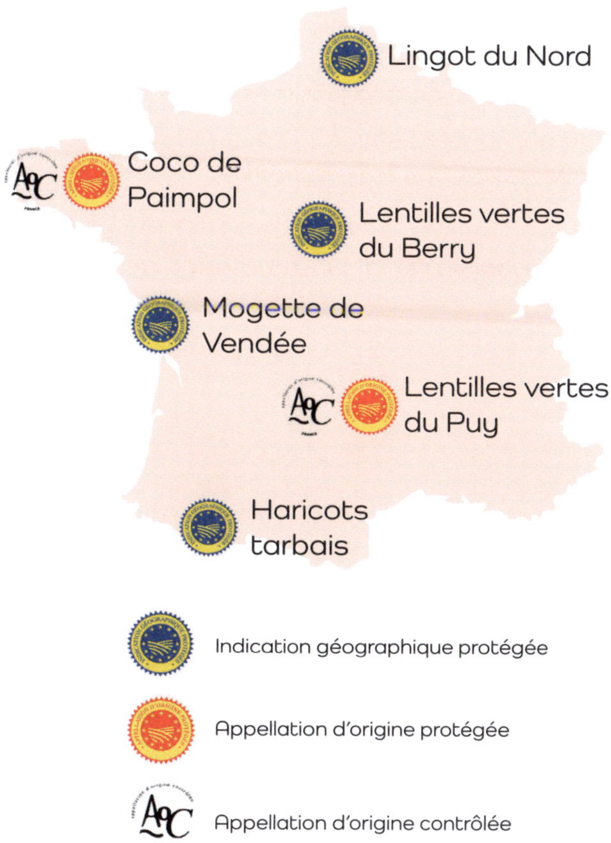

EN PRATIQUE

Comment choisir
les légumineuses

- Les légumineuses devraient être un élément incontournable du panier de courses. Elles sont énergétiques, source de protéines, bonnes pour la santé et la planète et, en plus de tout cela, elles sont très bon marché, même lorsqu'elles sont biologiques. En effet, par opposition à la viande qui peut contenir des parties non comestibles comme les os, un kilo de légumineuses acheté égale un kilo à manger.

- De préférence, choisir celles produites en France ou dans les pays voisins et, quand c'est possible, issues de l'agriculture biologique.

- Si vous n'avez pas l'habitude de manger des légumes secs, augmentez votre consommation lentement, en les consommant d'abord sous une forme plus digeste, par exemple, moulus en farine, fermentés ou germés.

- Introduire plus de légumineuses dans votre assiette ne signifie pas forcément les consommer sous forme brute ou en conserve. De fait, elles peuvent tout à fait servir à créer de nouveaux plats en donnant de la texture et du moelleux à différentes préparations alimentaires (mayonnaises, gâteaux, cakes, mousses, etc.). Repensez la cuisine traditionnelle grâce à ces aliments, en vous affranchissant partiellement des produits dérivés des animaux (crème, beurre, œuf, etc.) qui tiennent une place prépondérante dans notre gastronomie.

- Si vous achetez des légumineuses prêtes à l'emploi, en conserve, préférez celles qui sont naturelles, sans sel ajouté, sans arômes ni conservateurs de type sulfites. Le liquide de conserve des pois chiches, également appelé aquafaba, peut être utilisé comme agent texturant en remplacement des blancs d'œufs. Il est couramment utilisé dans les recettes végétaliennes, par exemple pour cuisiner une mousse au chocolat végane.

- Achetées sèches, les légumineuses se conservent longtemps, sans pourrir ni perdre leurs qualités nutritionnelles. Elles doivent de préférence être conservées dans des bocaux en verre, entreposés dans un endroit propre et sec. Une fois cuites, elles peuvent rester au réfrigérateur pendant quelques jours.

- Vous pouvez aussi les congeler, si vous en avez cuisiné une grande quantité ou si vous voulez avoir des légumes secs cuits à portée de main pour diverses préparations.

- Vous trouverez à la fin du livre quelques idées de recettes à base de légumineuses : ceviche végétal, sablés de pois chiches salés (sans gluten), dips méditerranéens, tartines anglaises aux haricots rouges, ragoût de lentilles, moussaka végétarienne, croquettes de patates douces, dahl de pois cassés, nouilles sauce pistache.

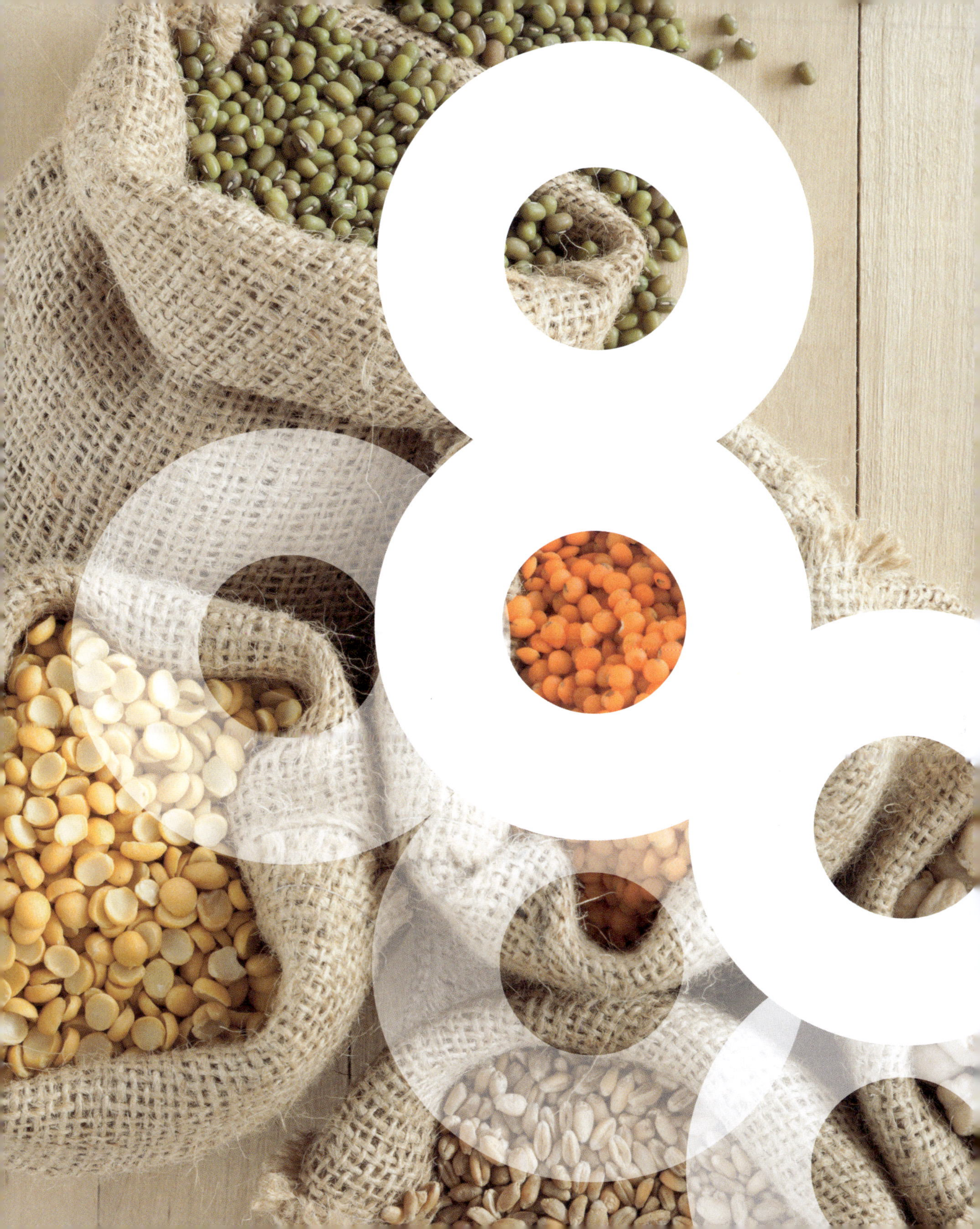

↘ LES FRUITS À COQUE ET GRAINES OLÉAGINEUSES

Les oléagineux correspondent au groupe des végétaux dont on peut extraire de l'huile (*oleum* en latin). Ils renferment peu d'eau et une grande quantité d'acides gras, principalement de type poly-insaturés, représentant une bonne source d'oméga-3. Leur teneur en graisses, qui peut atteindre jusqu'à 60 %, en fait des aliments à haute valeur énergétique. Sur ce point, soyez rassuré, une consommation quotidienne ne vous fera pas prendre de poids. Bien au contraire, elle n'apportera que des bienfaits à votre santé ainsi qu'à la planète.

Dans le groupe des oléagineux, on peut distinguer d'une part les « graines oléagineuses » (graines de tournesol, de lin, de courge, de sésame, de chia) et d'autre part les « fruits à coque » (amandes, noisettes, noix de Grenoble, de cajou, du Brésil, de pécan, de macadamia, de coco, pignons de pin, pistaches). Les arachides, ou cacahuètes, tirent leur origine dans une plante de la famille des légumineuses. Toutefois, en raison de leur profil nutritionnel similaire à celui des noix, elles sont généralement reconnues et classées comme fruits à coque.

Bienfaits

Les oléagineux possèdent non seulement une forte teneur en graisses insaturées, mais aussi une importante teneur en protéines, allant de 10 à 25 g de protéines pour 100 g. Mais à l'instar des légumineuses, ils sont dépourvus de certains acides aminés essentiels comme la lysine, la méthionine et la cystéine. Une association avec des légumineuses et des céréales (de préférence complètes) saura parfaitement combler vos besoins en protéines.

Les oléagineux sont également une source de fibres, d'antioxydants, de vitamines et de minéraux (vitamines E, A, B6, B2, calcium, magnésium, fer, potassium, entre autres). Grâce à leur teneur en graisses insaturées et en phytostérols, ces aliments participent à l'équilibre du taux de cholestérol sanguin, contribuant ainsi à prévenir l'apparition de maladies cardio-vasculaires.

Également riches en antioxydants, ils protégeraient contre l'apparition de cellules cancérigènes. En outre, leur teneur en fibres, en vitamines et en minéraux, ainsi que leurs propriétés anti-inflammatoires, contribuent à prévenir la prise de poids, l'obésité, les maladies respiratoires et les maladies neurodégénératives.

Pour bénéficier de ces bienfaits, une consommation quotidienne d'au moins 30 g par jour est recommandée. Toutefois, à l'heure où nous nous dirigeons vers une alimentation plus végétale, où il est nécessaire de réduire sa consommation de protéines animales, les oléagineux figurant parmi les aliments les plus riches en protéines végétales, avec les légumineuses et les céréales complètes, leur consommation devrait être augmentée.

C'est pourquoi manger au minimum 50 g de graines et de noix par jour, soit l'équivalent de deux portions, serait bénéfique à l'organisme autant qu'à la planète.

Pour savoir à quoi correspond une portion, allez à la p. 178.

« Réveillez » les graines et les noix

Comme les légumineuses, les oléagineux contiennent aussi un inhibiteur d'enzymes, l'acide phytique. Cet acide, naturellement présent et indispensable à la bonne croissance des plantes, se lie à un certain nombre de minéraux ou oligoéléments (fer, zinc, calcium, magnésium). Se forment alors des sels insolubles appelés phytates, qui empêchent la bonne absorption de ces micronutriments par l'organisme.

Pour améliorer l'assimilation des minéraux et oligoéléments par l'organisme, il faut faire disparaître cet inhibiteur en « réveillant » les oléagineux avant de les manger. Comment les activer ?

- **Tremper/ hydrater** : en faisant tremper les oléagineux, on enclenche le processus de germination. Ainsi, leur valeur nutritionnelle va augmenter et leurs minéraux seront plus facilement assimilés. Pensez à faire tremper, au moins 8 heures avant de les consommer, les amandes, les noisettes, les pistaches, le sésame, le lin et la chia. Les graines de chia et de lin forment un gel lorsqu'elles sont hydratées. Ce gel, outre son pouvoir d'activation des graines, peut être utilisé comme agent texturant dans les recettes, en remplacement des œufs ou comme complément. Pour les graines de courges, 3 heures de trempage suffisent. Quant aux noix, le temps de trempage varie entre 2 et 6 heures en fonction de la variété (voir tableau ci-dessous). Une fois les graines et noix trempées, retirez l'eau de trempage (ne la jetez pas, utilisez-la pour arroser les plantes), rincez-les bien à l'eau claire, égouttez-les. Et voilà, elles sont prêtes à manger !

- **Torréfier** : les petites graines, comme celles de courge, de tournesol ou encore de sésame, gagnent à être rapidement toastées, c'est-à-dire grillées à la poêle, à sec et quelques instants seulement. Les torréfier légèrement permet de développer leurs arômes. Mais, attention, veillez à ne pas trop les faire griller, voire noircir, car elles deviendraient nocives du fait de la réaction de Maillard entraînant des composés de glycation avancés (AGE), responsables du vieillissement.
- **Broyer** : le processus de broyage ne permet pas de réduire la teneur en acide phytique des graines et fruits à coque. En revanche, il rend les graisses plus accessibles aux enzymes digestives ce qui améliore l'absorption des acides gras. Pensez à les concasser, à les broyer dans un petit moulin ou à les mixer grossièrement pour les utiliser dans différentes préparations.

OLÉAGINEUX	TEMPS DE TREMPAGE
Noix de macadamia	2 heures
Graines de tournesol	2 heures
Noix de cajou	2 heures à 2 heures 30
Graines de courge	3 heures
Noix du Brésil	3 heures
Noix	4 heures
Noix de pécan	6 heures
Chia	8 heures
Lin	8 heures
Sésame	8 heures
Pistaches	8 heures
Noisettes	8 à 12 heures
Amandes	8 à 12 heures

Les différentes variétés de noix

La France est le premier producteur européen de noix et sa production se concentre essentiellement dans trois zones : Rhône-Alpes, Aquitaine, Midi-Pyrénées. Les variétés cultivées en France sont nombreuses et leur qualité est protégée par deux AOP :

- Noix de Grenoble AOP (Appellation d'origine protégée) et AOC (Appellation d'origine contrôlée).
- Noix du Périgord AOP (Appellation d'origine protégée).

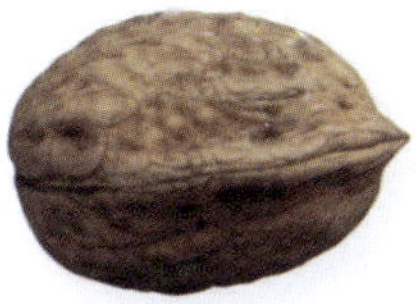

LA FRANQUETTE

Ella a une coque allongée, un cerneau blanc/jaune charnu. Elle est particulièrement croquante et son goût ressemble à celui d'une noisette.

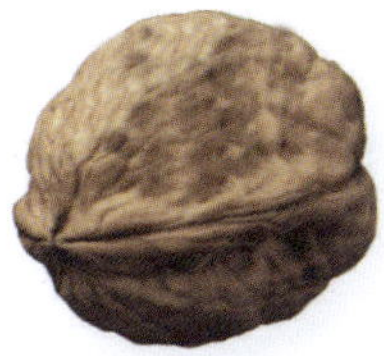

LA MARBOT

Elle est de gros calibre avec une coquille tendre et un cerneau blanc. Son goût rappelle celui de l'amande.

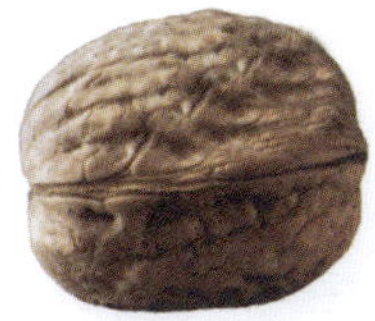

LA GRANDJEAN

Elle a un brou rond. En bouche, une légère amertume se dégage de ce fruit.

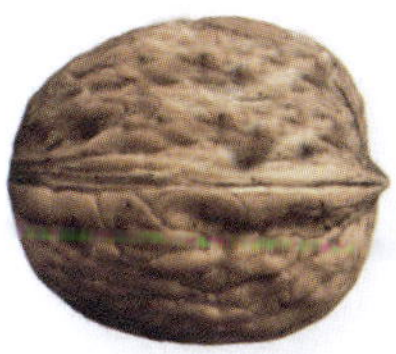

LA CORNE

Elle a une coquille très solide et un cerneau de taille moyenne de teinte claire. Sa saveur douce est légèrement sucrée.

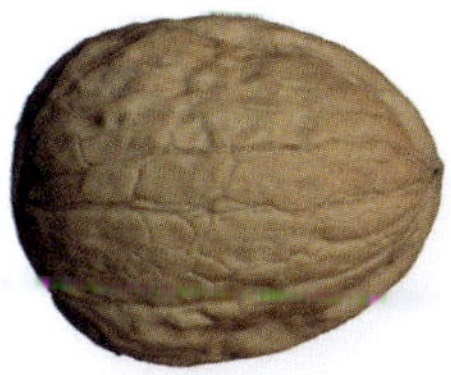

LA PARISIENNE

Elle a une coque arrondie, un cerneau bien blanc et elle est particulièrement croquante. Son goût est très doux.

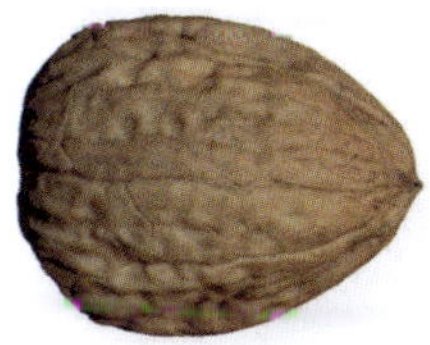

LA MAYETTE

Elle a une coque ronde, est résistante aux maladies et l'arbre est très productif.

Si l'on peut consommer des noix d'origine française, ce n'est pas le cas pour tous les fruits à coque. Même s'il existe une petite production nationale, par exemple, la noisette de Cervione qui bénéficie d'un IGP (Indication géographique protégée), la plupart des oléagineux qu'on trouve en France sont importés d'Espagne, d'Allemagne, des Pays-Bas, d'Italie et de Belgique.

S'il est important de varier les sources d'oléagineux, il faut également privilégier la consommation locale et adapter son alimentation à la région dans laquelle on vit.

Renseignez-vous sur l'origine des oléagineux que vous achetez, et préférez ceux en provenance d'une zone géographique proche de la vôtre et, dans la mesure du possible, issus d'une production biologique.

La conservation

Pour une meilleure conservation, il est préférable de garder les fruits entiers dans leur coque plutôt que décortiqués car, leur teneur en lipides étant importante, ils rancissent facilement. De septembre à novembre, on peut se procurer des fruits frais. Attention, ils sont délicats et nécessitent d'être conservés au réfrigérateur et consommés rapidement. Pour le reste de l'année, il est recommandé de les stocker dans des bocaux en verre dans un endroit frais et sec à température ambiante, de quelques semaines à quelques mois. Si les fruits vous semblent rances, ne les consommez pas. Parfois, des moisissures se développent et rendent les fruits toxiques. Une fois qu'ils sont trempés/hydratés, ils peuvent être conservés au réfrigérateur trois jours environ. Une bonne astuce consiste à faire tremper les oléagineux au fur et à mesure que vous les consommez. Ainsi, laissez tremper vos amandes toute la nuit. Le lendemain, vous pourrez les déguster au petit déjeuner en profitant de tous leurs bienfaits.

Les oléagineux sous différentes formes

Sur le marché, vous trouverez des oléagineux sous différentes formes : frais, séchés, moulus, grillés, réduits en farine, dans des crèmes, des boissons végétales, des purées d'oléagineux (amandes, cacahuètes, sésame, pistaches). Ces alternatives permettent de varier la source des oléagineux, mais aussi la texture et la saveur. Ce large éventail offre également une grande souplesse pour la combinaison avec d'autres aliments, dans des préparations salées ou sucrées.

Quand vous choisissez des noix et des graines, ou même des mélanges emballés, choisissez ceux ne contenant ni sel, ni graisses raffinées, ni extraits ou arômes naturels/artificiels ajoutés. Pour les pâtes à tartiner à base d'oléagineux, privilégiez celles intitulées « purées » et « écrasées » à base d'un seul ingrédient : purée d'amandes, de cacahuètes, de noix de cajou... Ces pâtes à tartiner naturellement grasses n'ont pas besoin d'ajout d'ingrédients ultra-transformés comme les graisses raffinées ou les additifs.

Les oléagineux peuvent être allergènes

Un allergène est une substance qui déclenche ou favorise une allergie, une intolérance ou des réactions du système immunitaire à la suite d'un contact, d'une inhalation ou d'une ingestion.

Selon la législation en vigueur, les ingrédients reconnus comme allergènes, utilisés dans la fabrication d'un produit ou pour la préparation d'une recette, doivent obligatoirement être mentionnés par écrit sur l'étiquette, dans le cas de produits emballés ou à proximité de ceux présentés en vrac ou déjà cuisinés (pour le cas des cantines, des restaurants, des traiteurs, par exemple).

Les oléagineux reconnus comme allergènes qui doivent être signalés sont :

- les arachides et les produits à base d'arachides ;
- les fruits à coque (amandes, noisettes, noix, noix de cajou, pécan, macadamia, du Brésil, du Queensland, pistaches) et les produits à base de ces fruits ;
- les graines de sésame et les produits à base de graines de sésame.

Comment choisir
les fruits à coque et les oléagineux

- Privilégiez les pâtes d'oléagineux ou le beurre d'oléagineux sans sel ajouté.

- Augmentez la consommation d'oléagineux en passant à deux portions par jour : au petit déjeuner, comme collation ou en-cas, dans les desserts, dans les salades, etc.

- Afin d'avoir toujours des noix « activées » à portée de main, faites-en tremper 2 fois par semaine en quantité suffisante pour vous et votre famille.

- Pour augmenter la consommation d'oléagineux, inspirez-vous des recettes orientales. Elles offrent une grande variété dans leurs plats et préparations, que vous pouvez toujours adapter à vos produits locaux.

- Ayez toujours un tahini (pâte de sésame) à portée de main pour réaliser différents types de houmous et varier vos préparations. À la fin du livre, vous trouverez quelques recettes à base de tahini pour vous inspirer : houmous avec des poivrons grillés, baba ganoush ou houmous d'aubergine.

- Les graines et les noix se prêtent bien aux préparations salées et sucrées. À la fin du livre, vous pourrez piocher dans nos recettes avec oléagineux : biscuits apéro chia et avoine, crumble à la purée d'amandes et aux fruits rouges, gâteau aux noix, barre de céréales.

- Le gomasio (condiment composé d'un mélange de sésame grillé et de sel marin) est un excellent moyen de profiter des bienfaits de cette graine tout en vous régalant. Utilisez-le à la place du sel dans les salades, les crudités, les soupes et les potages.

↘ LES CÉRÉALES ET LES TUBERCULES

Quand on utilise le mot « céréales », on a tendance à penser aux céréales du petit déjeuner. C'est oublier que les céréales sont avant tout des plantes à base de grains, qu'il en existe une grande variété (blé, riz, maïs, seigle, orge, sorgho, avoine…) sans compter les pseudo-céréales (sarrasin, quinoa…), et qu'elles ont été la base de l'alimentation de nos grandes civilisations. C'est le cas en Asie avec le riz, en Amérique avec le maïs et en Europe avec le blé. Les céréales sont source d'énergie grâce à leur teneur en glucides (50 % en moyenne), elles possèdent également une teneur non négligeable en protéines (10 % en moyenne), des fibres (solubles et insolubles), des vitamines (vitamines B et E) et des minéraux (fer, magnésium, zinc, potassium, sélénium), mais aussi des antioxydants (acide phytique). Chaque grain de céréale est composé de trois parties : une enveloppe (le son), une amande et un germe. Selon le degré de raffinage qu'il a subi, le grain conserve plus ou moins ses propriétés nutritionnelles : les céréales dites complètes ont conservé leurs trois parties, tandis que celles qui ont été raffinées n'ont gardé que l'amande. Au cours du processus de raffinage, elles ont perdu une grande partie des nutriments contenus dans le son et le germe, d'où l'intérêt de préférer les céréales complètes.

Les céréales complètes

- Les céréales complètes ont un indice glycémique plus faible que leurs homologues raffinées, ce qui permet d'éviter les variations abruptes de glycémie. Elles sont également plus satiétogènes, ce qui limite les fringales et le grignotage.
- En raison de leur teneur en fibres plus élevée (principalement contenues dans le son), de nombreuses études épidémiologiques montrent qu'elles jouent un rôle protecteur en réduisant le risque de développer certaines maladies telles que le diabète, l'obésité, le cholestérol, les maladies cardio-vasculaires et même certains types de cancer (colorectal). Les apports en fibres aujourd'hui sont encore trop faibles (20 g/j en moyenne chez les adultes) par rapport aux recommandations de l'Anses (30 g/j).
- Elles contiennent des antioxydants tels que la vitamine E, l'acide phytique et le sélénium qui protègent également la santé cardio-vasculaire.

Les tubercules

Les tubercules sont des légumes dont on consomme les excroissances souterraines contenant des substances de réserve (glucides principalement). Ces nutriments permettent à la plante de survivre pendant la saison froide et/ou sèche. Les tubercules contiennent des fibres et, selon l'espèce, renferment différentes vitamines (groupe B, A, C), minéraux (potassium, phosphore, magnésium) et antioxydants. En raison de leur teneur en glucides, qui fournissent de l'énergie, ils sont classés aux côtés des céréales, qui jouent le même rôle. Toutefois, les tubercules, de part leur humidité, ont une teneur en protéines légèrement plus faible que les céréales, notamment les complètes.

TUBERCULES	KCAL/100 G	GLUCIDES/100 G	PROTÉINES/100 G
Crosne	50,8	9,11	2,1
Panais	67,8	13,4	1,32
Patate douce	62,8	12,2	1,69
Pomme de terre	93,2	17,2	2,01
Topinambour	81,9	16	1,8

CÉRÉALES	KCAL/100 G	GLUCIDES/100 G	PROTÉINES/100 G
Riz complet	157	32,6	3,38
Pâtes complètes	127	23,4	4,55
Avoine	374	55,7	18,1
Maïs	106	18,4	2,82
Orge	118	24,4	2,42

Concernant le niveau de transformation, les céréales consommées sous forme de grains nature ou en farine, et les tubercules sous forme de légumes, sont notés par Siga 1 et 2, c'est-à-dire qu'il s'agit d'aliments bruts ou peu transformés. Toutefois, en fonction des processus subis ou des marqueurs d'ultra-transformation qui leur ont été ajoutés, ils peuvent être notés par Siga comme étant ultra-transformés

L'index glycémique des aliments

Il est très pertinent de s'intéresser à l'index glycémique (IG) des aliments riches en glucides car, en fonction de cette donnée, un aliment a plus ou moins d'impact sur notre organisme. Qu'est-ce que l'index glycémique ?

Il s'agit d'un indice qui permet de classer les aliments (sur une échelle qui va de 0 à 100) en fonction de leur capacité à élever la glycémie (taux de sucre dans le sang venant des glucides). Plus l'index glycémique est élevé, plus l'aliment entraîne une hausse rapide de la glycémie. Cet indice est unique pour chaque aliment qui contient des glucides. Ainsi, on classe les aliments glucidiques en trois groupes : ceux qui ont un IG bas, un IG modéré ou un IG élevé.

Index glycémique	Classement
< 55	Bas
55 - 70	Modéré
> 70	Élevé

L'index glycémique est très utile car il renseigne sur la qualité d'un glucide. Néanmoins, *la charge glycémique* (CG) complète bien l'index glycémique car elle tient compte de la quantité de glucides dans une portion. Cela permet de relativiser l'IG. Concrètement, des aliments avec un IG élevé consommés en faible quantité peuvent avoir moins d'impact sur l'organisme que des aliments avec un IG bas, mais consommés en grande quantité (CG élevée).

Il est bien connu que les aliments à index glycémique ou à charge glycémique élevés sont susceptibles de perturber la glycémie et que, à long terme, leur forte consommation est associée à une augmentation du risque d'obésité, de diabète de type 2 et de maladies cardio-vasculaires. Afin de ne pas vous embrouiller l'esprit avec trop d'informations et de chiffres, voici les aspects pratiques que vous devez retenir.

Ce qui fait augmenter l'index glycémique

La déstructuration de la matrice de l'aliment

Plus la matrice d'un aliment aura été dégradée par certains procédés de transformation, plus son index glycémique sera élevé, et son potentiel santé diminué. Par exemple, une pomme entière a un IG de 36. Transformée en jus (sans sucre ajouté), son IG passe à 41. Autre exemple, le maïs a un IG de 52. Transformé en flocons, son IG passe à 81. En plus d'avoir perdu leurs nutriments protecteurs, les aliments transformés ayant un index glycémique élevé ont un pouvoir de satiété amoindri, et encouragent la surconsommation. D'où l'intérêt d'éviter les aliments ultra-transformés, ayant subi des procédés de transformations délétères pour leur matrice d'origine.

La cuisson des aliments

Un même aliment voit son index glycémique augmenter après cuisson. En effet, celle-ci modifie la structure des aliments, facilitant ainsi leur assimilation. La hausse de l'IG va dépendre du type et du temps de cuisson. Par exemple, les carottes crues ont un IG de 16 ; si elles sont cuites à la vapeur, cet index passe à 47. Les traitements industriels comme la précuisson élèvent également l'index glycémique d'une céréale. C'est le cas des céréales à cuisson rapide (6 minutes) vendues en supermarché, qui ont un IG de 87. Par conséquent, évitez de faire cuire trop et longtemps les céréales et les tubercules. Regardez toujours le temps de cuisson nécessaire sur les emballages afin de ne pas trop les cuire. Chaque grain peut avoir un temps de cuisson différent. En général, la cuisson de type *al dente* ou croquant est à privilégier pour ce groupe d'aliments.

Ce qui fait baisser l'index glycémique

Les fibres, les protéines et les graisses

La présence de certains nutriments comme les fibres, les protéines et, dans une moindre mesure, les graisses, est connue pour réduire l'index glycémique. Par exemple, les grains entiers et les céréales complètes, avec une teneur plus élevée en fibres et en protéines, présentent un index glycémique inférieur à celui de leurs équivalents raffinés. Aussi, le fait de manger les aliments à IG élevé non pas de façon isolée (en dehors de repas), mais dans le cadre de bonnes associations alimentaires (fibres, protéines, lipides), au cours d'un repas, peut faire baisser leur index glycémique. Par exemple, mangez des pommes de terre au four à IG élevé (95), accompagnées de pois chiches, d'une salade verte et d'un filet d'huile d'olive. Les fibres et protéines des pois chiches et de la salade ainsi que les graisses de l'huile vont ralentir l'absorption des glucides des pommes de terre et faire baisser leur index glycémique.

Manger froid Le fait de laisser refroidir l'amidon contenu dans les glucides crée une résistance à la digestion qui se traduit par une absorption plus lente et un index glycémique plus faible. Ainsi, les pommes de terre cuites à la vapeur ont un IG de 88. Une fois froides pour être mangées en salade, leur IG passe à 58. Pensez à consommer les aliments à index glycémique élevé moins chauds, plutôt tièdes ou même froids, en salades. Si, en plus, vous ajoutez une touche d'acidité comme du jus de citron ou du vinaigre, c'est encore mieux. En effet, l'acidité ralentit la digestion de l'amidon en permettant de baisser la glycémie.

Un tableau (p. 316) avec l'IG des principaux aliments est disponible à la fin du livre.

Les farines

La farine est obtenue par un processus simple de broyage des grains de céréales. Il existe six types différents de farine de blé en France. Pour les distinguer, elles sont classées en fonction de leur taux de cendres (T), c'est-à-dire de matières minérales provenant principalement du son. Ainsi, plus le numéro suivant le T est bas, plus la farine est raffinée et blanche. Inversement, plus le chiffre est élevé (T110), plus la farine sera complète.

TYPE DE FARINE	TAUX DE CENDRE	UTILISATION
T45	< 0,5 %	Pâtisserie, viennoiserie, crêpes
T55	0,5 à 0,6 %	Baguette, pâte à tarte, pizza
T65	0,6 à 0,7 %	Pain de campagne, pizza
T80	0,75 à 0,9 %	Pain spécial, bis
T110	1 à 1,2 %	Pain complet
T150	> 1,4 %	Pain au son, intégral

La farine de blé est la plus connue et la plus utilisée en France. Toutefois, un marché proposant des farines issues d'autres céréales, avec et sans gluten, commence à émerger, associées à de nombreuses recettes.

TYPE DE FARINE	CARACTÉRISTIQUES	UTILISATION
Farine de seigle	De couleur grise, elle est très riche en fibres et en fer. On la classe de la même façon que la farine de blé grâce à l'indice « T », en fonction de son degré de raffinage (de T70 à T170).	Pains, pains d'épices, biscuits, crêpes.
Farine d'épeautre	Elle a une teneur élevée en sels minéraux (magnésium en particulier).	Pains, biscuits, gâteaux, pâtes à tartes.
Farine de petit épeautre	Aussi appelée engrain, le petit épeautre est très intéressant car il ne contient pas trop de gluten. Il apporte du goût et du magnésium.	Pains, gaufres, biscuits, pâtes à tartes, pâtes à pizzas.
Farine de sarrasin	Aussi appelée farine de blé noir, elle ne contient pas de gluten et présente une couleur grise.	Crêpes, galettes, pains, pâtes à tartes, gateaux, biscuits, cakes salés.
Farine de riz	Très utilisée dans la cuisine asiatique (nouilles, rouleaux de printemps), elle ne contient pas de gluten. Elle s'associe parfaitement avec toutes les autres farines.	Pâtes à tartes, cakes, gâteaux, sauce béchamel.
Farine de châtaigne	Elle ne contient pas de gluten. De couleur beige, elle apporte du goût aux préparations.	Cakes, gâteaux, sauces.
Farine de maïs	Elle ne contient pas de gluten mais de la zéine, protéine propre au maïs. De couleur jaune pâle, on s'en sert en particulier dans les plats de type mexicain, ou pour la polenta.	Tortillas type mexicain, gâteaux, pains.

ATTENTION La fécule de maïs ou de pomme de terre n'est pas une farine. Elle n'est pas obtenue par broyage des céréales. En réalité, la fécule correspond à l'amidon présent dans le végétal. Il s'agit d'un ingrédient issu du cracking et qui a perdu sa matrice d'origine, donc un ingrédient considéré comme ultra-transformé.

Les faux amis

Les céréales du petit déjeuner

Les céréales pour le petit déjeuner, principalement proposées aux enfants, contiennent un excès de sucres ajoutés par rapport à la quantité recommandée. Par ailleurs, ces sucres sont souvent ultra-transformés, à l'image du sirop de glucose, du sirop de glucose-fructose, de la maltodextrine, qui tous sont des sucres à index glycémique élevé. En outre, pour obtenir leurs formes typiques (carrés, étoiles, anneaux, petites boules), les céréales ont subi une cuisson de la pâte à très haute température (200 °C) suivie de processus d'extrusion ou de soufflage. Ces procédés rendent le contenu en amidon des céréales beaucoup plus assimilable par l'organisme, ce qui fait que le sucre est libéré rapidement dans le sang, favorisant l'obésité et le diabète de type 2. Résultat : les céréales du petit déjeuner sont des aliments avec un index glycémique très élevé, peu rassasiants et favorisant la surconsommation. Autrement dit, des bombes de sucre. En plus de tout cela, elles peuvent contenir des extraits, des arômes, des colorants et autres marqueurs d'ultra-transformation… Vous l'avez compris, ce sont des aliments ultra-transformés. Toutefois, si vous êtes féru des céréales au petit déjeuner, des bonnes alternatives existent. Essayez les mueslis et granolas bien formulés, avec de vrais ingrédients. Si vous ne voulez pas prendre de risque, vous pouvez toujours les fabriquer vous-même. Par ailleurs, les pétales d'avoine nature sont une bonne alternative pour se faire plaisir.

Les pâtes colorées et assaisonnées

Promesses d'innovation, étiquetées comme « saines », les pâtes colorées et assaisonnées prennent de plus en plus de place dans les rayons des supermarchés : pâtes aux épinards, tricolores, aux légumes… En réalité, la plupart d'entre elles ne contiennent que des arômes et des colorants, et pas un seul légume. Les pâtes sèches ne doivent comporter qu'un seul ingrédient : la semoule de blé dur, dans le cas des pâtes au blé. Vérifiez toujours la liste des ingrédients pour vous assurer que le légume promis est bien présent et que vous n'y trouverez pas de marqueurs d'ultra-transformation tels que des extraits, des arômes naturels ou synthétiques, et des colorants. Le cas échéant, préférez des pâtes nature que vous accompagnerez de légumes entiers.

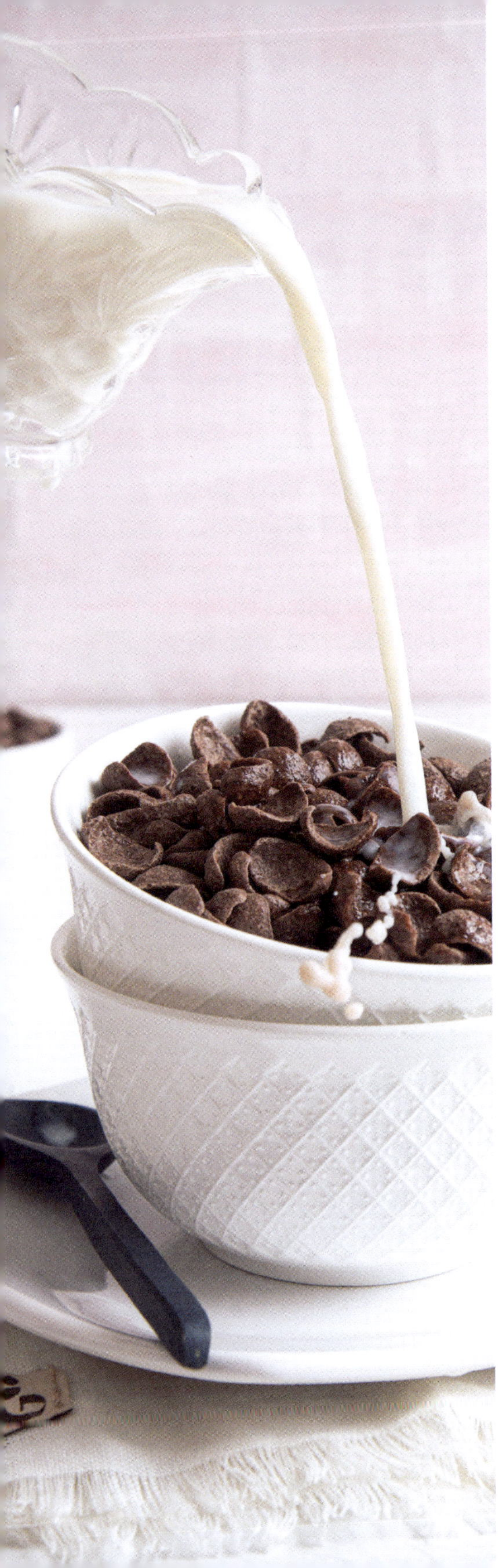

◢ Les noodles instantanées

Évitez les *noodles* (nouilles chinoises) instantanées et les spaghetti de konjac, notamment à cause de la présence d'amidons transformés, d'épaississants, d'exhausteurs de goût mais aussi de leur haute teneur en sel et gras saturé. Préférez les *noodles* nature et assaisonnez-les vous-même à la maison. Les pâtes à base de riz se font assez rapidement. Par rapport aux plats instantanés, vous aurez un résultat supérieur en qualité sans perdre beaucoup plus de temps.

◢ Les versions sans gluten

Méfiez-vous des versions sans gluten (surtout au rayon des pâtes sèches et des biscuits). Elles contiennent souvent des agents émulsifiants ajoutés, dont certains sont des marqueurs d'ultra-transformation. Si vous cherchez des alternatives sans gluten, préférez celles à base de riz, de maïs, de sarrasin… et faites attention à la liste des ingrédients.

◢ Les céréales pour la ligne « light »

Elles promettent de garder la ligne mais, en réalité, elles subissent les mêmes transformations que les céréales pour petit déjeuner décrites plus haut. Ce sont pour la plupart des aliments ultra-transformés, avec des fibres purifiées ajoutées, des vitamines et des minéraux de synthèse, des édulcorants qui donnent du goût sans ajouter de calories, des extraits et des arômes pour être plus appétissantes ; autant de marqueurs d'ultra-transformation qui, au lieu de maintenir la forme, ne font que favoriser la prise de poids. Méfiez-vous de ces produits et de leur promesse miracle. Privilégiez les vrais aliments.

◢ Les galettes de riz et autres céréales soufflées

Comme expliqué ci-dessus, les céréales qui ont subi un processus de soufflage ou d'extraction ont une matrice céréalière détériorée, rendant l'amidon plus facilement assimilable et générant des pics glycémiques. Ces pseudo-biscuits, souvent recommandés dans les régimes amaigrissants ou sans gluten, sont en fait des bombes de sucre. Privilégiez plutôt les biscuits avec des recettes simples et de vrais ingrédients.

◢ Les céréales déjà cuisinées et assaisonnées

S'il peut sembler plus rapide et plus simple d'acheter des céréales déjà cuisinées et assaisonnées, cela peut être contre-productif pour la santé. En effet, elles peuvent contenir des extraits et des arômes ajoutés. Pour cela, une bonne solution est de regarder la liste des ingrédients. Une autre astuce est se méfier des céréales ou mélanges de céréales déjà cuisinés et assaisonnés, accompagnés d'une dénomination du type « à l'Indienne », « à l'Italienne », « à la Chinoise », « à la Méditerranéenne » ou encore « aux épices ». Préférez les versions nature avec 100 % de céréales peu transformées. Privilégiez aussi les versions complètes qui conservent une enveloppe protectrice végétale et sont plus intéressantes du point de vue nutritionnel.

◢ Pommes de terre précuites pour le four

Avec une proposition « plus saine » que la friture, des versions à préparer au four sont proposées sous différentes formes : allumettes, noisettes, rissolées, à l'ancienne, dauphines, à la provençale, etc. Le problème est que la plupart sont accompagnées d'un enrobage contenant de nombreux marqueurs d'ultra-transformation tels que des graisses raffinées, des amidons modifiés, des arômes, des sucres type dextrose, épaississants, y compris des additifs évalués à risque pour la santé (E450 – diphosphate), à éviter. Les frites doivent être consommées occasionnellement. De préférence, elles seront faites à la maison, avec une huile désodorisée qui résiste mieux à la chaleur que les huiles vierges, sans dépasser une température de 200 °C. Toutefois, si vous souhaitez acheter des frites précuites, préférez celles fabriquées avec de l'huile désodorisée, à base de graisse de canard ou de bœuf. Des alternatives existent que vous pourrez trouver dans l'application Siga.

EN PRATIQUE

Comment choisir
les céréales

Une consommation élevée de céréales complètes, si l'on n'est pas habitué, peut entraîner des problèmes de ballonnements (fermentation des fibres non digérées et production de gaz) ou de diarrhée (accélération du transit) dus aux fibres que contiennent les grains entiers. Pour éviter ces désagréments, avancez crescendo sans trop en demander aux intestins. Commencez par incorporer des aliments semi-complets, afin de donner aux bactéries intestinales le temps de s'habituer, puis ajoutez progressivement des aliments complets jusqu'à ce que le microbiote soit totalement adapté.

Pour les céréales complètes, quand c'est possible, préférez celles issues de l'agriculture biologique. En effet, les céréales complètes sont plus exposées aux pesticides qui se concentrent dans l'enveloppe des grains.
Les céréales complètes contiennent de l'acide phytique (anti-nutriment) qui bloque l'absorption des minéraux indispensables (zinc, fer) par l'intestin grêle. Différentes méthodes peuvent être combinées afin d'éliminer ces anti-nutriments : le trempage, la germination, la cuisson ou encore la fermentation des grains.

Faites attention à la qualité de la cuisson (type et durée) pour ce groupe d'aliments (céréales et tubercules) : pousser trop loin la cuisson peut augmenter leur index glycémique, tandis que la cuisson au grill, le rôtissage, la friture, peuvent générer des acrylamides (substances avérées cancérigène). Préférez les modes de cuisson doux, en veillant à ne pas trop les cuire.

Pour le choix des pâtes, privilégiez celles au blé complet (ou d'une autre céréale), qui renferment naturellement plus d'éléments nutritifs, dont des fibres alimentaires. Les pâtes aux œufs ont un IG plus bas et un contenu plus riche en protéines. Mangez les pâtes cuites *al dente*, la gélatinisation de l'amidon est moindre et l'IG est plus bas, et encore davantage si elles sont associées à des légumes.

Pour le choix du pain, privilégiez ceux fabriqués à base de farines complètes plutôt que raffinées (ils sont d'une meilleure qualité nutritionnelle) ainsi qu'à base de levain. En effet, le levain réduit l'index glycémique des aliments mais aussi l'acide phytique contenu dans les céréales complètes. Sachez également que le pain aux céréales a un IG plus bas que le pain complet. Variez donc toujours les sources en changeant de pains et de farines. Méfiez-vous des pains emballés vendus au supermarché, type pains de mie. La plupart d'entre eux contiennent des ingrédients ultra-transformés comme des graisses raffinées, des arômes, des agents de texture et du sucre caché sous le nom de dextrose, par exemple. Regardez bien l'étiquette et la composition pour privilégier ceux élaborés avec de vrais ingrédients.

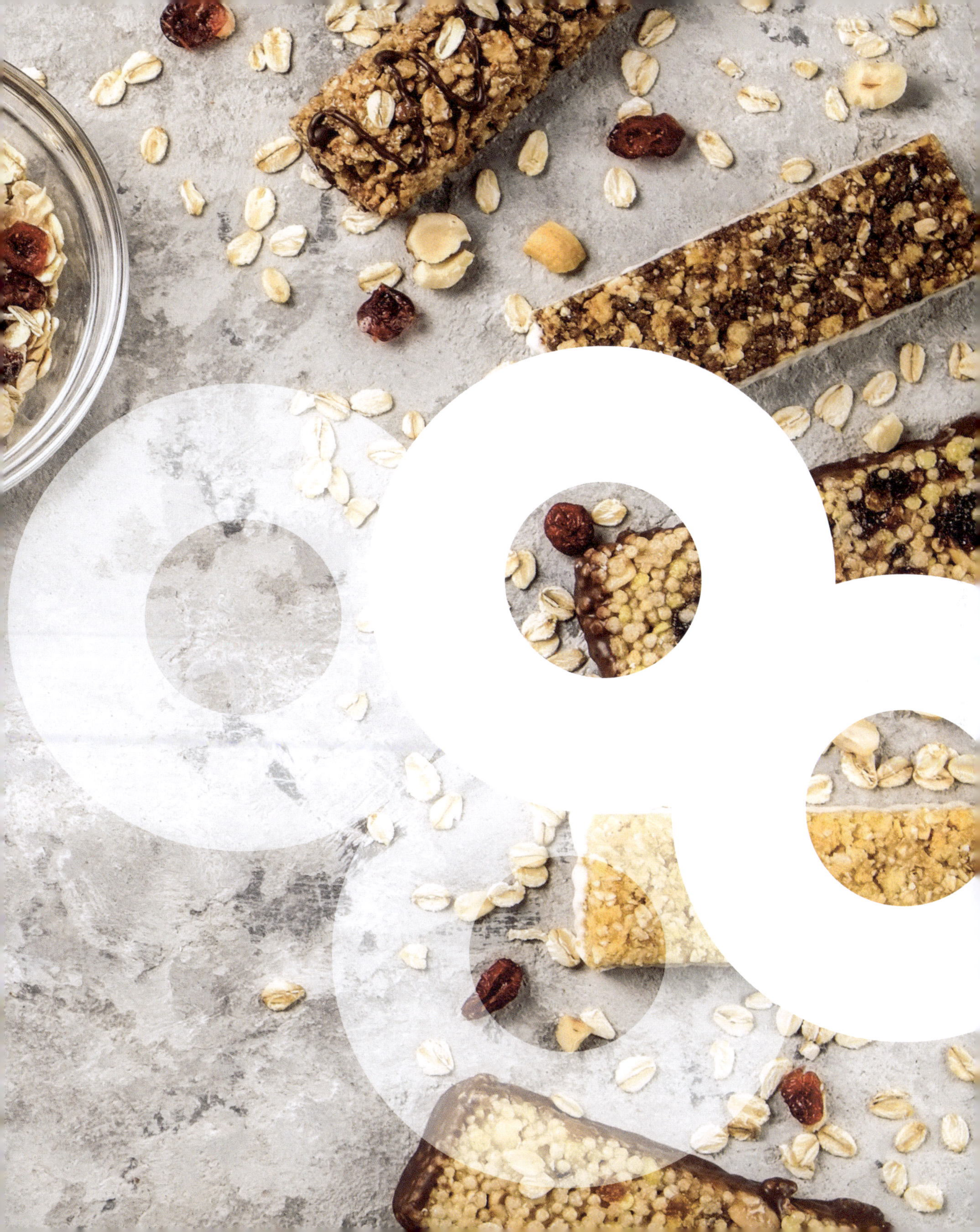

↘ VIANDE, POISSON, ŒUF (VPO)

La viande, aimée par certains et détestée par d'autres ! Quelle que soit votre position, vous trouverez ici des conseils qui, si vous êtes mangeur de viande, vous aideront à faire de meilleurs choix ou, si vous n'en mangez pas, vous aideront à sensibiliser votre entourage à une consommation plus responsable.

D'un point de vue nutritionnel, la viande rouge est un aliment riche en protéines de haute qualité (avec tous les acides aminés essentiels). Elle fournit des graisses saturées (40 %), des graisses mono-insaturées (42 %) et des graisses poly-insaturées (18 %). Elle contient également une quantité non négligeable de fer héminique et de zinc, et apporte de la vitamine B12 (absente dans le règne végétal). Tous ces nutriments sont nécessaires au bon fonctionnement de l'organisme, à condition de suivre la fréquence et les quantités recommandées.

La viande

Limitez la consommation de viande rouge :

- Pas plus de 1 repas par semaine avec de la viande rouge (alternez bœuf, porc, agneau, veau et charcuterie).
- Au cours de 3 repas dans la semaine, variez entre volaille, poisson gras, maigre et œuf.

La viande, outre ses atouts nutritionnels, fait partie de nombreux plats traditionnels français. Néanmoins, il est urgent de réduire sa consommation pour la santé et la planète, comme on l'a vu dans la première partie (chapitre 2 - Manger végétal). Différentes raisons permettent d'expliquer les effets délétères de la viande et ses sous-produits sur la santé (augmentation du risque de cancer, notamment colorectal). De plus, la forte consommation de viande et de ses sous-produits (84,5 kg/pers./an en France), a un coût environnemental très élevé. Et si elle est associée aux systèmes d'élevage intensif, elle devient un aliment peu respectueux d'un point de vue environnemental (émissions de gaz à effet de serre, consommation et pollution d'eau, déforestation, transport...). Bonne nouvelle ! Si vous êtes amateur de viande et de plats à base de viande, il n'est pas nécessaire d'éliminer complètement sa consommation. Vous pouvez désormais être un consommateur responsable, simplement en mangeant une quantité moindre et en faisant de meilleurs choix. Vous l'avez bien compris, ce qu'il faut, c'est privilégier la qualité sur la quantité, pour vous et pour la planète !

◢ Faites des choix responsables

Pour l'instant, il n'existe malheureusement pas d'étiquetage obligatoire (sauf pour les œufs) indiquant le système d'élevage de l'animal. Cependant, pour faire un meilleur choix et accéder à une viande de meilleure qualité, vous pouvez être guidé par la présence de labels. Certains labels et mentions fournissent des informations sur les conditions de vie des animaux, leur origine et leur alimentation.

LOGO/LABEL	GARANTIE
Agriculture Biologique	Ce label garantit que le mode de production est respectueux de l'environnement et du bien-être animal. Il interdit l'utilisation de produits chimiques de synthèse, des OGM et limite l'emploi d'intrants. Les animaux ont accès au plein air tout ou partie de leur vie.
Label Rouge	Il désigne des produits qui, par leurs conditions de production ou de fabrication, sont d'une qualité supérieure par rapport aux autres produits de la catégorie.
Appellation d'origine contrôlée (AOC)	Ce logo désigne un produit dont toutes les étapes de fabrication sont réalisées selon un savoir-faire reconnu dans une même zone géographique, et qui donne ses caractéristiques au produit.
Viandes de France	Décliné par espèce, ce label indique l'origine géographique des viandes mais il ne contient aucun critère relatif à la qualité ou au respect du bien-être animal au-delà de la réglementation minimale.
Bleu Blanc Cœur	Ce logo garantit que l'alimentation des animaux a été enrichies en oméga-3 tout en respectant leur santé et l'environnement.

Pour la viande de porc

En France, environ 95 % des cochons sont élevés dans des systèmes intensifs. Donc, pour choisir la viande de porc ou la charcuterie qui provient d'animaux élevés dans de bonnes conditions, vous devez chercher les labels Bio, Label Rouge, mais aussi les mentions « élevé en liberté » ou « en plein air » ou encore « porc sur paille ». Le label Bleu Blanc Cœur garanti une qualité supérieure au niveau nutritionnel. À savoir, le label VPF (Viande de porc française) apporte uniquement une garantie sur l'origine géographique. Bien qu'il ne renseigne pas forcément sur le mode d'élevage, il vous permettra de choisir un produit « local ».

Pour la viande bovine et ovine

L'accès au pâturage est essentiel pour les bovins : d'une part, il leur permet d'exprimer leurs comportements naturels (brouter, explorer, se dépenser), d'autre part, la viande de bœuf élevé à l'herbe contient globalement moins de graisses (25-50 %), que celle issue de l'élevage intensif. Au moment de choisir, vérifiez que la viande provient bien d'une « race à viande » (charolaise, limousine, etc.) et non d'une vache laitière réformée.

Pour les agneaux, vérifiez qu'ils ont été élevés en plein air et qu'ils ont eu accès au pâturage. Vous pouvez opter pour les labels Bio et Rouge qui garantissent cela. Lorsque vous choisissez une viande de veau, vérifiez sa couleur. Elle ne doit pas être blanche car cela signifie que l'animal n'a pas été nourri correctement et qu'il était anémié. La couleur doit être rosée, presque rouge, signe d'un animal en bonne santé. Le label Bleu Blanc Cœur apporte des informations concernant la qualité de l'alimentation de l'animal.

Les types de cuisson selon la viande

Ce tableau vous guidera parmi les différents morceaux de viande en fonction du type de cuisson souhaité.

CUISSON	MORCEAUX DE VIANDE
À mijoter	Collier, basses-côtes, faux-filet, flanchet, plat de côtes, tendron, milieu de poitrine, poitrine, paleron, macreuse à pot-au-feu.
À rôtir	Côtes et entrecôtes, filet, rumsteck, rond de gîte, tende de tranche, gîte à la noix, tranche, jarret arrière, macreuse à bifteck.

CUISSON	MORCEAUX DE VIANDE
À griller	Côte et entrecôte, filet, rumsteck, rond de gîte, tende de tranche, araignée, tranche, jarret arrière, aiguillette baronne, onglet, hampe, bavette d'aloyau, bavette de flanchet, macreuse à bifteck, jumeau à bifteck, jumeau à pot-au-feu.
À braiser	Rond de gîte, gîte à la noix, poitrine, paleron, macreuse à pot-au-feu.
À poêler	Aiguillette baronne.

*Si vous souhaitez en savoir plus sur les types de cuisson décrits ci-dessus, n'hésitez pas à consulter le dictionnaire culinaire sur notre site siga.care

Pour la volaille De toutes les volailles, le poulet est le plus consommé. Au moment de choisir, qu'il s'agisse d'un poulet entier ou simplement de morceaux, cherchez la mention « plein air ». En effet, les poulets plein air et bio contiennent jusqu'à 50 % de matières grasses en moins que ceux issus d'élevages intensifs. Ainsi, ils perdent moins d'eau à la cuisson et ont davantage de goût. Les labels qui garantissent cette qualité pour les poulets, les canards, les dindes, les pintades, les oies, les cailles sont le label Bio et le Label Rouge. En outre, pour les volailles, vous pouvez également vous laisser guider par les termes « fermier » et « en liberté » qui garantissent l'élevage de plein air. Pour avoir la mention « fermier », une volaille doit être labellisée Bleu Blanc Cœur, Bio, Label Rouge ou AOC (Appellation d'origine contrôlée).

Pour le lapin En France, il n'existe malheureusement pas de législation minimale spécifique pour le bien-être des lapins. Et 99 % d'entre eux sont élevés de manière intensive. Même
si la production est peu représentative (1 %), cherchez les labels Bleu Blanc Cœur, Bio et Label Rouge qui garantissent de meilleures conditions d'élevage et la qualité de la viande. Si vous achetez auprès de petits producteurs, vous pouvez également vous informer sur les conditions d'élevage.

Viandes transformées

Pour la charcuterie

La charcuterie est très consommée en France, avec une offre variée et associée aux produits du terroir. Problème : pour réduire la teneur en sel (utilisé pour la conservation) de ces produits, une partie de celui-ci est remplacée par des ingrédients ultra-transformés tels que les sels nitrités : E249 – nitrite de potassium, E250 – nitrite de sodium, E251 – nitrate de sodium et E252 – nitrate de potassium, ou par du dextrose (sucre caché). Ces ingrédients, en plus de leur rôle conservateur, améliorent la couleur (plus rose) et donnent son goût caractéristique au produit. C'est pourquoi ils sont largement utilisés par la filière charcutière. Les produits certifiés par les labels officiels de qualité, dont le bio, n'y échappent pas. Le problème est que ces nitrites peuvent donner naissance dans le tube digestif à des nitrosamines, soupçonnées d'être des composants cancérogènes. Aussi les autorités sanitaires comme l'OMS (Organisation mondiale de la santé), l'Anses (Agence nationale de sécurité sanitaire de l'alimentation), le CIRC (Centre international de recherche sur le cancer) et la Ligue contre le cancer recommandent-elles de limiter leur consommation.

Les nitrites sont aussi présents dans les légumes. Rassurez-vous, ils ne sont pas néfastes dans ce cas car ils interagissent favorablement avec d'autres composants des légumes, principalement des antioxydants. Le problème se pose uniquement lorsque les nitrites sont ajoutés à des produits.

Alors, comment les éviter ?

- Lisez attentivement la liste des ingrédients sur les étiquettes et évitez les conservateurs type sels nitrités et dextrose.
- Pour un jambon cru, vous pouvez compter sur l'appellation « Parme », la seule, pour l'instant, à interdire dans son cahier des charges l'ajout d'additifs de conservation.
- La mention « sans conservateur » est utile pour le jambon cru, garantissant l'absence de marqueurs d'ultra-transformation. En revanche, elle n'est pas utile pour le jambon cuit ou d'autres salaisons qui peuvent avoir comme substituts au sel du dextrose et des arômes.
- La charcuterie qui a une couleur légèrement grise ou brune ne contient pas de colorants ni de sels nitrités. C'est un bon signe mais, attention, elle se conserve moins longtemps. Vérifiez toujours la date de péremption en la consommant aussitôt que possible.

- Vous trouverez de plus en plus d'alternatives « sans nitrites ajoutés », généralement préparées avec du bouillon de légumes concentré, qui fournit des nitrites naturels, sans additifs de conservation.
- Si vous êtes amenés à consommer de la charcuterie dont vous ne savez pas si elle contient des nitrites, par exemple, chez des amis, dans un bar ou un restaurant, veillez à l'accompagner d'aliments riches en antioxydants (vitamines A, C et E) comme le brocoli, l'ail, le chou rouge, l'oignon, le poivron, les agrumes, les carottes, le raisin, afin d'atténuer l'effet des nitrites sur l'organisme.
- N'hésitez pas, cherchez des alternatives médaillées or sans nitrites dans l'application Siga. En complément, cherchez aussi les labels Bleu Blanc Cœur, Bio et Label Rouge qui garantissent de meilleures conditions d'élevage et une viande de qualité.

La saucisse, le saucisson, le chorizo, la chipolata, la merguez, le boudin, ont leurs spécificités, mais tous sont composés par une ou plusieurs viandes hachées, généralement du porc (ou du sang pour le boudin). Ils sont ensuite assaisonnés de différentes façons, suivant des traditions locales, régionales ou nationales, mis dans un boyau naturel ou artificiel, puis étuvé et/ou séché et/ou fumé. Il vous faut surtout regarder la composition de ces produits, en privilégiant ceux qui mentionnent la viande en tête de liste des ingrédients et dont le pourcentage est le plus élevé possible. Évitez ceux qui contiennent dans leurs ingrédients des marqueurs d'ultra-transformation comme les amidons, le lactose, les extraits et les arômes, les conservateurs comme les nitrites et les nitrates, le dextrose, les antioxydants (comme le E316 – érythorbate de sodium) et même le sirop de glucose. Souvenez-vous que ceux qui sont bio et certifiés avec les labels officiels de qualité AOC, AOP et IGP ne sont pas épargnés par l'ultra-transformation. Néanmoins, parmi eux, vous aurez plus de chance de trouver de bons produits élaborés avec de vrais ingrédients. Pour être sûr, vérifiez toujours l'étiquette.

Autres produits carnés

Steak haché et hamburger

Par définition, un steak haché correspond à la viande de bœuf hachée ayant une teneur en protéines de 15 % et en sel ajouté de 1 % au maximum. Sa teneur en matières grasses peut varier entre 5 et 20 %. Il ne faut pas confondre le steak haché pour les préparations de viandes hachées vendues sous diverses appellations telles que « hamburger », « extra moelleux » ou « boulettes de viande ». En effet, ces produits contiennent rarement plus de 51 % de viande ce qui est le minimum légal. Les 49 % restants correspondent généralement à des ingrédients ultra-transformés, de type texturants, isolats de protéines, fibres ajoutées, conservateurs, colorants et arômes pour compenser le manque de matières premières de qualité. Préférez de vrais steaks hachés « 100 % bœuf ». S'ils sont Bleu Blanc Cœur, Bio et/ou Label Rouge, c'est encore mieux.

Terrine et pâté

Ils tirent leur nom de leur mode de cuisson « historique ». Les terrines sont faites à partir d'un mélange de viande ou poisson haché (porc, lapin, oie, poisson, fruits de mer, etc.). Elles sont cuites au four dans un plat creux, généralement en terre, qu'on appelle aussi terrine. Le pâté, quant à lui, désigne un mélange cuit et haché de viandes et d'abats, comme le foie. Il est cuit dans une pâte qui l'enveloppe. Ces deux préparations se ressemblent et peuvent être confondues, mais chacune a sa spécificité et diffère selon la région et le terroir. Ce type de produit est consommé pour son côté gourmand, sans compter les innombrables recettes de spécialités traditionnelles qui sont proposées. Au moment de choisir votre terrine ou votre pâté, assurez-vous qu'il soit composé principalement de viande ou d'abats et d'éléments d'assaisonnement, en évitant ceux qui contiennent des marqueurs d'ultra-transformation tels que les sels nitrités et le dextrose pour la conservation, les gélatines, les amidons ou encore les extraits et les arômes. Choisissez autant que possible ceux qui portent le Label Rouge indiquant une qualité supérieure. Pour le pâté, vous pouvez vous appuyer sur les mentions « à l'ancienne », « traditionnel », « supérieur », régies par le Code des usages de la charcuterie. Un produit de qualité supérieure contient plus d'ingrédients nobles (par exemple, le pâté de foie supérieur contient 30 % de foie en plus) et moins d'additifs. Un pâté supérieur sera « traditionnel » si seuls le lait, les œufs ou le sang sont utilisés comme liants et s'il ne contient pas de colorant (seul le caramel est toléré en surface). Pour être « à l'ancienne », le produit devra, en plus, être fabriqué à partir de viandes réfrigérées. Ainsi, si vous cherchez un pâté de campagne, choisissez un « pâté de campagne supérieur » élaboré sans gélifiants, sans polyphosphates, sans exhausteurs de goût, indépendamment de la recette qui peut varier en fonction de la région.

◢ Zoom sur les alternatives végétales

Sans aucun doute, les galettes et boulettes végétales sont pratiques, faciles et rapides à préparer. Elles sont un excellent moyen de dépannage si l'on n'a rien prévu pour le repas. Elles présentent différentes formes et goûts. Combinant légumes variés et légumineuses, elles prennent de plus en plus de place dans les rayons des supermarchés. Avec une tendance générale à la végétalisation de l'assiette, une problématique apparaît : comment remplacer la viande et les produits laitiers tout en couvrant ses besoins en protéines et en respectant ses convictions écologiques ? Pour vous aider dans cette transition de régime alimentaire, ces boulettes et ces faux steaks apparaissent comme les candidats idéaux. Mais sont-ils vraiment une alternative saine et durable ? Pour connaître la réponse, il faut bien regarder la liste des ingrédients car tous ne se valent pas !

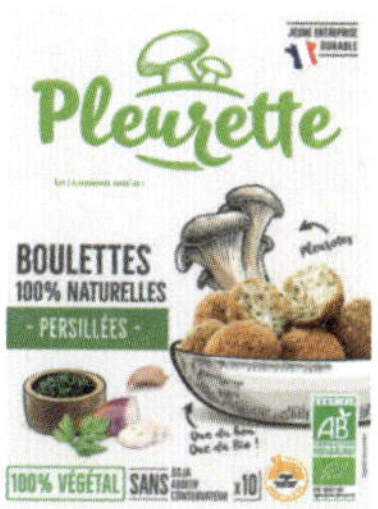

Substitut de viande

Listes des ingrédients :

Pleurotes, échalotes, chapelure de maïs (maïs, sel), huile d'olive vierge extra, farine de pois chiches, persil, ail, sel marin, poivre noir

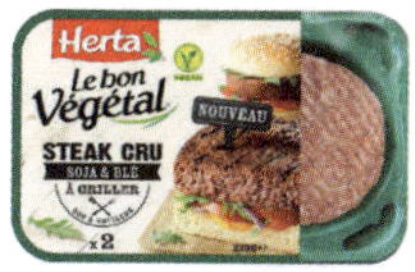

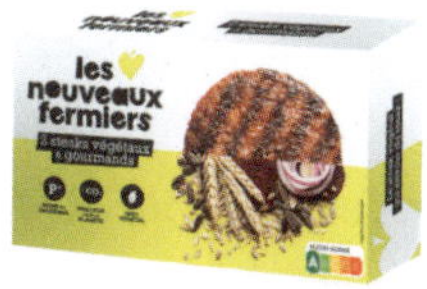

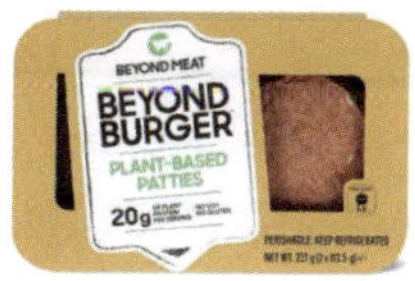

Scannez-moi sur l'app Siga pour plus d'informations

Pour faire des galettes ou des boulettes végétales, il faut trois éléments de base : un ingrédient riche en protéines végétales (des légumineuses), des céréales, et de quoi donner du goût. Les VRAIES galettes et boulettes végétales ne contiennent que des ingrédients simples donc des légumineuses (en purée, en farine ou en chapelure simple), des légumes et des céréales (entières ou farine) et éventuellement des herbes aromatiques ou d'autres matières peu transformées (sel, épices, huiles non raffinées). Leur forme peut faire penser à celle d'un steak. Mais, contrairement à la viande, elles ne contiennent pas de protéines texturées. Lisez attentivement la liste des ingrédients tout en restant vigilant aux marqueurs d'ultra-transformation fréquemment utilisés comme :

- **les graisses raffinées** : privilégiez les produits qui renferment des huiles vierges extra ou bien des huiles « désodorisées » ;
- **les agents de texture (comme le E461 – méthylcellulose) et la fécule de tubercules (pomme de terre et manioc)** : privilégiez les farines de céréales ou de légumineuses ;
- **les extraits et les arômes** : privilégiez les épices et autres ingrédients dans leur entièreté.

Autrement dit, privilégiez les galettes végétales simples et non celles qui ont un aspect analogue à la viande. Évitez les arômes, les « extraits de » et les « protéines » isolées. Allez vers des produits avec des céréales, légumes et épices véritables. Les galettes végétales authentiques peuvent vous aider à remplacer la viande en cas de transition vers une alimentation plus végétale.

La viande et le barbecue

Dès qu'il fait beau en été, le barbecue est incontournable pour la cuisson des viandes, mais il faut savoir rester vigilant. En effet, les modes de cuisson à haute température (friture, cuisson sur le gril, barbecue, etc.) peuvent être très « violents » pour les aliments et entraîner la formation en surface de composés chimiques (tels que les hydrocarbures aromatiques polycycliques [HAP] et les acides aminés hétérocycliques [HCA] dont certains sont cancérigènes à long terme). Néanmoins, d'après l'Agence nationale de sécurité sanitaire de l'alimentation (Anses), l'ensemble des données scientifiques actuellement disponibles montrent que le risque de surexposition alimentaire à des composés chimiques du fait de l'utilisation de barbecue est limité. Cependant, il est préférable de ne pas abuser de ce type de cuisson et de prendre certaines précautions.

- Pour éviter que les flammes n'entrent en contact direct avec les aliments, réglez la hauteur de cuisson : les aliments doivent être cuits à la chaleur des braises, jamais au contact direct des flammes.
- Ne dépassez pas une température de 220 °C. Pour cela, placez la grille à 10 cm des braises au moins, ou optez pour un modèle de barbecue vertical.

- Évitez la chute de graisse dans les flammes : cela peut les augmenter et provoquer des fumées qui, au contact des aliments, peuvent former des composés chimiques (HAP). Couvrez le foyer d'un tapis de cendres et ôtez le gras visible des viandes.
- Évitez de piquer la viande pour la retourner. Utilisez plutôt des pinces ou une spatule. En plus d'empêcher que le jus ne s'écoule et ne provoque une flamme, vous conserverez toute la saveur et l'humidité de la viande.
- N'utilisez que du charbon de bois épuré (> 85 % de carbone ou de catégorie A), moins toxique que les autres combustibles à barbecue.
- Faites cuire la viande lentement et à feu moyen pour éviter de la carboniser. Si c'est le cas, retirez les parties carbonisées et pensez à la faire mariner avant de la cuire sur les braises.

Comment choisir les viandes

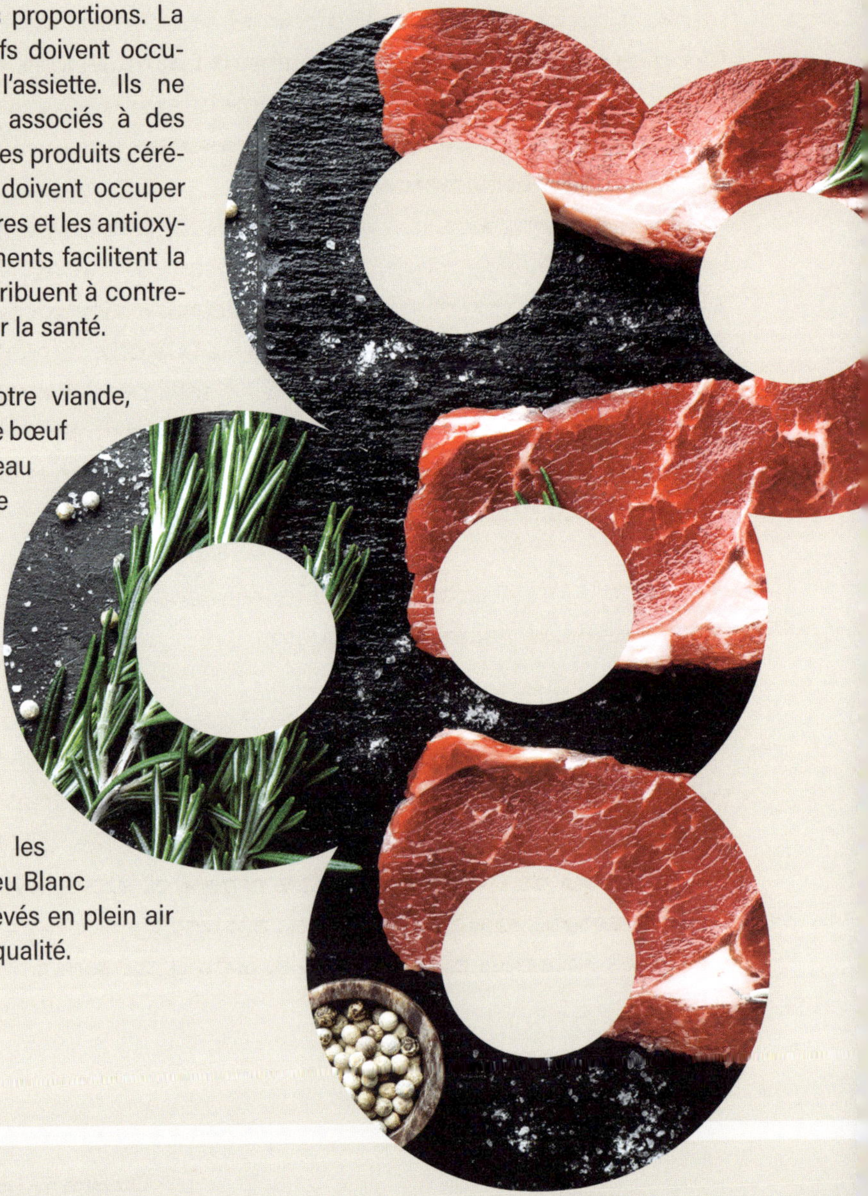

● Gardez en tête les bonnes proportions. La viande, le poisson ou les œufs doivent occuper maximum un quart de l'assiette. Ils ne se mangent pas seuls mais associés à des légumes, des légumineuses, des produits céréaliers ou des tubercules qui doivent occuper les trois quarts restant. Les fibres et les antioxydants contenus dans ces aliments facilitent la digestion de la viande et contribuent à contrecarrer tout effet indésirable sur la santé.

● Au moment de choisir votre viande, faites attention à sa couleur. Le bœuf doit être rouge et brillant, le veau rosé et brillant. La viande de porc doit être rose et nacrée et la viande d'agneau rose vif et brillante. Une couleur verte est mauvais signe : la viande ne doit pas être consommée. Une bonne viande n'est ni collante, ni sèche, mais toujours tendre.

● Globalement, privilégiez les filières Bio, Label Rouge et Bleu Blanc Cœur, garantes d'animaux élevés en plein air et d'une viande de meilleure qualité.

Le poisson

Le poisson et les fruits de mer sont beaucoup consommés par les Français, avec environ 34 kg par personne par an, un taux supérieur à la consommation mondiale (20,3 kg) et européenne (24,3 kg). Les poissons préférés des Français sont le cabillaud, le saumon, le colin, le lieu jaune, le bar (loup). Le poisson fournit des acides gras essentiels, les oméga-3, mais il contient aussi des protéines et des vitamines liposolubles (vitamines A, D, E). Il est riche en minéraux essentiels au bon fonctionnement de l'organisme : fer, iode et sélénium. Dans l'ensemble, poissons et fruits de mer sont des aliments très nutritifs. D'un point de vue nutritionnel, leur consommation doit être encouragée. Mais, d'un point de vue environnemental et durable, la vigilance est de mise.

◢ Quelles sont les précautions à prendre ?

Exposition au méthylmercure

La consommation de poisson constitue pour l'homme la principale source d'exposition alimentaire au méthylmercure. À haute dose, le méthylmercure est toxique pour le système nerveux central, en particulier durant le développement *in utero* et la petite enfance. En France, les autorités sanitaires (Anses) estiment que les doses journalières de méthylmercure tolérées par l'OMS ne sont pas dépassées avec deux portions de poisson par semaine. Cependant, il est prudent d'appliquer un principe de précaution à la population la plus sensible, c'est-à-dire les femmes enceintes, allaitantes et les enfants de moins de 3 ans.

Poissons à éviter

requin, lamproie, espadon, marlin (proche de l'espadon) et siki (variété de requin).

Poissons à limiter

Il est conseillé de limiter la consommation de baudroie ou lotte, loup de l'Atlantique, bonite, anguille et civelle, empereur, hoplostète orange ou hoplostète de Méditerranée, grenadier, flétan de l'Atlantique, cardine, mulet, brochet, palomète, capelan de Méditerranée, pailona commun, raie, grande sébaste, voilier de l'Atlantique, sabre argent et sabre noir , dorade, pageot, escolier noir ou stromaté, rouvet, escolier serpent, esturgeon, thon, à 150 g par semaine pour les femmes enceintes et allaitantes et à 60 g par semaine pour les enfants de moins de 3 ans.

Mode d’élevage

Le poisson sauvage, libre de ses déplacements, peut passer par certaines zones très polluées, sans que le consommateur sache ce qu’il a enduré. De leur côté, les conditions de production des poissons d’élevage ne sont pas toujours respectueuses de l’environnement ni des animaux élevés, sans compter les antibiotiques utilisés et le fait que ce type d’élevage n’est pas adapté à toutes les espèces. Comment s’y retrouver ? La première chose à faire est de privilégier une consommation de poisson local, sauvage ou d’élevage. L’aquaculture française et européenne est soumise à des réglementations strictes et plus contrôlées qu’ailleurs. Des alternatives d’AMAP (Associations pour le maintien d’une agriculture paysanne) de poissons existent, et mettent en relation les pêcheurs avec le consommateur. Renseignez-vous autour de chez vous. Pour les poissons sauvages, assurez-vous que les conditions de pêche évitent la surpêche et respectent les cycles de reproduction. À cette fin, vous pouvez vous fier au label MSC (*Marine Stewardship Council*) qui garantit que le poisson est issu d’une pêche durable. Pour les poissons d’élevage, il est nécessaire d’avoir la garantie que les conditions d’eau et d’espace lors de l’élevage, l’alimentation et les traitements reçus correspondent à la réglementation. Vous pouvez vous fier aux labels de l’agriculture biologique et au Label Rouge, dont le cahier des charges est exigeant sur ces différents points.

CALENDRIER DES POISSONS ET FRUITS DE MER

PRINTEMPS	ÉTÉ	AUTOMNE	HIVER
Araignée	Crevette	Bar	Chinchard
Bigorneau	Gambas	Barbue	Colin
Bulot	Homard	Congre	Coquille Saint-Jacques
Cabillaud	Maquereau	Églefin	Huitre
Congre	Merlu	Merlan	Lieu
Coquille Saint-Jacques	Moule	Sardine	Lotte
Crevette	Saint-pierre	Seiche	Moule de Bouchot
Langouste	Turbot		Praire
Langoustine			
Maquereau			
Merlan			
Tacaud			
Tourteau			

◢ Pour aller plus loin

Vous pouvez pousser les précautions de consommation durable en vous informant par exemple sur les espèces menacées. Rédigées par l'Institut français de recherche pour l'exploitation de la mer (Ifremer), les listes des principaux poissons à privilégier et de ceux à limiter ont pour objectif d'éviter la surpêche et le non-respect des temps de reproduction qui compromettent la biodiversité marine. Vous pouvez également vous renseigner sur le mode de pêche. Ainsi, les chaluts de fond, drague et filet dérivant sont à éviter car, en endommageant les fonds marins, ils ont un impact négatif sur l'écosystème. En revanche, les pièges, la pêche à la ligne et les casiers sont à privilégier.

Acheter du poisson sous quelle forme ?

Frais, surgelé ou en conserve, vous avez le choix.

Pour choisir un poisson vraiment frais et bénéficier de tous ses bienfaits, il y a quatre points à surveiller :

1. **L'odeur :** elle doit évoquer la mer, les algues et un peu l'iode. Si vous sentez l'ammoniaque, c'est mauvais signe.
2. **L'aspect :** le poisson doit être humide et protégé par un film léger et transparent. Ses yeux doivent être bien bombés, clairs et brillants. Si les yeux sont sombres et opaques, ou couverts de sang, c'est mauvais signe.
3. **Les branchies :** soulevez les ouïes pour voir la couleur des branchies. Celles-ci doivent être rouge clair ou rose et être encore humides. Si elles apparaissent visqueuses, ou avec des taches, c'est mauvais signe.
4. **La chair :** elle doit être ferme et élastique au toucher. Si l'on appuie légèrement dessus, elle doit retrouver aussitôt sa forme initiale. Si l'empreinte de doigt subsiste, il y a peu de chances que le poisson soit encore frais.

Pour les crevettes et les langoustines : leur carapace doit être humide et luisante, rose ou orange-rouge, d'une couleur vive, brillante et sans taches.

Pour les coquillages : leur carapace ne doit pas être abîmée. Les moules et les huîtres doivent être fermes. En cas de doute, ajoutez une goutte de citron ou de vinaigre sur les huîtres ; elles doivent se rétracter.

La surgélation du poisson et des fruits de mer se fait généralement directement sur le navire. Cela permet de préserver leurs propriétés organoleptiques et nutritionnelles. Veillez à ne pas les conserver plus de six mois au congélateur, car les acides gras oméga-3 commenceront à se dégrader. Pour préserver au maximum leurs nutriments, privilégiez les cuissons douces comme la vapeur, l'étouffée ou la papillote.

Pour les options en conserve, rassurez-vous, les poissons gardent bien leurs propriétés et les pertes en nutriments sont minimes par rapport au poisson frais. En outre, cette option vous permet de consommer du poisson même si vous n'êtes pas près de la mer. Privilégiez les poissons et fruits de mer d'origine plutôt locale. Préférez-les nature ou à l'huile vierge voire au citron ou au piment d'Espelette. Évitez les conserves avec sauces (à la catalane, à la mexicaine, moutarde...) qui contiennent des amidons transformés, des arômes et des épaississants, marqueurs d'ultra-transformation. Pour les poissons conservés dans des matières grasses, veillez à la qualité de l'huile en privilégiant les vierges extra. Ces produits sont déjà salés, donc nul besoin d'en ajouter.

Le poisson fumé résulte d'un procédé simple. La méthode traditionnelle est surtout utilisée pour les poissons gras comme le saumon, la truite, le hareng. Privilégiez ceux « fumés au bois » qui garantit un processus traditionnel par rapport à « fumé » qui sous-entend un arôme fumé ajouté. Quand c'est possible, privilégiez le bio, la plupart des poissons fumés résultant de l'élevage. Soyez toujours attentif à la liste des ingrédients, et méfiez-vous des produits réduits en sel ou marinés. Faites attention à ceux qui contiennent des colorants, des sucres cachés comme le sirop de glucose, des graisses raffinées ou encore des extraits et des arômes.

Pour les plats préparés à base de poisson, évitez les galettes prêtes à poêler type « préparation à base de », « haché de », « galette à poêler », « boudins de ». Dans la plupart des cas, il s'agit d'aliments ultra-transformés. De même, évitez les boîtes de sushis industrielles avec des préparations complexes (type california, oignons frits, crème de thon, au fromage). Préférez des sushis simples : saumon, avocat, et favorisez les brochettes poisson cru/poivron, le tartare simple, composés de vrais ingrédients. Pour les autres produits de la mer, évitez les cocktails de crevettes déjà préparés, les aliments présentés en sauce ou en marinade (crevettes, calmars, poulpes) ou garnis comme les coquilles Saint-Jacques. Ils contiennent souvent des ingrédients ultra-transformés. Préférez les versions nature que vous assaisonnerez vous-même avec de vrais ingrédients.

Le poisson pané : aliment très apprécié des enfants, c'est souvent la seule façon pour eux de manger du poisson. L'industrie l'a bien compris en proposant des formes et des emballages attrayants pour eux. En pratique, ces produits peuvent être une bonne alternative pour augmenter la consommation de poisson. D'ailleurs, il existe de très bonnes formules (médaille d'or Siga) qui sont recommandées. Mais, malheureusement, elles restent rares. La plupart de ces produits contiennent dans leur panure des ingrédients que nous ne voulons pas consommer et encore moins donner aux enfants : graisses raffinées, amidons modifiés, protéines laitières isolées, sucre type dextrose, additifs en masse pour texturer, agglutiner, conserver, colorer, donner du goût, de la couleur et de l'arôme. Cherchez les produits contenant un pourcentage plus élevé de poisson et prêtez une attention particulière au contenu de la panure, en évitant tout ingrédient qui ne vous est pas familier. En cas de doute, l'application Siga est là pour vous guider à faire un meilleur choix.

Les faux amis

Le surimi La première chose que vous devez savoir sur ce produit est qu'il n'est pas fabriqué à partir de crabe comme vous pourriez le penser mais à partir de chair de poisson à laquelle ont été ajoutés ingrédients et additifs pour lui donner la saveur et la couleur du crabe. Pour être appelé « surimi », le produit doit contenir au moins 30 % de chair de poisson. Les produits contenant une quantité moindre se nomment « bâtonnets de poisson », « rouleau de »... En général, un surimi contient entre 30 et 45 % maximum de chair de poisson. Qu'y a-t-il dans les 55 % restants ? De l'eau, de l'huile (rarement vierge), de la farine et/ou le plus souvent de l'amidon, du blanc d'œuf puis un cocktail d'ingrédients ultra-transformés qui ne sont en fait que des additifs cosmétiques pour stabiliser, donner la texture, la couleur orange et l'arôme du crabe. Vous l'avez compris, le surimi est un aliment ultra-transformé. Si vous voulez en consommer occasionnellement, préférez les véritables « surimis » qui possèdent une plus grande quantité de chair de poisson que les bâtonnets.

Le tarama Le tarama est une spécialité de la cuisine méditerranéenne qui doit sa couleur rose à la présence d'œufs de mulet ou de morue. Or, la plupart du tarama produit en France est fabriqué à partir d'œufs de cabillaud, qui sont blancs. C'est pourquoi des colorants sont ajoutés pour lui donner sa couleur rose caractéristique. Le plus utilisé est le E120 – rouge cochenille. Les autorités recommandent d'en limiter la consommation : des études ont montré un risque d'allergies respiratoires et alimentaires. Il favoriserait aussi l'hyperactivité chez les enfants. Souvent, le premier ingrédient du tarama n'est pas les œufs de poisson mais l'huile raffinée. Pour être appelé « tarama », le produit doit contenir 20 % d'œufs de poisson. Le reste de la recette est généralement composé d'agents texturants, de sucres type dextrose ou maltodextrines et d'autres marqueurs d'ultra-transformation, dont des additifs de conservation évalués à risque pour la santé tels que le E202 – sorbate de potassium ou le E211 – benzoate de sodium. Si vous voulez en consommer occasionnellement, lors d'un apéritif par exemple, préférez les taramas élaborés avec des huiles non raffinées, colorés avec des jus de betterave et contenant des algues, et évitez les additifs évalués à risque pour la santé.

Bien que le poisson et les fruits de mer fournissent des nutriments bénéfiques à la santé, que leur consommation participe à la prévention des maladies chroniques (maladies cardio-vasculaires), et que vous puissiez prendre des précautions pour une consommation durable, une à deux portions maximum par semaine sont suffisantes pour protéger à la fois votre santé et la planète. Par ailleurs, varier les espèces consommées en alternant poissons gras et maigres, et en respectant la saisonnalité, permet d'apporter à l'organisme les nutriments dont il a besoin, sans mettre en danger la biodiversité marine.

Les poissons gras sont les poissons « bleus » comme le maquereau, le hareng, la sardine, le saumon ou le thon.
Les poissons maigres sont les poissons « blancs » comme le cabillaud, le lieu, le merlan, la limande, la sole.

EN PRATIQUE

Comment choisir
les poissons

- Une consommation d'une à deux portions par semaine est la recommandation à suivre pour bénéficier des bienfaits du poisson tout en évitant la surpêche. Pensez à alterner poisson gras et poisson maigre, et à ne pas consommer toujours les mêmes espèces.

- Choisissez une pêche durable (logo MSC et se renseigner sur les listes de poissons recommandés), locale (près des côtes françaises) et, si vous pouvez vous le permettre, les labels Bio et Label Rouge pour les poissons d'élevage. Pour varier les plaisirs, allez à la découverte des espèces locales moins connues.

- Les poissons gras comme le saumon, lorsqu'ils sont frais, sont à consommer froids de préférence, en tartare ou en carpaccio, ou légèrement cuits à la vapeur, en évitant de les griller. Ces préparations préservent mieux les acides gras essentiels, sensibles à la chaleur.

- Évitez le poisson et les fruits de mer déjà cuisinés, prêts à l'emploi. Ils sont généralement accompagnés de condiments et de sauces qui peuvent contenir des ingrédients ultra-transformés tels que des graisses raffinées, des extraits et des arômes, des amidons, différents agents texturants et des conservateurs évalués à risque pour la santé tels que E223 — disulfite de sodium ou E220 — anhydride sulfureux.

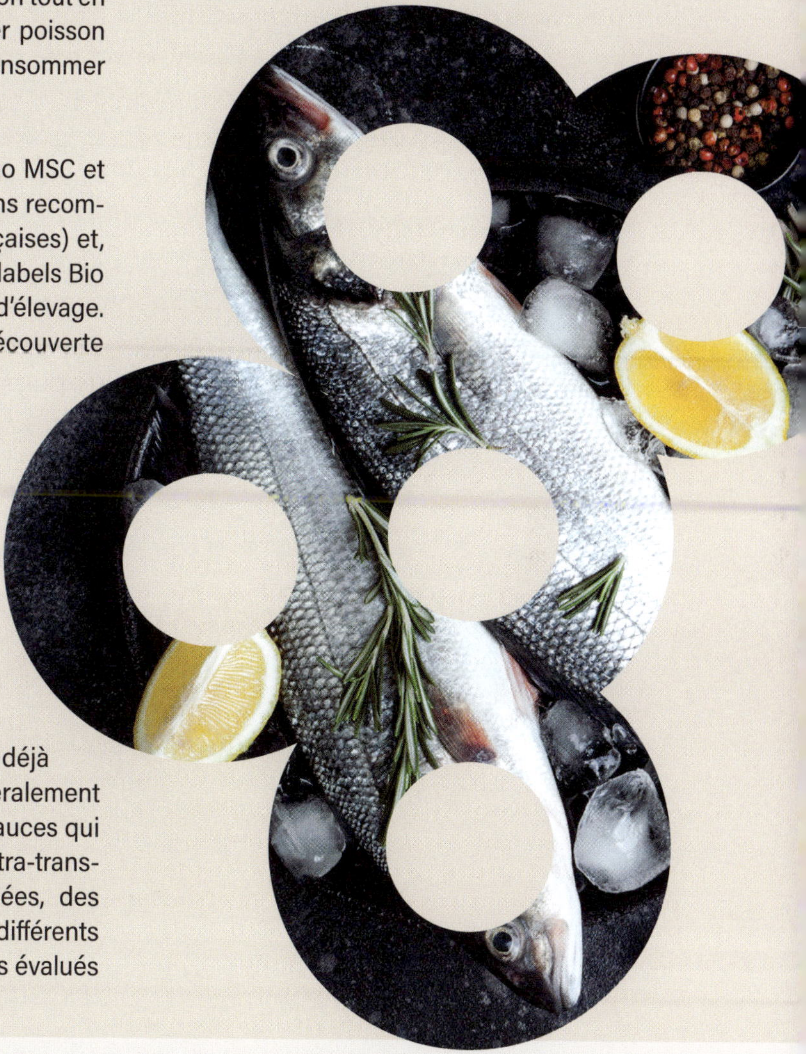

Les œufs

Toujours bien apprécié, consommé seul ou en préparation, l'œuf est l'un des aliments incontournables des Français. Selon une enquête[1], 99 % des Français consomment des œufs, dont 57 % plusieurs fois par semaine. Mais tous les œufs se valent-ils ? La qualité de l'œuf, le type d'élevage de la poule sont des critères incontournables pour un choix éclairé. Dans le cadre d'une évolution vers une alimentation plus végétale, la réduction des aliments d'origine animale étant nécessaire, nous devons faire preuve de sobriété, en faisant primer la qualité sur la quantité.

Sur le plan nutritionnel, l'œuf est un aliment très complet, riche en protéines de haute qualité qui contiennent tous les acides aminés essentiels (ceux ne pouvant être synthétisés par l'organisme). Il fournit également des acides gras saturés, du cholestérol et des graisses poly-insaturées essentielles comme les oméga-3, il contient des vitamines A, D, E, des vitamines du groupe B (B2, B5, B9, B12) ainsi que des minéraux comme le phosphore, le fer, le sélénium, le zinc et le potassium. Les œufs sont également une source d'antioxydants comme les caroténoïdes et la choline, substance essentielle pour le fonctionnement du cerveau et du foie. En somme, vous l'avez compris, c'est un aliment qui apporte de nombreux nutriments bénéfiques pour la santé. Contrairement à l'idée reçue selon laquelle les œufs augmentent le taux de cholestérol, des études récentes montrent qu'il existe peu de liens entre la consommation d'œufs et le développement des maladies cardio-vasculaires. Cela ne signifie pas pour autant qu'il faille en abuser. En réalité, comme dans tout, c'est une question d'équilibre.

Sachant qu'il s'agit d'un aliment d'origine animale, une consommation modérée, à savoir 2 œufs une à deux fois par semaine, protégera à la fois votre santé et la planète.

1. Enquête CSA pour le Comité national pour la promotion de l'œuf (CNPO), menée du 29 avril au 10 mai 2021 auprès d'un échantillon national représentatif de 1 007 Français âgés de 18 ans et plus.

Pour bien choisir les œufs, vous pouvez vous baser sur trois critères de choix :

1. La catégorie

Il existe deux catégories : A et B mais, en tant que consommateur, vous n'avez accès qu'à la catégorie A.

- **Catégorie A** : œufs frais (à moins de 28 jours après la ponte) ; œufs extra frais (à moins de 9 jours après la ponte).
- **Catégorie B** : œufs destinés à l'industrie agro-alimentaire (œufs conservés, coquille fêlée).

2. Le calibre

Il donne une information sur le poids des œufs et doit être présent sur l'emballage.

- XL : plus de 73 g (très gros œuf).
- L : 63 à 72 g (gros œuf).
- M : 53 à 62 g (calibre moyen).
- S : moins de 53 g (petit œuf, souvent moins cher).

3. L'élevage

Les œufs portent une inscription sur la coquille, un code composé de chiffres et de lettres, qui donne des informations sur le type d'élevage, le pays d'origine et la traçabilité du producteur. Cette information est obligatoire et doit être présente, même sur les œufs vendus non emballés.

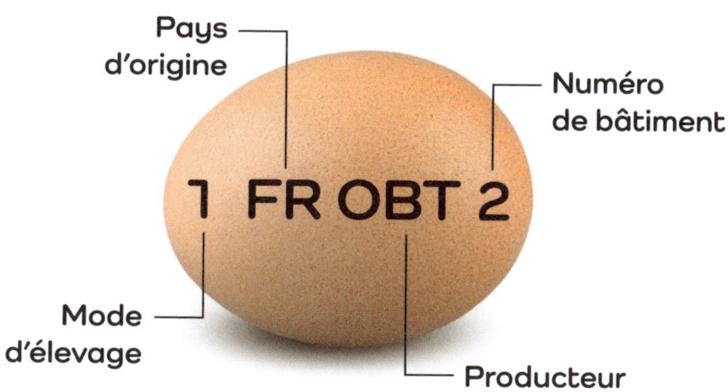

Le premier chiffre correspond au mode d'élevage de la poule. Il s'échelonne entre 0 et 4, chacun correspondant à un système d'élevage différent.

CHIFFRE SUR L'ŒUF	TYPE D'ŒUF	CONDITION D'ÉLEVAGE
0	Bio	Œufs de poules élevées en plein air (au moins 2,5 m² de terrain extérieur par poule) et nourries avec une alimentation biologique.
1	Plein air	Œufs de poules élevées en plein air (au moins 2,5 m² de terrain extérieur par poule).
2	Au sol	Œufs de poules élevées au sol (élevage intensif en intérieur mais sans cage, 9 poules/m² maximum).
3	De batterie	Œufs de poules élevées en cage ou en batterie (18 poules/m²).

Les lettres qui suivent le mode d'élevage correspondent au pays d'origine des œufs.

- FR : France
- ES : Espagne
- BE : Belgique
- CH : Suisse

Enfin, les dernières lettres et chiffres correspondent aux informations du producteur pour la traçabilité des œufs.

Comment choisir les œufs

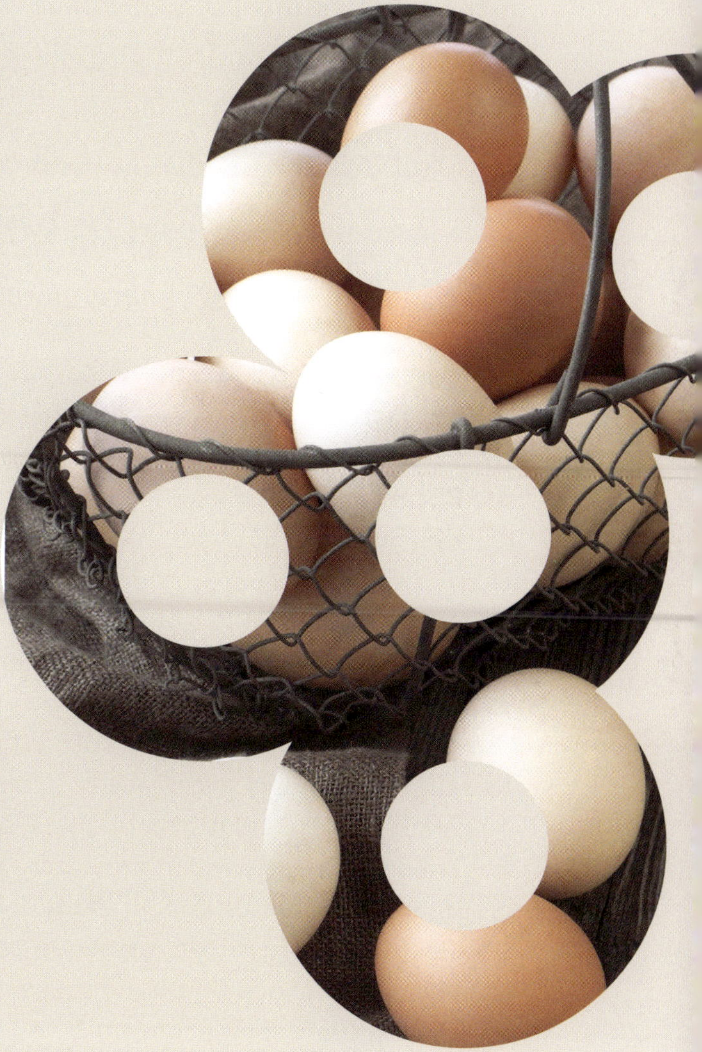

- Privilégiez les œufs fermiers bios dans l'idéal, d'origine française et de préférence issus de la filière Bleu Blanc Cœur qui garantit une bonne teneur en oméga-3.

- Faites attention à certaines mentions sur les étiquettes qui peuvent tromper sur la qualité. Par exemple : œufs de ferme, œufs datés, œufs de basse-cour.

- L'astuce pour savoir si un œuf est encore frais est de le plonger dans un bol d'eau. S'il flotte, ne le mangez surtout pas ; s'il reste au fond, il est encore frais ; si la pointe va vers le haut, consommez-le rapidement.

- Pour des préparations avec des œufs crus ou mi-crus, préférez ceux qui ont la mention « extra frais » et datent de moins de 9 jours.

- Les œufs de classe B, utilisés par l'industrie alimentaire, proviennent généralement de poules élevées en batterie. Au magasin, lors de l'achat de produits à base d'œufs (pâtes aux œufs, desserts à base d'œufs, mayonnaise, meringues, etc.), préférez ceux issus de l'agriculture biologique qui n'utilise pas d'œufs de ce type.

↘ LES PRODUITS LAITIERS

Pendant trop longtemps, on nous a fait croire qu'ils étaient indispensables à une alimentation équilibrée. En réalité, vous pouvez tout à fait les ignorer et ce, sans risques pour votre santé. Les produits laitiers sont une option et non une obligation.

Certes, ils sont très intéressants d'un point de vue nutritionnel, car ils apportent des nutriments indispensables au bon fonctionnement de l'organisme : les protéines, le calcium, la vitamine D, le phosphore, entre autres. La bonne nouvelle est que vous pouvez trouver ces mêmes nutriments ailleurs, à condition de varier votre alimentation.

Rappelez-vous que si vous consommez des produits laitiers, c'est parce que vous les tolérez bien et que vous les aimez, et non parce qu'on vous les a imposés.

Une histoire de lactose et lactase

Les produits laitiers sont très souvent mal tolérés. En effet, ils contiennent du lactose, seul sucre d'origine animale. Il est composé de deux molécules, le galactose et le glucose, et sa digestion nécessite la présence d'une enzyme appelée lactase. Cette enzyme est présente en grande quantité chez le nouveau-né, mais elle diminue avec le temps. C'est ce faible taux de lactase à l'âge adulte, très variable selon les individus, qui peut entraîner un inconfort intestinal et le développement d'une intolérance au lactose. Celle-ci se manifeste à travers les symptômes suivants : ballonnements, gaz, douleurs abdominales ou encore épisodes de diarrhées. Il arrive aussi que certains produits laitiers soient mieux tolérés que d'autres. Cela est dû au fait que tous ne contiennent pas la même quantité de lactose. Le lait, souvent le plus mal toléré, en contient le plus ; le yaourt et certains fromages à pâte molle en contiennent moins en raison du processus de fermentation qui le prédigère. Quant fromages affinés (à pâte dure), ils ne renferment presque pas de lactose. La sensibilité à ce sucre étant différente pour chacun, il est indispensable de consulter un professionnel de la santé en cas de présentation des symptômes.

Les laits

Le lait, quelle que soit son origine (vache, chèvre, brebis), est un aliment noté par Siga 1 et 2, en termes de transformation, et il peut ou non avoir subi des traitements thermiques et mécaniques simples et à faible impact sur la matrice alimentaire. C'est ainsi qu'on retrouve différentes variétés sur le marché.

Selon le traitement thermique :

- **Le lait cru :** il est directement mis en bouteille sur le lieu de production, sans avoir subi de traitement autre que la réfrigération (4 °C). Ce lait est onctueux, blanc-jaunâtre et il conserve ses arômes et ses propriétés nutritionnelles. La mention doit obligatoirement apparaître sur la bouteille et le produit doit être consommé dans les 72 heures.
- **Le lait pasteurisé :** il a subi un processus de pasteurisation (chauffé à 72 °C pendant 15-20 secondes) qui élimine les agents pathogènes et garantit une meilleure conservation. Il peut se conserver pendant sept jours.
- **Le lait stérilisé UHT (ultra haute température) :** il est porté à une température de 150 °C pendant deux à trois secondes, puis rapidement refroidi. Ce procédé permet d'éliminer tous les microorganismes. Il se conserve environ trois mois à température ambiante.

Selon leur contenu en matières grasses :

La crème naturellement présente dans le lait est séparée mécaniquement par un processus de centrifugation, puis ajoutée à nouveau en fonction de la quantité de matières grasses souhaitée.

- **Lait entier :** il a la teneur la plus élevée en matières grasses (3,5 g/100 ml en moyenne). Identifiable à son bouchon rouge.
- **Lait demi-écrémé :** il contient entre 1,5 et 1,8 g/100 ml. Identifiable à son bouchon bleu.
- **Lait écrémé :** il a la teneur la plus faible en matières grasses (0,5 g/100 ml en moyenne). Identifiable à son bouchon vert.

Enfin, dans toutes ces catégories, vous pouvez trouver la version sans lactose ou délactosé. Le fabricant a ajouté de la lactase, enzyme nécessaire à la transformation du lactose en glucose et galactose. À la fin, il reste moins de 0,1 % de lactose dans le lait.

Les yaourts

Le yaourt est un lait fermenté par deux souches de bactéries bien spécifiques : *Lactobacillus bulgaricus* et *Streptococcus thermophilus*. À partir du moment où le lait a été ensemencé avec d'autres ferments, on parle de laits fermentés. Qu'il s'agisse de yaourts ou de laits fermentés, ils contiennent des bactéries vivantes qui ont un effet bénéfique sur le microbiote intestinal, jouant le rôle de probiotiques.

En France, on utilise deux technologies pour la fabrication du yaourt :

- La fermentation directement en pot, avec l'obtention d'un yaourt ferme, souvent préparé avec du lait demi-écrémé dans sa forme la plus simple. S'il contient du lait écrémé, l'emballage peut indiquer que le produit est à 0 % de matières grasses.
- La fermentation en cuve de caillage, avant brassage et conditionnement en pot, avec l'obtention d'une recette brassée de texture plus crémeuse.

De nombreuses sortes de yaourts sucrés, aromatisés ou aux fruits existent afin de satisfaire l'importante variété de goûts du consommateur ainsi que sa recherche fréquente d'un produit adouci. La réglementation en vigueur autorise les morceaux de fruits, les ingrédients aromatiques et/ou sucrés dans la limite de 30 % en poids du produit fini.

Les yaourts sont toujours bien appréciés des Français qui sont les plus gros consommateurs en Europe, juste après les Allemands. Si vous êtes amateur, il vous faut faire attention à certains ingrédients. En effet, les yaourts ne sont plus bénéfiques pour la santé lorsqu'ils contiennent des marqueurs d'ultra-transformation. C'est le cas de la plupart des yaourts aromatisés car ils contiennent des extraits et des arômes pour le goût ainsi que des colorants pour la couleur des fruits. S'agissant des yaourts allégés, à faible teneur en matières grasses et/ou en sucre, ils contiennent pour la plupart des épaississants et des texturants (amidons modifiés, E407 - carraghénane, E412 - gomme de guar), qui donnent du corps et de la texture, ainsi que des édulcorants pour compenser l'absence de sucre et conférer au produit sa saveur sucrée.

La bonne nouvelle, pour ceux qui aiment les véritables yaourts, est qu'il y a de plus en plus de producteurs en France qui en fabriquent, à partir de bons ingrédients. Recherchez les alternatives médaillées d'or sur l'application Siga. Vous aurez de quoi vous régaler.

Les fromages

Pendant longtemps, les fromages ont été montrés du doigt en raison de leur teneur en graisses et en calories, comme s'ils étaient des aliments malsains. Or, la teneur en matières grasses (principalement en gras saturés) peut varier de 3 % à plus de 50 %. Aujourd'hui, la science commence à reconnaître la valeur des graisses saturées naturellement présentes dans les aliments car, à dose modérée, elles sont nécessaires au bon fonctionnement de l'organisme. Stigmatiser le fromage pour sa teneur en graisses est réducteur, c'est faire fi de l'origine de l'aliment.

Le sel est un ingrédient ajouté au cours du processus de maturation, si bien que la teneur en sel varie en fonction du type de fromage.

Dans tous les cas, il s'agit pour la plupart d'aliments simplement transformés (notés 3 et 4 Siga) et leur consommation fait partie d'un régime alimentaire préventif. En respectant la quantité d'une portion de fromages par jour, vous n'avez pas à craindre de dépasser vos besoins quotidiens en graisses saturées et en sel.

Si vous êtes amateur, ne vous culpabilisez pas et profitez d'une portion de bon fromage français traditionnel. Rappelez-vous que l'équilibre alimentaire ne se fait pas sur un jour mais sur une semaine, n'oubliez pas non plus de faire une place au plaisir. C'est important !

Teneur en acides gras saturés et en sel pour une portion de 30 g selon le fromage

FROMAGE	AG SATURÉS (g/30 g)	(%) VNR*	SEL (g/30 g)	(%) VNR**
Camembert	4,2	21 %	0,44	7 %
Saint-Nectaire	5,4	27 %	0,45	8 %
Raclette	5,5	28 %	0,51	8 %
Crottin de chèvre	5,9	29 %	0,35	6 %
Emmental	5,9	30 %	0,18	3 %
Comté	6	30 %	0,24	4 %
Roquefort	7,5	37 %	0,97	16 %

Source : Ciqual (Anses)

*Valeurs nutritionnelles de référence en acides gras saturés pour l'étiquetage (20 g)

**Valeurs nutritionnelles de référence en sel pour l'étiquetage (6 g)

ATTENTION Certains fromages industriels, outre le fait qu'ils peuvent contenir certains marqueurs d'ultra-transformation dans leur liste d'ingrédients (colorants), font appel à des laits le plus souvent pasteurisés d'origines diverses et non locaux. De plus, leur temps d'affinage est plus court pour une meilleure rentabilité.

Conséquence : une qualité organoleptique[2] et nutritionnelle moindre par rapport aux fromages fabriqués artisanalement.

◢ Les types de fromages et leur saisonnalité pour les déguster

Tout comme les fruits et les légumes, les fromages ont une saison au cours de laquelle ils atteignent leur intensité maximale en termes de goût et d'arômes. De fait, les variations du sol et de l'herbe sur laquelle les animaux paissent, entraînent des différences dans les nutriments et la qualité du lait produit. D'où les caractéristiques organoleptiques qui donnent sa spécificité à chaque fromage.

TYPE DE FROMAGE	DESCRIPTION	EXEMPLE	SAISON
Les fromages frais	Ils ne sont pas affinés et présentent une teneur en eau importante. Ils ont une texture fondante et onctueuse.	Brousse, faisselle, petit-suisse.	Du printemps à l'automne.
Les fromages à pâte molle et croûte fleurie	Ils ont été salés et égouttés. Leur croûte est formée par pulvérisation d'un champignon. Ils ont une texture crémeuse.	Camembert, Brie, Coulommiers.	Du printemps à l'automne.
Les fromages à pâte molle et croûte lavée	Pendant l'affinage, relativement court, ces fromages sont brossés et lavés avec de la saumure. Ils ont une croûte humide et sont souvent très odorants !	Munster, Époisses, Livarot.	Du printemps à l'automne.
Les fromages à pâte pressée non-cuite	Le lait caillé a été pressé pour en extraire le petit-lait. Affinage assez court.	Reblochon, Saint-Nectaire.	En été.

2. Propriétés d'un aliment en termes de goût, odeur, aspect, couleur, consistance.

TYPE DE FROMAGE	DESCRIPTION	EXEMPLE	SAISON
Les fromages à pâte pressée cuite	On les appelle aussi « pâtes dures » car le caillé, en plus d'être pressé, a été chauffé. Ils sont soumis à une maturation (affinage) plus longue qui développe des saveurs fruitées.	Comté, Beaufort.	Toute l'année, selon le temps d'affinage.
Les fromages à pâte persillée	Aussi appelés bleus, on leur a ajouté un champignon pour développer des moisissures qui leur donnent cette couleur particulière et ce goût si fort. Pendant l'affinage en milieu humide, les fromages sont piqués pour aider au développement des moisissures.	Roquefort, fourme d'Ambert, bleu de Gex.	En automne et en hiver.
Les fromages fondus	Ils sont issus de la fonte d'un ou plusieurs fromages avec ajout ou non d'aromates, d'épices, de beurre, de crème, de lait.	Cancoillote, Kiri.	Toute l'année, car ils sont souvent pasteurisés.
Les fromages au lait de chèvre	Ils sont fabriqués à partir de lait de chèvre, de l'extra frais au super affiné.	Chabichou, Picodon.	Du printemps à l'automne.

Les produits laitiers et la santé

La consommation élevée (jusqu'à cinq par jour) de produits laitiers a fait l'objet d'une controverse scientifique ces derniers temps en raison de leur association avec le développement de certains cancers tels que les cancers de la prostate, des ovaires et le lymphome, entre autres. En effet, les produits laitiers contiennent des protéines, des hormones et certains facteurs de croissance, qui sont soupçonnés de jouer un rôle important dans la cancérogenèse. Bien que les autorités n'aient pas donné d'avis officiel, il est préférable d'appliquer le principe de précaution en limitant leur consommation à 2 portions maximum par jour. Cette quantité est tout à fait appropriée pour profiter de leurs avantages sans compromettre ni sa santé ni la planète.

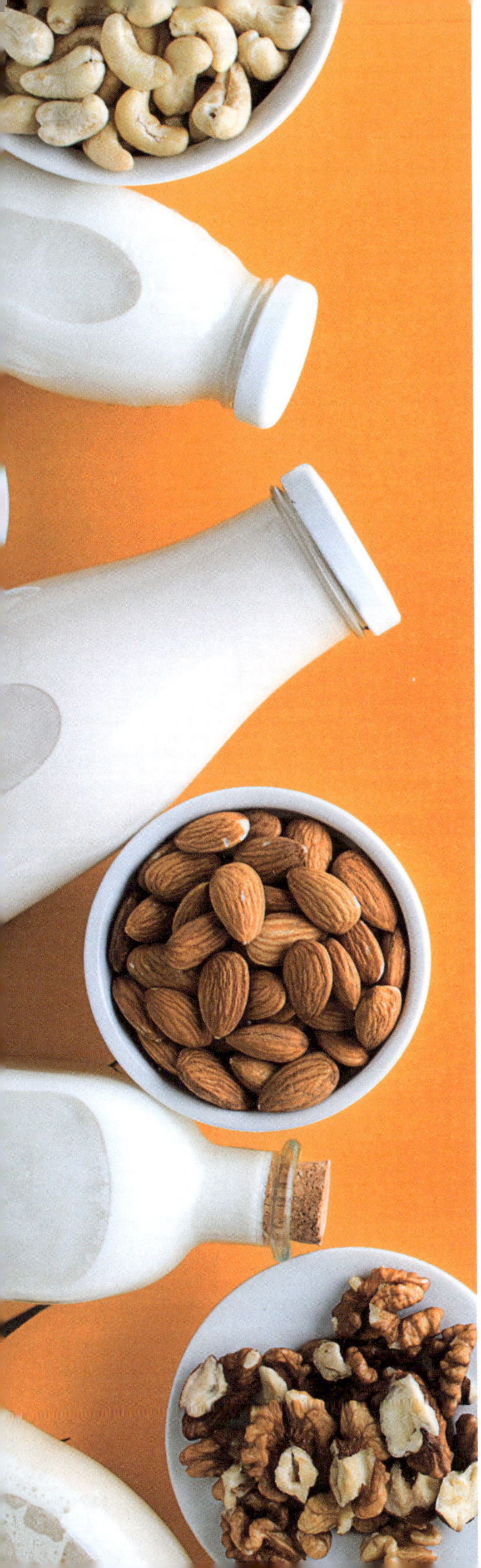

Les desserts lactés

Les desserts lactés, bien que fabriqués à partir de lait, portent bien leur nom car ils sont globalement plus sucrés et plus gras qu'un produit laitier naturel. S'il existe quelques industriels qui fabriquent des desserts lactés selon les recettes originales sans marqueurs d'ultra-transformation (cherchez des alternatives dans l'application Siga), ce n'est malheureusement pas la tendance majoritaire du rayon. Aussi, mieux vaut les considérer comme un dessert occasionnel plutôt que quotidien.

Les alternatives végétales

Les alternatives végétales étaient autrefois l'apanage des végétariens, des personnes intolérantes au lactose ou allergiques au lait de vache. Elles sont aujourd'hui de plus en plus demandées par un public varié, ce qui se traduit par un large éventail de produits au rayon dédié. Sachez qu'elles peuvent faire partie de votre régime alimentaire, que vous consommiez ou non des produits laitiers.

De fait, les boissons végétales n'ont rien à voir avec les laits animaux. Leur ingrédient principal est l'eau et leur taux de protéines ou de calcium est bien moindre que celui des laits véritables pour la plupart (sauf les boissons à base de soja).

Ils ne remplacent donc en aucun cas le lait animal (sauf dans une recette).

En outre, du sucre est généralement ajouté à ces boissons, ainsi que certains marqueurs d'ultra-transformation, tels que des extraits et des arômes, des épaississants et des graisses raffinées. Par ailleurs, pour pallier le manque de calcium, les fabricants ajoutent généralement l'additif E341 - phosphate de calcium, évalué à risque pour la santé, donc à éviter. Néanmoins, comme dans tous les rayons des supermarchés, de bonnes alternatives végétales existent. Vous pouvez les trouver sur l'application Siga. Après tout, pour varier votre alimentation, ils représentent une bonne option, notamment pour la cuisine.

Exemple de desserts végétaux

siga PEU TRANSFORMÉ

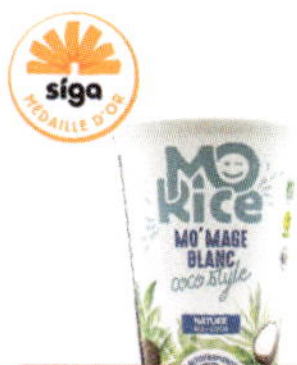

Mo'mage

crème de riz de Camargue, crème de coco, ferments

siga ULTRA-TRANSFORMÉ GOURMAND

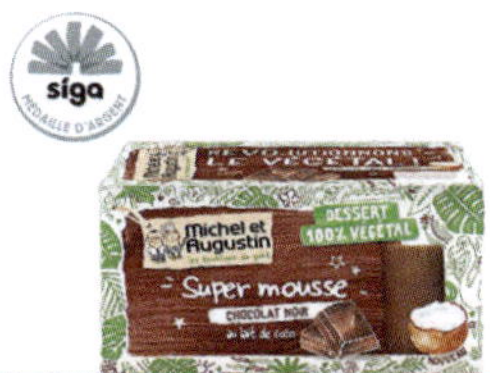

Mousse végétale choco noir

lécithine de soja

siga ULTRA-TRANSFORMÉ À LIMITER

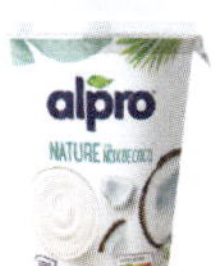

Spécialité au soja nature bio

Amidon de maïs, pectines

siga ULTRA-TRANSFORMÉ À LIMITER

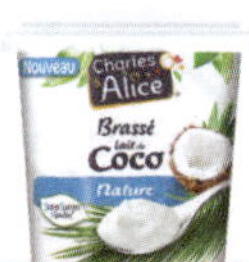

Brassé lait de coco nature

Extrait de noix de coco, amidon, E410 - farine de graine de caroube

siga ULTRA-TRANSFORMÉ À LIMITER

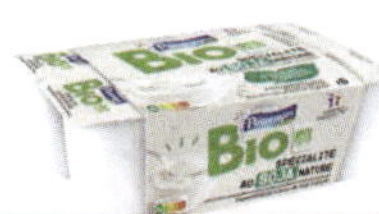

Brassé lait de coco nature

8 marqueurs d'ultra-transformation

ATTENTION Si vous voulez vous passer des produits laitiers, il n'y a pas de problème, vous devez simplement veiller à couvrir vos besoins en calcium d'une autre manière. Quels sont les aliments à privilégier ? L'eau minérale calcique (Hépar, Contrex, Courmayeur), les légumes crucifères (type brocolis, choux, chou-fleurs), les sardines, les amandes, les noisettes en sont de bonnes sources.

Comment choisir les laitages

- Variez toujours vos sources de lait entre laits de vache, de chèvre et de brebis. Bien qu'ils aient la même teneur en lactose, , ils diffèrent dans leur composition en matières grasses, en protéines et en calcium, le lait de brebis étant celui qui fournit ces trois nutriments en plus grande quantité. Ceux provenant de chèvres ou de brebis contiennent moins de facteurs de croissance, en revanche, ils sont globalement plus chers que ceux provenant de vaches. Dans tous les cas, il est toujours préférable de choisir un lait issu de l'agriculture biologique, qui respecte les modes d'élevage et les cycles de production naturels du lait des animaux.

- Pour le lait de vache, préférez celui d'animaux nourris principalement à l'herbe et au pâturage. Ces laits sont globalement plus riches en vitamines liposolubles (A et D), en antioxydants et en oméga-3.

- Évitez les laitages enrichis en vitamine D. Ils n'ont aucun intérêt : en accord avec la réglementation en vigueur, la quantité de vitamine D ajoutée autorisée est trop faible par rapport à nos besoins.

- Pour les yaourts, les vraies recettes sont les plus simples et les plus courtes : idéalement, lait et ferment sont les seuls ingrédients d'un yaourt. Pour ceux qui aiment la douceur des fruits, préférez les recettes contenant des morceaux de fruits ou de la purée.

- En général, les laits et yaourts nature ont un meilleur score Siga : moins de marqueurs d'ultra-transformation, moins de sucre ajouté, ils sont donc plus sains que les laits et yaourts aromatisés. Évidemment, ce sont les produits à privilégier.

- Pour apporter un petit goût, aromatisez vos laitages vous-mêmes. Pour les yaourts, quelques morceaux de fruits frais ou une petite cuillère de confiture, de purée de fruits sans sucre ajouté ou de purée de marrons, d'amandes ou autres oléagineux peuvent être de bonnes options. Pour le lait, des fruits (banane, fraise, framboise, mangue), des granolas, du cacao, de la cannelle, sont toujours bienvenus pour varier les plaisirs.

- Méfiez-vous des produits « allégés » ou « 0 % », à teneur réduite en graisses ou en sucres. En effet, pour pallier l'absence de ces ingrédients et donner une fausse apparence saine, ces produits sont emplis d'additifs cosmétiques. Ne tombez pas dans le piège, mieux vaut avoir une consommation modérée d'un vrai produit qu'une consommation fréquente d'aliments ultra-transformés.

- Préférez les fromages certifiés AOP (Appellation d'origine protégée) ou IGP (Indication géographique protégée), pour une qualité supérieure des ingrédients. Ces labels garantissent l'origine locale du lait, et privilégient les fromages artisanaux produits et affinés de manière traditionnelle. Toutefois, il faut toujours lire la liste des ingrédients car certaines AOP autorisent l'utilisation de marqueurs d'ultra-transformation tels que les colorants (E160b — rocou/ bixine/ norbixine) comme dans le reblochon, par exemple.

- Très souvent, celui qui mange du fromage mange aussi du pain. Si c'est votre cas, préférez ceux à base de farine complète, et pensez toujours à varier la source. Essayez d'associer le fromage avec des fruits, secs ou à coque, à des légumes, à des graines.

- Pour les alternatives végétales, préférez celles au naturel, elles sont globalement mieux formulées que celles aromatisées. Évitez celles enrichies en vitamines et en minéraux, ou encore celles qui contiennent des additifs évalués à risque pour la santé.

Les principaux marqueurs d'ultra-transformation dans les produits laitiers

LAITS	YAOURTS	FROMAGES	ALTERNATIVES VÉGÉTALES
Extraits et arômes naturels et de synthèse	Extraits et arômes naturels/de synthèse	E160b — rocou/ bixine/norbixine	Extraits et arômes naturels
E407 — carraghénane	Amidon/amidon modifié	E202 — sorbate de potassium	Amidon/amidon modifié
E460 — celluloses	E331 — citrate de sodium	Protéines laitières : caséine, caséinates, albumine, protéine de lactosérum, protéine du lait	E341 — phosphate de calcium
Vitamines de synthèse	Protéines laitières : caséine, caséinates, albumine, protéine de lactosérum, protéine du lait	Extraits et arômes naturels	E407 — carraghénane

↘ LES MATIÈRES GRASSES

Les lipides (que nous appelons communément graisses) sont des composants importants de la nourriture. S'il est vrai qu'une certaine quantité est indispensable, ils sont toutefois présents en excès dans l'alimentation de plus de 40 % des Français adultes et de 34 % des enfants.

En plus de limiter la quantité que nous consommons, il est important de garder à l'esprit que les lipides ne sont pas tous les mêmes. Il y a de grandes différences dans leur composition et, par conséquent, dans les effets qu'ils ont sur notre santé. Nous devons veiller à leur qualité.

Il existe trois grandes familles d'acides gras (constituants des lipides).

- **Les acides gras saturés** se trouvent principalement dans les aliments d'origine animale (comme le beurre, les viandes, le fromage, le lait). Mais on les trouve aussi dans des aliments d'origine végétale (huile de palme, huile de coco, huile d'arachide). Consommés en excès, ils ont tendance à favoriser les maladies cardio-vasculaires en élevant le taux de cholestérol sanguin.
- **Les acides gras poly-insaturés**, qui incluent les familles linoléiques et a-linoléniques, sont communément appelés oméga-6 et oméga-3. Ces acides gras sont « essentiels » parce que notre corps n'est pas capable de les fabriquer. Ils sont présents principalement dans les huiles végétales, les poissons et les graines. Pour bénéficier de manière optimale de leurs bienfaits, le rapport oméga-6/oméga-3 ne devrait pas accéder 5/1. Or, aujourd'hui, ce rapport est plus proche de 15/1 voire 20/1 avec des risques accrus de maladies cardio-vasculaires, prise de poids... Il faut donc privilégier les vrais aliments riches en oméga-3 comme les poissons gras, les fruits de mer, les crustacés, l'huile de colza...
- **Les acides gras mono-insaturés**, ou oméga-9, sont connus pour leur effet protecteur sur le système cardio-vasculaire. Ils sont présents principalement dans l'huile d'olive, l'avocat, les noix et les fruits secs.

Afin d'assurer un bon équilibre dans l'apport des différents types d'acides gras dont votre organisme a besoin, il est recommandé de varier la source des matières grasses que vous consommez.

Composition des principales huiles végétales

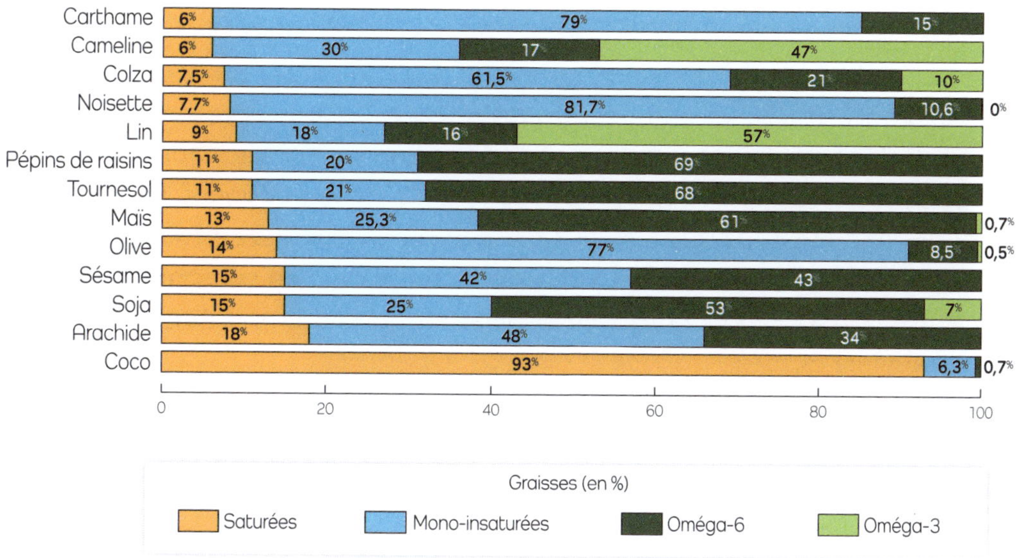

Source : Cuvelier ME, Maillard MN. Stabilité des huiles alimentaires au cours de leur stockage. OCL 2012 ; 19(2) : 125-132.

Les matières grasses utilisées comme ingrédients culinaires peuvent être obtenues par des procédés simples, soit à partir de produits d'origine animale tels que le beurre, le gras et la crème, soit à partir de produits végétaux tels que les huiles végétales.

Il faut savoir que les huiles végétales apportent toutes le même nombre de calories. Elles sont toutes composées de près de 99 % de lipides. Pour le reste, elles contiennent des vitamines et certains antioxydants. Il n'y en a donc pas de plus légères que d'autres. En revanche, ce qui peut changer, c'est leur qualité, en fonction de la façon dont elles ont été obtenues.

Par ailleurs, leur composition en acides gras (saturés, mono-insaturés, poly-insaturés) peut également varier en fonction de la source d'extraction.

Les huiles sont liquides à température ambiante car elles ont une teneur plus élevée en acides gras insaturés. D'autres matières grasses sont plus solides, comme l'huile de coco ou l'huile de palme. Elles ne doivent pas être confondues avec les margarines obtenues par mélange de matières grasses liquides et solides. Ces dernières peuvent être élaborées à partir d'huiles végétales ayant subi des procédés comme l'hydrogénation, qui les rendent solides à température ambiante pour imiter la consistance du beurre. Aujourd'hui, les acides gras trans, qui ont longtemps été un point noir des margarines, ont presque été entièrement éradiqués. Néanmoins, il faut rester vigilant car, potentiellement, ce sont des produits ultra-transformés : ils peuvent contenir des ingrédients marqueurs d'ultra-transformation tels que des additifs colorants, émulsifiants ou texturants…

Le beurre, le saindoux et la crème sont des produits d'origine animale qui font partie de la culture gastronomique française. Ils accompagnent beaucoup de recettes nationales et de plats typiques. Comme il s'agit de produits d'origine naturelle, obtenus par des processus simples, vous pouvez en consommer de façon modérée en ayant toujours en tête leur origine animale et leur teneur élevée en graisses saturées.

Les différentes matières grasses

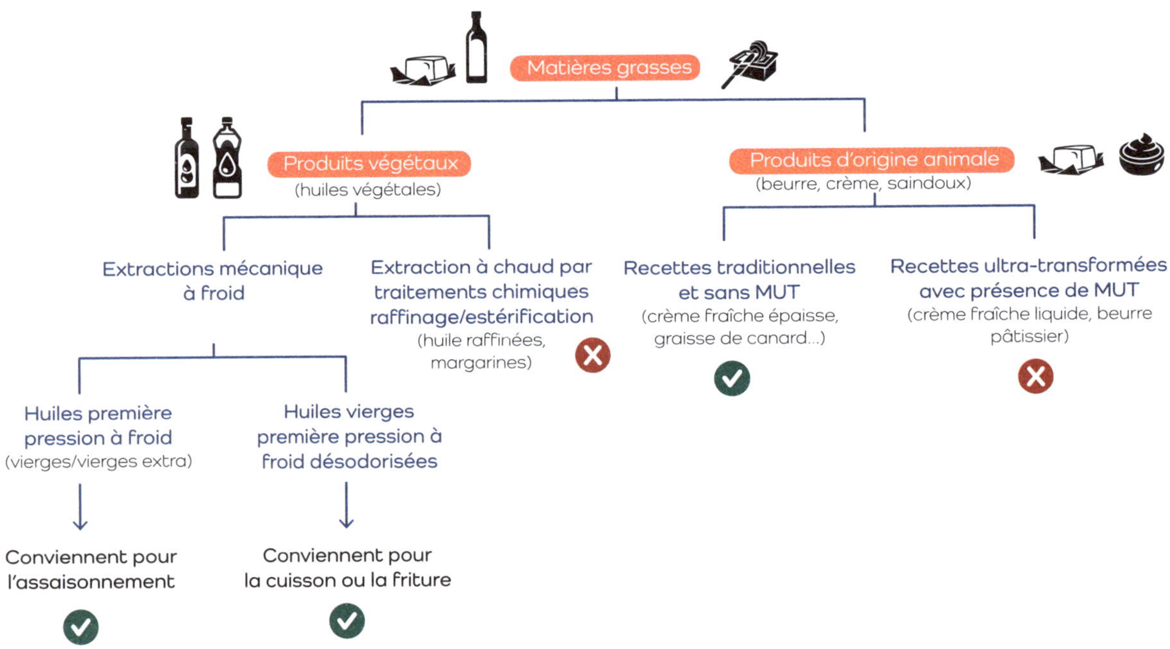

Pour le beurre, le saindoux et la crème, choisissez les recettes les plus naturelles et simples possible, sans l'ajout d'additifs tels que colorants, texturants et conservateurs. S'ils sont bio, c'est encore mieux.

Quant aux huiles, privilégiez toujours celles extraites mécaniquement, vierges et vierges extra, car elles préservent mieux la qualité de l'aliment d'origine

Quelle huile pour quel usage ?

Pour la cuisson ou la friture, il est préférable de choisir une huile avec un point de fumée élevé, plus stable à la chaleur, de type vierge désodorisée (huile de première pression à froid ayant subi une injection de vapeur d'eau sous pression afin d'éliminer le goût trop prononcé des graines). Il est recommandé d'utiliser des températures de cuisson ou de friture basses (inférieures à 200 °C) et surtout d'éviter de faire fumer l'huile. Faites attention de ne pas trop frire les aliments afin d'éviter la production d'acrylamides (substances produites lors de la cuisson à haute température reconnue comme cancérogène). Par ailleurs, des acides gras trans peuvent également se former lors du chauffage et de la cuisson des huiles végétales à haute température. Cette méthode de cuisson doit donc rester occasionnelle. Prêtez attention à l'apparition de fumées, de mousses, d'odeurs inhabituelles, une consistance brunie ou épaissie… autant de signes indiquant qu'il est temps de changer l'huile !

L'ajout de matières grasses est surtout nécessaire si la poêle ou la casserole n'a pas un bon revêtement anti-adhérent. Si l'on ne peut être sûr que les points de fumée sont respectés, le plus simple est encore d'éviter d'ajouter les matières grasses en cours de cuisson et de les ajouter après, en assaisonnement, pour ne se priver ni de leur goût ni de leurs nutriments.

Enfin, **pour choisir une huile d'assaisonnement**, mieux vaut varier les sources afin d'obtenir un apport équilibré en acides gras oméga-9, oméga-6 et oméga-3 (l'huile de colza mélangée à l'huile d'olive crée une combinaison très intéressante). Choisir toujours celles extraites à froid mécaniquement, vierges ou vierges extra. Si elles sont bio, c'est encore mieux. À verser sur vos assiettes sans les faire chauffer !

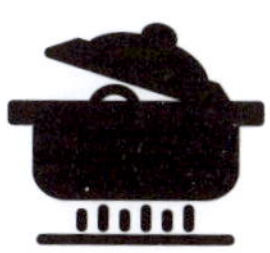

Cuisson

Utiliser des huiles vierges avec un point de fumée élevé, ou des huiles désodorisées (olive, arachide, coco).

Éviter de faire fumer l'huile et privilégier les cuissons à basses températures (< 180 °C).

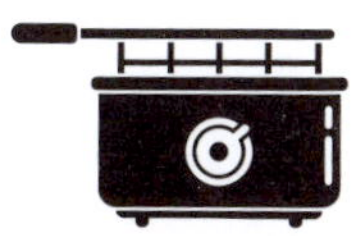

Friture

Favoriser les huiles désodorisées, qui sont les plus stables à la chaleur.

Éviter de faire fumer l'huile et privilégier les fritures à basses températures (< 200 °C).

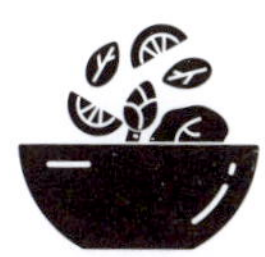

Assaisonnement

Favoriser toutes les huiles vierges ou vierges extra.

Varier les sources d'huile, afin de fournir à votre organisme les apports recommandés en acides gras essentiels.

L'association huile de colza / huile d'olive est particulièrement intéressante.

◢ Le point de fumée (PF)

Pour chaque huile, il existe une température critique appelée point de fumée (PF) ou point de craquage. C'est au-delà de cette température que les huiles commencent à se décomposer et se dénaturer. Cela entraîne l'apparition de composés indésirables, dont certains cancérogènes.

Les huiles sont généralement liquides à température ambiante, bien que celles qui ont une teneur plus élevée en acides gras saturés puissent être naturellement plus solides, comme l'huile de coco ou l'huile de palme. Toutefois, cette caractéristique n'a rien à voir avec la stabilité à la chaleur. Par exemple, l'huile de noix de coco a un point de fumée plus bas que l'huile d'olive vierge, liquide à température ambiante.

ATTENTION Le point de fumée n'a pas de valeur définitive car il varie selon la composition en lipides de l'huile. Par exemple, deux huiles d'olive de même type, provenant du même producteur, n'auront pas le même point de fumée, même si cette différence est très fine. Les points de fumée présentés plus bas sont donc des valeurs indicatives moyennes.

MATIÈRE GRASSE	POINT DE FUMÉE (°C)
Huile de colza (non raffinée)	107
Huile de tournesol (non raffinée)	107
Huile de lin (non raffinée)	107
Beurre	130
Huile de noix (non raffinée)	160
Huile d'arachide (non raffinée)	160
Huile de maïs (non raffinée)	160
Huile d'olive vierge extra	160
Huile de noix de coco (non raffinée)	177
Huile de sésame (non raffinée)	177
Saindoux	182
Graisse de canard	190
Huile de colza désodorisée	204

MATIÈRE GRASSE	POINT DE FUMÉE (°C)
Graisse de bœuf	210
Huile d'olive vierge	216
Huile de tournesol désodorisée	227
Ghee (beurre clarifié)	252

◢ Mais comment savoir lorsqu'il est atteint ?

Quand l'huile atteint sa température critique, elle émet des fumées de façon continue, ses composants se dégradent et forment des composés toxiques. Elle dégage alors une odeur âcre et a un mauvais goût. Il est préférable de jeter une huile qui a fumé ou même moussé.

Actuellement, la législation sur l'étiquetage nutritionnel n'exige pas que ces informations figurent sur l'emballage. Toutefois, certains industriels décident de les indiquer. Nous recommandons de toujours regarder au dos du produit si vous pouvez trouver cette information.

Comment manger moins gras

Rien qu'en limitant la consommation quotidienne d'aliments ultra-transformés, vous mangerez moins gras. Ces produits renferment généralement une forte teneur en gras saturés et parfois trans, pour rehausser le goût et donner de la texture aux aliments. En outre, les graisses utilisées industriellement sont le plus souvent raffinées.

Les aliments frits ont perdu de l'eau et absorbé de l'huile ou des graisses. Ainsi, vous ingérez une grande quantité de gras dans une petite quantité d'aliments. Donc, que la friture soit l'exception, et privilégier d'autres modes de cuisson comme la vapeur, le four ou la poêle.

Comment choisir les matières grasses

- Essayez de varier la source de vos matières grasses culinaires. Un jour, mettez de l'huile d'olive dans votre préparation, un autre jour mettez du beurre, un autre encore de l'huile de noix de coco, puis de la crème… Ainsi, vous variez les apports en acides gras et vitamines liposolubles comme les vitamines A et E. En règle générale, préférez les graisses végétales. Si vous utilisez des graisses animales, n'oubliez pas qu'elles contiennent une forte teneur en graisses saturées.

- Beaucoup de recettes que nous préparons avec du beurre, de la margarine ou de la graisse animale, comme les gâteaux et les biscuits, fonctionnent très bien avec de l'huile végétale. Trouvez des recettes, essayez-les et partagez-les avec vos proches !

- L'idéal est d'alterner les huiles végétales car, sur le plan nutritionnel, elles sont complémentaires. Pour assaisonner vos repas, vous pouvez mélanger une cuillère à soupe d'huile d'olive vierge extra (source d'oméga-9) + une cuillère à soupe d'huile de colza vierge extra (source d'oméga-3 et oméga-6). De cette façon, vous fournissez à votre corps le bon équilibre de graisses.

- Si vous consommez des aliments frits, il est conseillé de les cuire à des températures de cuisson ou de friture basses (inférieures à 200 °C) et d'éviter de faire fumer l'huile. Pour ce mode de cuisson utilisez les huiles désodorisées ou d'olive vierge qui ont un point de fumée plus élevé. Vous pouvez aussi acheter ou faire du ghee (beurre clarifié) qui est plus stable à la chaleur que le beurre.

- Évitez la consommation de margarines. Ce sont dans la plupart de cas des produits ultra-transformés à base d'huiles végétales raffinées additionnées d'additifs pour obtenir une consistance solide à température ambiante, une couleur jaune plus prononcée et ressembler au beurre. Il s'agit de produits artificiels.

- Pour éviter la consommation de gras trans saturés, regardez la liste des ingrédients : ils apparaissent sous le nom « d'huiles partiellement hydrogénées ». Les graisses trans industrielles consommées en excès sont liées au développement de maladies cardio-vasculaires et de certains cancers.

Attention aux produits « légers », réduits en matières grasses ou portant la mention « light ». Pour réduire la graisse d'un produit, les fabricants la remplacent par des additifs qui se substituent aux propriétés fonctionnelles de la graisse retirée. Ce sont souvent des produits ultra-transformés avec une longue liste d'ingrédients (texturants, acidifiants, colorants, arômes, etc.). Pour ne pas vous tromper en choisissant votre huile, voici les différentes appellations que vous allez rencontrer et comment vous orienter.

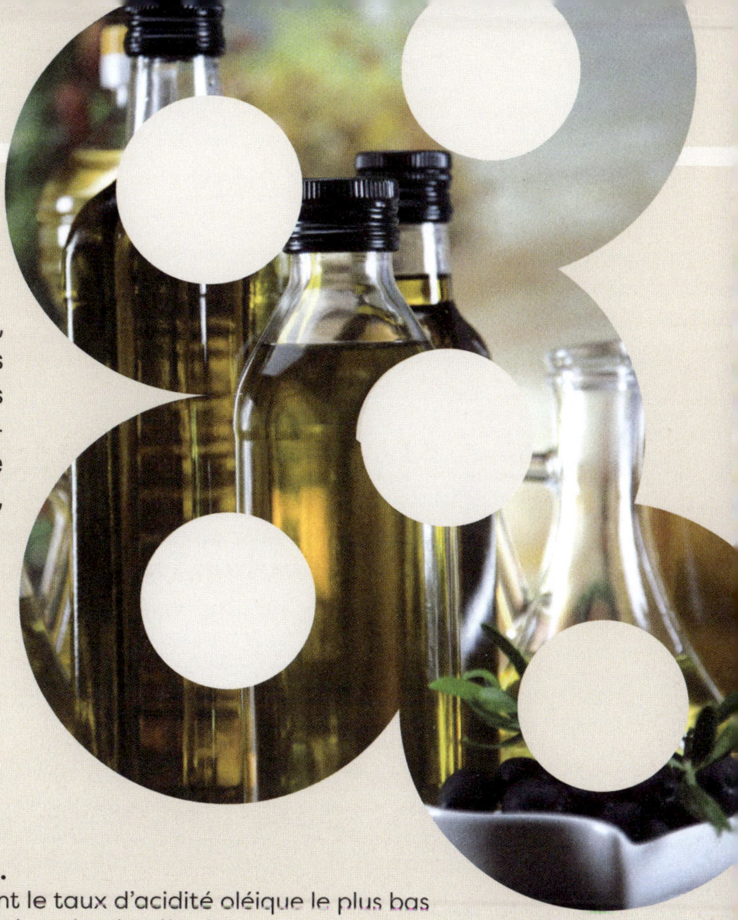

À FAVORISER

Huile vierge extra...
Huile vierge présentant le taux d'acidité oléique le plus bas et la valeur organoleptique la plus élevée. Qualitativement, la meilleure des huiles vierges

Huile vierge de...
Huile issue d'une seule variété de graines, obtenue par des procédés mécaniques uniquement et filtrée sans aucun traitement chimique ni raffinage.

À LIMITER

Huile végétale
Huile composée d'une seule variété de graines ou d'un mélange d'huiles. Le plus souvent raffinée, donc ultra-transformée.

Huile de...
Huile issue d'une seule variété de graines mais ayant subi un raffinage.

Huile de... désodorisée
Huile de première pression à froid ayant subi une injection de vapeur d'eau sous pression afin d'éliminer le goût trop prononcé des graines. Elle dégage moins d'odeur et est plus stable à la chaleur. Elle convient toutefois pour les cuissons à haute température.

↘ LES BOISSONS

Préférez toujours l'eau aux autres boissons. Limitez les boissons gazeuses, les jus artificiels et les eaux aromatisées artificiellement!

L'eau

Présente dans tous les processus vitaux, l'eau est essentielle à la vie. Elle représente environ 60 % du poids corporel d'un adulte. Elle est impliquée dans la régulation de la température corporelle et est indispensable au bon fonctionnement des reins, de l'intestin et du cerveau. Elle favorise l'élimination des toxines, soigne la peau et nous aide à être plus performants physiquement et mentalement.

L'eau perdue par la respiration, l'urine, la sueur et les selles doit être remplacée. La recommandation générale destinée aux adultes est de boire au moins 2 litres d'eau par jour. Toutefois, la quantité d'eau dont nous avons besoin varie selon l'âge et le poids, ainsi que selon le climat et l'intensité de l'activité physique que nous pratiquons. En quantité suffisante, l'eau non seulement nous désaltère mais elle nous protège et nous procure du bien-être.

Pour bien s'hydrater, l'eau reste la boisson principale. Toutefois, vous pouvez compter aussi sur d'autres boissons comme le jus de légumes, le lait, la tisane, le thé, le café, etc. De plus, comme les fruits et les légumes sont composés d'environ 80 % d'eau, assurez-vous d'en consommer à chaque repas pour éviter la panne sèche.

Une faible consommation d'eau entraîne une déshydratation, des problèmes rénaux et intestinaux, des maux de tête et de la fatigue. C'est la raison pour laquelle il est si important de toujours boire de l'eau et surtout les jours de forte chaleur ou après le sport. N'attendez pas d'avoir soif pour boire car la soif est un signe précoce de déshydratation.

Eau de source, pétillante, eau minérale ? Laquelle choisir pour bien s'hydrater ? Quelles sont les différences ? Tout comme l'eau du robinet, les eaux embouteillées font l'objet d'une surveillance et d'un contrôle par les autorités sanitaires. Elles sont soumises à une réglementation spécifique qui attribue trois dénominations aux eaux commercialisées.

- **Les eaux de table** sont de même nature que l'eau du robinet mais elles sont commercialisées en bouteilles. Elles ont éventuellement subi un traitement spécifique. Elles sont peu commercialisées en France.
- **Les eaux de source** (gazéifiées ou non), d'origine souterraine, ont bénéficié d'une protection contre la pollution et n'ont subi ni traitement chimique ni adjonction. Elles doivent donc être naturellement conformes.
- **Les eaux minérales naturelles** (gazéifiées ou non) sont d'origine souterraine, protégées de toute pollution. Leurs caractéristiques chimiques doivent être stables. Elles doivent être de nature à apporter, dans certains cas, des propriétés favorables à la santé.
- **Les eaux gazéifiée ou pétillantes** sont des eaux de source ou minérales additionnées de gaz carbonique pour créer des bulles.

Pour conclure, qu'elle soit plate ou pétillante, qu'elle provienne du robinet ou qu'elle soit embouteillée, l'eau demeure la boisson par excellence pour restaurer les liquides corporels et prévenir la déshydratation.

Dans tous les cas, évitez autant que possible d'acheter des bouteilles d'eau, au moins celles en plastique. Non pas que l'eau en bouteille soit mauvaise mais simplement parce que son empreinte environnementale (transport, traitement, plastique) est nettement plus grande que pour celle provenant du robinet.

Pour vous hydrater tout au long de la journée, pour prévenir la fatigue tout en favorisant la sauvegarde de l'environnement, procurez-vous une gourde d'eau et transportez-la où vous allez.

Attention aux eaux aromatisées et aux eaux vitaminées. Elles sont dans la plupart des cas des boissons ultra-transformées.

Elles contiennent des vitamines obtenues par synthèses chimiques puis ajoutées aux boissons, ainsi que d'autres marqueurs d'ultra-transformation comme l'ajout de plusieurs additifs de conservation (E330 - acide citrique, E300 - acide ascorbique), ou encore des extraits et des arômes pour donner du goût aux boissons.

Comment boire plus d'eau

- Choisissez une gourde que vous aimez et qui soit confortable à emporter partout, lorsque vous sortez vous promener, faites du sport, êtes loin de chez vous pendant une longue période, etc.
- Vous pouvez vous faire plaisir en aromatisant les eaux vous-mêmes, simplement. Ajoutez-y un fruit, un légume ou une herbe aromatique seule ou mélangée, comme vous le souhaitez. Ajoutez-y citron, concombre, fraise, menthe, basilic, gingembre, pamplemousse, etc.
- Si vous avez du mal à boire de l'eau, une bonne stratégie est d'utiliser une paille (en matériau réutilisable, par exemple en acier inoxydable ou en bambou). Avec une paille, on a tendance à boire plus et plus vite.
- Lorsque vous vous installez pour travailler, placez une bouteille ou une gourde d'eau à côté de vous et servez-vous au fur et à mesure, avec l'objectif de vider la bouteille pendant la journée de travail.
- Si vous aimez l'eau pétillante, pensez à la faire vous-même à l'aide d'un appareil conçu à cet effet.
- Prenez l'habitude de boire un grand verre d'eau le matin, avant le petit déjeuner, pour bien commencer votre journée.
- Entre les repas, buvez un grand verre d'eau, un thé ou une tisane pour vous tenir hydraté.

Le thé et les infusions

Ce sont aussi de bonnes options pour boire de l'eau. De préférence, ne pas ajouter trop de sucre ni les boire trop chauds. Vous pouvez les préparer tièdes ou froids, combiner et varier les saveurs pour ne pas vous ennuyer. Plusieurs variétés de thé existent. Toutes proviennent du même arbre (théier) mais ce sont les procédés appliqués aux feuilles et concrètement le degré d'oxydation qui expliquent les différentes couleurs et saveurs.

- **Le thé vert** est produit sans fermentation (non oxydé). Il est chauffé quelques minutes à la vapeur afin de désactiver les enzymes pour prévenir la décoloration et la fermentation, puis il est séché et roulé. Ce procédé a comme avantage de préserver plusieurs molécules actives (polyphénols).
- **Le thé blanc** est un thé légèrement oxydé (environ 12 %). C'est celui qui subit le moins de transformation après récolte. Les feuilles sont placées à l'ombre pendant quelques jours pour l'étape du flétrissage puis séchées.
- **Le thé oolong** est à demi fermenté (semi-oxydation, pouvant aller jusqu'à 70 %). Ses caractéristiques sont à mi-chemin entre le thé noir et le thé vert : sa saveur est plus riche que celle du thé vert, mais plus délicate que celle du thé noir.
- **Le thé noir** (oxydation complète) est produit par fermentation dans un milieu humide qui a pour but de développer l'arôme et de lui donner sa couleur cuivrée.

Si vous aimez boire du thé, ne vous privez pas car c'est une boisson qui hydrate, ne vous apporte pas de calories et offre quelques bénéfices à la santé, grâce à ses composants comme les flavonoïdes, la chlorophylle, la théanine, et bien d'autres. Toutefois, comme le café, le thé contient de la caféine. À partir de cinq tasses par jour, vous risquez de sentir des effets secondaires. De plus, certains composés qu'il contient diminuent l'absorption du fer et du calcium. Donc, comme dans tout, la modération est primordiale.

Les jus de fruits

Les jus de fruits, bien qu'ils possèdent des vitamines et des minéraux, peuvent contenir autant de sucre et de calories que les boissons gazeuses et toujours beaucoup moins de fibres alimentaires que les fruits entiers. Pour fabriquer un jus de fruits, on utilise plus de fruits que nous n'en consommerions s'ils étaient entiers et, en détruisant leur matrice, nous perdons la capacité des fruits à rassasier.

Nous perdons également des fibres, des vitamines et des minéraux, ce qui donne une boisson à haute teneur en sucre avec moins de nutriments protecteurs et un indice glycémique plus élevé. Le jus de fruits est donc beaucoup moins intéressant d'un point de vue nutritionnel qu'un fruit entier. C'est pour cela qu'il s'agit de boissons à ne pas consommer tous les jours. En revanche, si vous voulez vous faire plaisir de temps en temps, appliquez les conseils suivants pour vous faire plaisir avec un vrai jus de fruits.

Les fruits, s'ils sont simplement pressés, offrent des jus qui ne contiennent que des sucres naturels (glucose, fructose, saccharose) et aucun sucre ajouté. Du coup, la teneur en sucre d'un jus maison dépend seulement du fruit dont il est issu. On peut aujourd'hui connaître les caractéristiques des jus de fruits du commerce car leurs dénominations sont strictement encadrées et régies par une directive européenne[3].

Il existe différents types de jus de fruits sur le marché. Si tous sont à base de fruits, ils varient selon le mode de fabrication, leur teneur en fruits et l'ajout ou non de sucre.

Ainsi, on distingue :

◢ Les purs jus de fruits

Obtenus par un simple processus de pressage de fruits, ils renferment 100 % de fruits. Ce type de jus ne contient pas d'ajout de sucres, de colorants ou de conservateurs. En revanche, l'ajout de vitamines et de jus de citron pour l'acidification est permis.

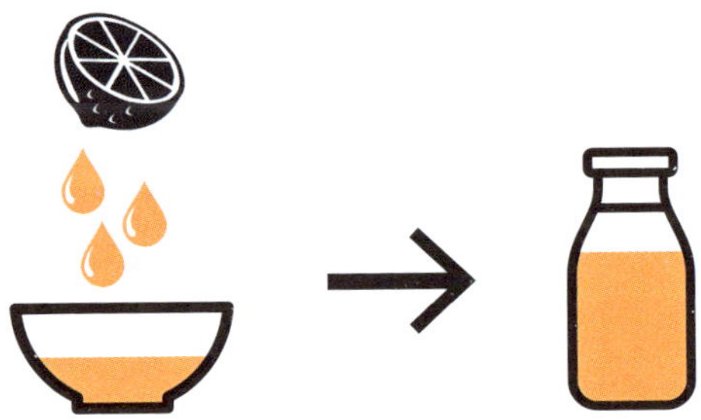

◢ Le jus à base de concentrés

Il s'agit du même processus que celui décrit ci-dessus, suivi d'une évaporation pour concentrer le jus afin qu'il puisse être transporté et stocké plus facilement. Ces concentrés sont ensuite reconstitués en ajoutant la même quantité d'eau que celle perdue pendant le processus de concentration. De même que les jus de fruits, ils ne contiennent ni sucres ajoutés ni additifs de type colorants ou conservateurs, mais vous pouvez retrouver parfois un ajout de jus de citron et de vitamines.

3. Directive 2001/112 transposée en droit français sous forme de décret modifié la dernière fois en 2013.

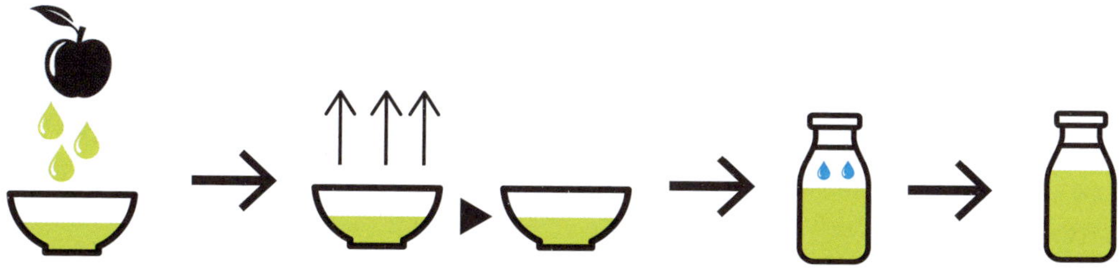
1. Les fruits sont pressés.
2. Le jus est concentré en évaporation.
3. Le jus est reconstitué avec le même volume d'eau.
4. Et voilà un jus 100 % fruits sans sucre ajouté.

◢ Les nectars

Les nectars sont élaborés en trois étapes à partir de fruits très pulpeux comme la banane, l'abricot, la pêche, la poire ou acides comme les fruits rouges. Selon la réglementation en vigueur, ils peuvent contenir entre 25 et 50 % de fruits en fonction de la variété. D'abord, les fruits sont transformés en jus et/ou en concentré et/ou en purée. À cette base, de l'eau est ensuite ajoutée. Enfin, pour augmenter le pouvoir sucrant, le fabricant peut optionnellement ajouter du sucre (maximum 20 % du poids total du produit fini) ou des édulcorants.

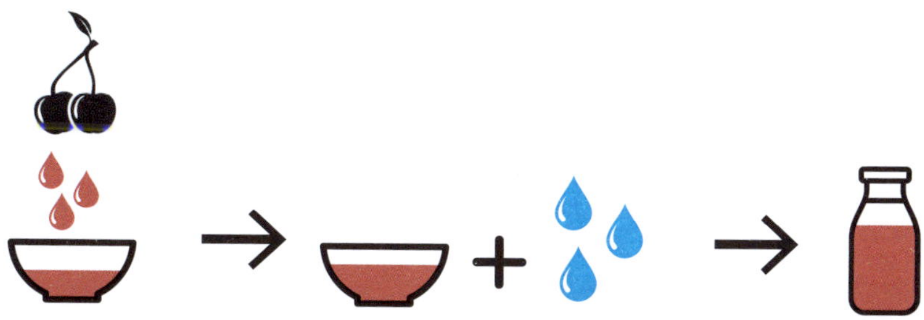
1. Jus de fruits
Purée de fruits
2. Le jus ou la purée sont dilués avec de l'eau
3. + sucre ou édulcorant (optionnel)

Les smoothies

Ces boissons, dont le nom provient de l'anglais *smooth* qui signifie « lisse » ou « onctueux », sont élaborées à partir de fruits broyés. Elles sont réglementairement considérées comme des jus de fruits, lorsqu'elles contiennent uniquement des jus et des purées de fruits et ceux-ci contiennent plus de fibres que les jus de fruits.

Les boissons aux fruits

Le terme «boisson» est un terme générique pour toutes les catégories de produits qui ne correspondent pas aux définitions réglementaires, et ne peuvent donc être appelées jus de fruits ou nectar. Il est complété par des mentions descriptives du type « boisson aux fruits », « boisson à base de fruits», « boisson à base de jus concentré », etc.

Autres mentions possibles

Définies par des règles professionnelles ou par les autorités nationales, les mentions suivantes peuvent également figurer sur les emballages :

- « 100 % pur fruit pressé » : le jus se compose uniquement de pur jus de fruits.
- « Teneur en fruit 100 % » : ce jus à base de concentré se compose uniquement de jus de fruits.
- « Jus de fruits fraîchement pressé » : le jus de fruits n'a subi que des traitements de stabilisation microbiologiques limités : le traitement ohmique (traitement thermique rapide) ou la haute pression, par exemple.

EN PRATIQUE

Comment choisir les jus de fruits

- Si vous souhaitez consommer un jus de fruits, autorisez-vous le de temps en temps et non pas quotidiennement.

- Même si le jus choisi est 100 % fruits, il ne remplacera jamais une portion entière de fruit. Lisez toujours les étiquettes ainsi que la liste des ingrédients pour vous assurer de boire un vrai jus, simple et 100 % fruit.

- Préférez toujours ceux qui sont naturels, 100 % fruits, sans sucres ni additifs. Choisissez, de préférence, ceux qui comportent la mention « jus de fruits » et « jus de fruits à base de concentré ».

- Évitez le jus type « nectar » qui peut contenir des sucres ajoutés ou des édulcorants pour un pouvoir sucrant plus élevé.

- Évitez les produits portant l'appellation « boisson aux fruits » ou « boisson à base de jus de fruits ».

- Évitez les jus de type multivitamines ou trop supplémentés en minéraux. L'accumulation de ces substances ajoutées artificiellement, dont certaines sont des marqueurs d'ultra-transformation, peut entraîner des risques pour votre santé. Rappelez-vous qu'une alimentation variée et en quantité suffisante fournit les vitamines et les minéraux dont le corps a besoin pour son bon fonctionnement.

- Diversifiez toujours la source de votre jus de fruits. Les variétés et le terroir modifient l'équilibre naturel entre les sucres et les acides organiques du fruit.

- Afin de mieux conserver la teneur en vitamines du jus de fruits, stockez-le dans un endroit sec à l'abri de la lumière. Une fois ouvert, il doit être consommé rapidement.

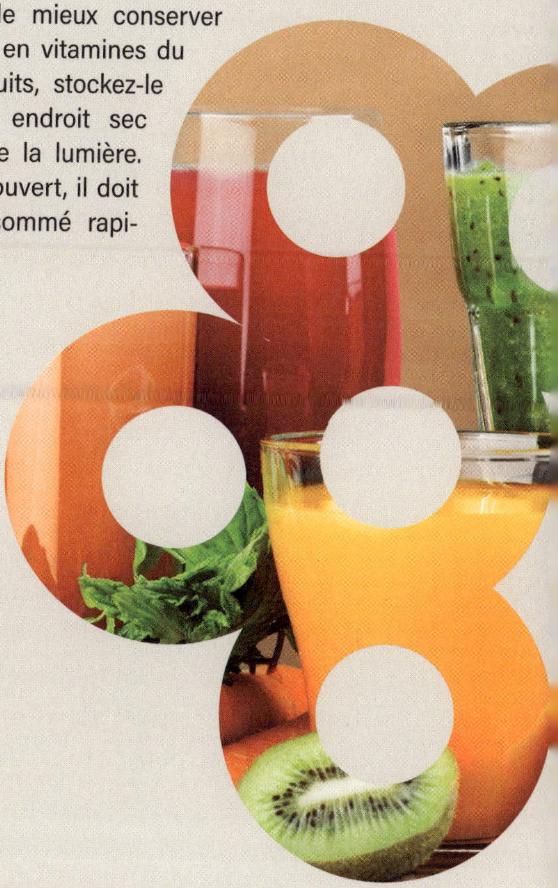

Boissons gazeuses et autres boissons industrielles

Les boissons gazeuses, les thés glacés, les boissons énergétiques et sportives, renferment des quantités impressionnantes de sucre ajouté, le plus souvent sous la forme de saccharose ou de sirop de maïs ou de sirop glucose-fructose à haute teneur en fructose. En plus d'être moins hydratantes, ces boissons ne comblent pas la faim. Elles fournissent des calories sans apporter de micronutriments protecteurs, favorisant la prise de poids, l'apparition de maladies chroniques [diabète de type 2, stéatose hépatique (foie gras humain) et caries dentaires].

Pour autant, les boissons aromatisées avec des édulcorants « à faible teneur en calories ou sans calories », de type zéro ou light, ne sont pas non plus un choix sain.

Bien au contraire, la consommation régulière de ces produits augmente l'appétence pour le goût sucré, créant une dépendance avec des conséquences métaboliques.

Vous pensez consommer sans sucre et sans calories mais ces boissons sont pleines de marqueurs d'ultra-transformation, tels que des édulcorants, des colorants, des arômes, entre autres. Par ailleurs, les produits contenant des édulcorants n'ont pas d'effet protecteur contre le surpoids et l'obésité.

Au contraire, ils sont associés à un risque accru de ces maladies, ainsi que du diabète de type 2. Ce danger est particulièrement important chez les enfants et les adolescents, qui développent une préférence, voire une dépendance pour ce type de boissons, rejettent l'eau et ont du mal à apprécier le goût d'une boisson authentique. C'est la raison pour laquelle il vaut mieux boire de l'eau et encourager sa consommation par rapport aux autres boissons : elle ne contient ni sucres, ni édulcorants, ni additifs, ni colorants, ni acides, ni caféine.

Teneur en sucre dans les boissons

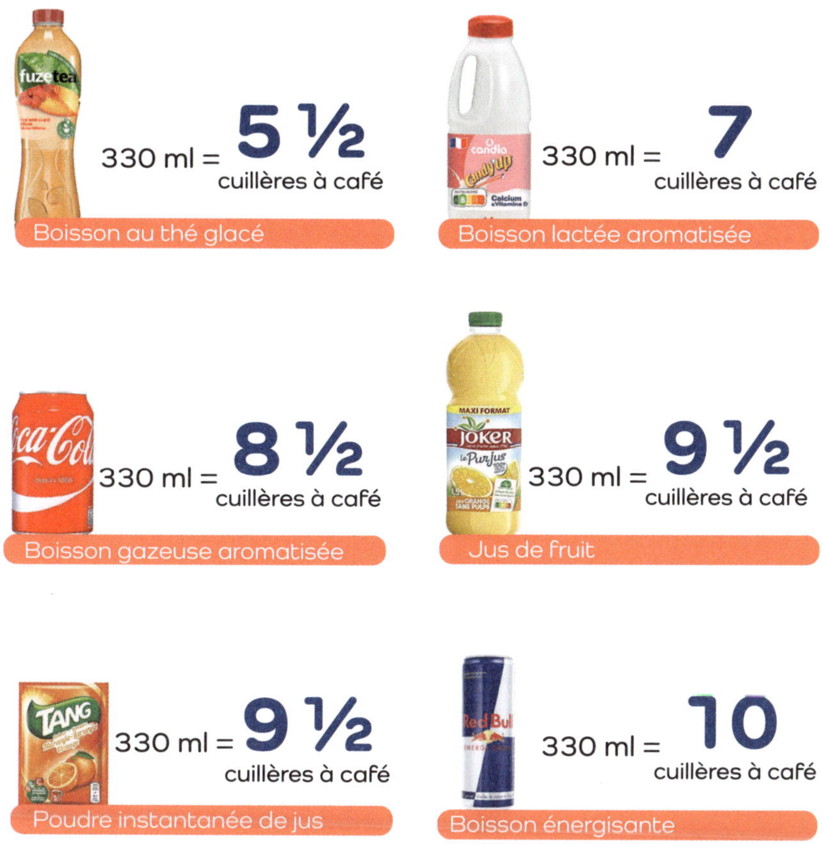
330 ml = 5 ½ cuillères à café
Boisson au thé glacé
330 ml = 7 cuillères à café
Boisson lactée aromatisée
330 ml = 8 ½ cuillères à café
Boisson gazeuse aromatisée
330 ml = 9 ½ cuillères à café
Jus de fruit
330 ml = 9 ½ cuillères à café
Poudre instantanée de jus
330 ml = 10 cuillères à café
Boisson énergisante

◢ Les principaux marqueurs d'ultra-transformation trouvés dans les sodas

Le sirop de maïs (sirop de glucose-fructose), à haute teneur en fructose, est utilisé par l'industrie pour son pouvoir sucrant élevé. Sa consommation excessive est dangereuse pour la santé car il est métabolisé directement dans le foie et augmente les graisses sanguines et hépatiques. Les boissons contenant à la fois du sucre et du sirop de glucose-fructose ont un effet doublement négatif car leur consommation est associée à l'apparition de maladies cardio-vasculaires, du diabète de type 2, de la stéatose hépatique et du syndrome métabolique.

L'additif E338 – acide phosphorique, employé comme antioxydant et acidifiant/correcteur d'acidité, constituerait un facteur de risque cardio-vasculaire, en particulier en cas d'insuffisance rénale.

Le E150d – caramel au sulfite d'ammonium est un colorant qui peut contenir un composé néoformé, le 4-MI (4-méthylimidazole) est suspecté d'être cancérogène.

Le E950 – acésulfame K est un édulcorant utilisé pour son fort pouvoir sucrant, 200 fois supérieur à celui du saccharose. Sa consommation pourrait favoriser la prise de poids et la perturbation de la flore intestinale, engendrant divers déséquilibres métaboliques.

Les boissons alcoolisées

Boire de l'alcool pour trinquer, fêter quelque chose, célébrer un moment important ou se faire plaisir de temps en temps, pourquoi pas ? Ce qui est sûr, c'est que la consommation d'alcool doit rester occasionnelle, mesurée et responsable. En effet, l'alcool n'est jamais totalement sans danger. Donc, si vous en prenez, essayez d'en réduire les risques autant que possible.

Quand vous buvez un demi de bière, un ballon de vin rouge, une coupe de champagne ou encore une dose de whisky (un baby) ou de pastis, vous consommez pratiquement la même quantité d'alcool pur, l'équivalent de 10 g : c'est ce qu'on appelle une unité d'alcool.

Certaines boissons alcoolisées ont un effet protecteur cardio-vasculaire, en raison de leur teneur élevée en polyphénols et autres antioxydants, et d'autres effets bénéfiques seraient attribuables à l'éthanol. Toutefois, pour bénéficier des effets protecteurs de l'alcool, vous devrez vous en tenir à une consommation limitée. En effet, les experts ont mis en évidence que les risques liés à la consommation d'alcool augmentaient au-delà de 20 grammes d'alcool par jour (soit une consommation équivalente à 2 unités d'alcool).

Il faut considérer les boissons alcoolisées comme des bonbons liquides, autrement dit, les réserver à une consommation occasionnelle et un plaisir de temps à autre. Chaque gramme d'alcool fournit 7 calories, soit près du double de l'énergie fournie par chaque gramme de glucides ou de protéines. L'alcool ne comble pas la faim, il est riche en sucre et renferme des calories vides, ce qui peut occasionner un gain de poids à moyen terme si la consommation est excessive. Ces calories en trop se logent sous forme de graisse dans la région abdominale. Cette accumulation constitue également un facteur de risque pour le développement de maladies cardio-vasculaires.

1 unité = 10 g d'alcool

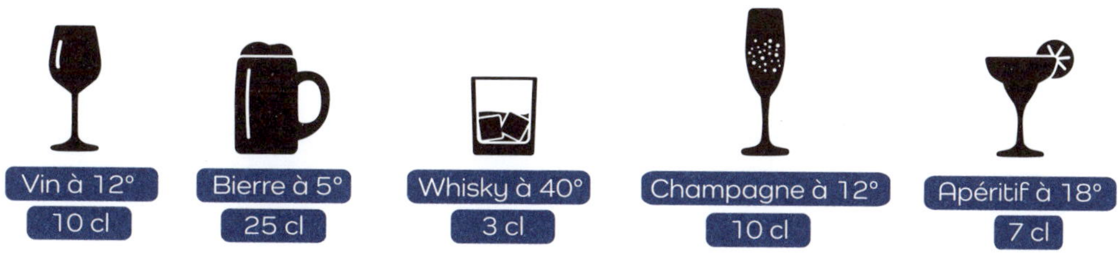
Vin à 12°
10 cl
Bierre à 5°
25 cl
Whisky à 40°
3 cl
Champagne à 12°
10 cl
Apéritif à 18°
7 cl

ATTENTION

L'alcool est une boisson à double tranchant : au-delà de deux verres par jour, les bénéfices pour la santé s'estompent pour laisser place aux effets néfastes.

- Cause de lésions aux organes tels que le foie, le pancréas, le cerveau et le cœur.
- Facteur de risque d'hypertension artérielle.
- Associé à l'apparition de plusieurs types de cancer (de la bouche, du pharynx, de l'œsophage, du larynx et du foie).
- Provoque une augmentation du niveau d'anxiété.
- Si vous êtes enceinte, si vous allaitez, si vous devez prendre le volant ou si vous êtes sous médication, évitez de consommer de l'alcool.

Les bonnes alternatives sont les boissons sans alcool. Elles peuvent être tout autant colorées, fruitées, festives et savoureuses que les boissons alcoolisées. Certaines feront également le bonheur des enfants, des femmes enceintes et des chauffeurs désignés lors de vos soirées en famille ou entre amis. N'hésitez pas à varier les préparations avec différents ingrédients tels que fruits, jus de fruits, épices, thé, herbes, etc.

Comment choisir
les boissons

- Préférez toujours l'eau pour vous hydrater. L'eau du robinet est le meilleur choix pour vous et pour la planète.

- Si vous voulez en changer la saveur, vous pouvez l'aromatiser vous-même en y ajoutant des fruits ou des herbes aromatiques.

- Boire du thé ou des infusions tièdes ou froides, est une alternative saine pour s'hydrater.

- Réservez les sodas, les boissons sucrées et énergisantes pour les occasions spéciales et évitez qu'ils fassent partie de vos habitudes alimentaires.

- Si vous prenez des jus de fruits, préférez ceux qui sont 100 % fruits, sans ajout de sucres, d'arômes ou de vitamines.

- Si vous prenez de l'alcool, faites attention aux quantités. L'excès peut être nocif pour votre santé. Diversifiez toujours la source de votre jus de fruits. Les variétés et le terroir modifient l'équilibre naturel entre les sucres et les acides organiques du fruit.

- Afin de mieux conserver la teneur en vitamines du jus de fruits, stockez-le dans un endroit sec à l'abri de la lumière. Une fois ouvert, il doit être consommé rapidement.

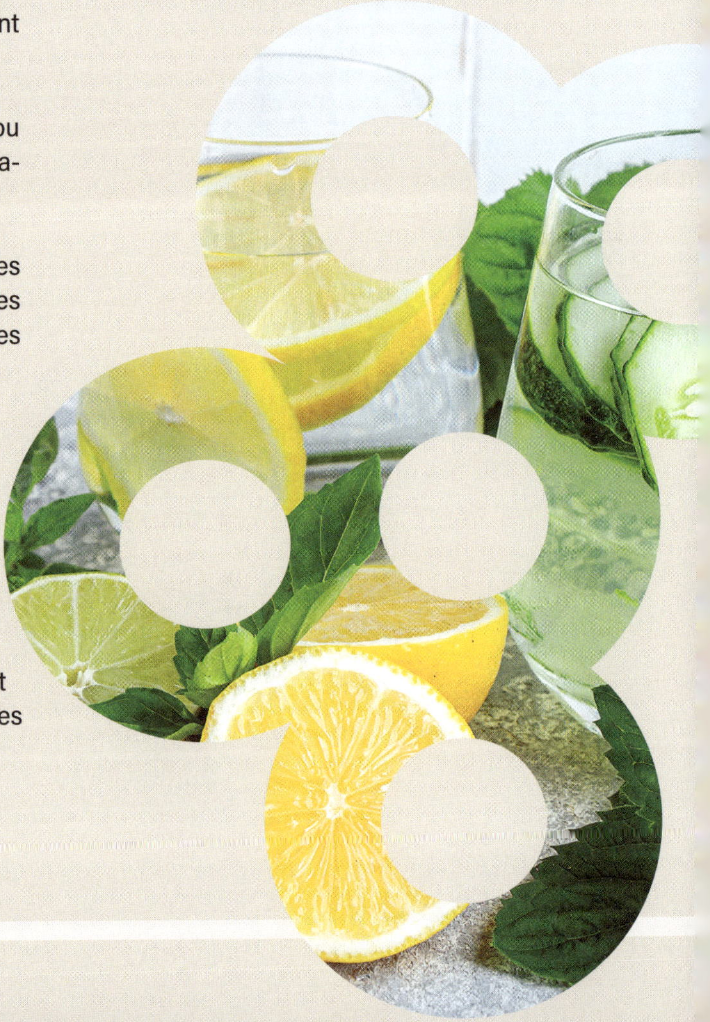

↘ LE SUCRE

Les sucres (avec pouvoir sucrant), comme le montre la figure ci-dessous, se trouve principalement sous deux formes. D'abord, il y a le sucre naturellement présent dans les aliments (fructose des fruits et du miel, lactose du lait, et ensuite le sucre ajouté, à la maison ou industriellement. Le sucre ajouté peut être classé en trois catégories : le sucre peu transformé non raffiné (par exemple, le sucre de table blanc issu de la betterave, le sucre roux issu de la canne de sucre ou le sirop d'érable), le sucre transformé raffiné (par exemple, le sucre de canne blanc raffiné) et le sucre ultra-transformé (par exemple, le sirop de glucose-fructose issu de l'hydrolyse de l'amidon de maïs).

Les différents sucres ajoutés aux aliments

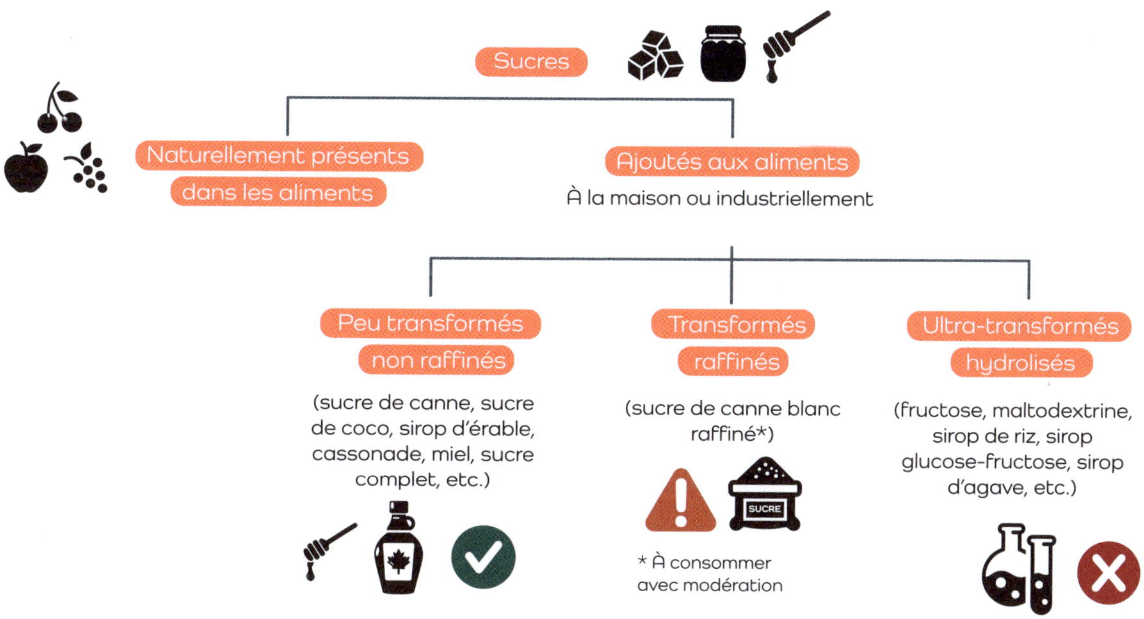

Les sucres naturellement présents dans les aliments comme ceux des fruits ou du lait, ne sont pas absorbés de la même manière que les sucres ajoutés. Par exemple, le fructose contenu dans les fruits est piégé dans des cellules végétales fibreuses qui en ralentissent l'absorption et apporte une sensation de satiété, ce que le sirop de fructose, ajouté aux aliments ultra-transformés, ne fait pas. De plus, le fructose des fruits est accompagné de composés antioxydants naturellement présents comme les polyphénols de type flavonoïdes. Le sucre naturellement présent dans les aliments ne nuit donc pas à la santé lorsqu'il est consommé modérément dans le cadre d'une alimentation saine.

En effet, l'OMS (Organisation mondiale de la santé) recommande de ne pas dépasser 10 % (idéalement 5 %) de calories quotidiennes en sucres, soit l'équivalent de 50 g (environ 12 cuillères à café) en sucres de jus de fruits, de miel ou ajoutés.

Le sucre utilisé à la maison comme ingrédient culinaire pour sucrer les préparations (sucre de canne, sucre de coco, sirop d'érable, cassonade, miel, sucre complet, etc.) ne présente pas nécessairement un risque s'il n'est pas consommé de manière isolée et à jeun, ni en excès. Les fibres alimentaires solubles des fruits, légumes et certaines céréales types avoine, peuvent contribuer à ralentir l'absorption du sucre quand il est ingéré avec ces aliments. En suivant une alimentation équilibrée, avec la consommation d'aliments bruts ou peu transformés, on peut se faire plaisir en sucrant ses préparations, sans culpabiliser.

Malheureusement aujourd'hui, la plus grande partie du sucre consommé n'est pas dans le sucrier mais cachée dans des produits industriels ultra-transformés qui n'ont pas forcément un goût sucré. Vous pouvez trouver du sucre dans les barres de céréales, les céréales pour le petit déjeuner, les sauces, les plats préparés, et même, certaines charcuteries. Regardez toujours la liste des ingrédients de vos produits, vous serez étonnés d'y trouver une présence de sucre que vous n'auriez jamais soupçonnée (leur nom finit généralement par « -ose », comme dextrose). En outre, du fait que l'on ne ressent pas toujours le goût sucré, on ne se rend pas vraiment compte de la quantité que l'on consomme. C'est la raison pour laquelle les recommandations de 10 % de l'OMS sont très vite dépassées.

Les produits ultra-transformés contiennent du sucre ajouté, que l'on retrouve sous diverses appellations (fructose, maltodextrine, sirop de riz, sirop de glucose-fructose, sirop de glucose, sucre inverti, dextrose, etc.). Il s'agit de sucres isolés par des procédés industriels qui, ajoutés aux aliments, donnent du goût, de la couleur, de la texture et contribuent même à la conservation.

Ces types de sucres d'absorption rapide, se trouvent ajoutés au sein de matrices alimentaires étrangères (constitués d'assemblages d'ingrédients), sans nutriments protecteurs associés (comme les vitamines, les minéraux, les antioxydants et les fibres). Ils génèrent des pics de glycémie qui contribuent à la dérégulation métabolique, augmentant notamment le risque de développer un diabète de type 2 ou une obésité. De plus, ce sont des calories vides qui vont être directement stockées sous la peau ou dans le foie sous forme de graisses, favorisant le gain de poids, l'obésité ou la stéatose hépatique (foie gras humain).

Attention aux édulcorants

L'aspartame, la sucralose, le cyclamate, l'advantame, etc., sont des additifs avec un pouvoir sucrant présents dans les produits « sucrés » allégés en sucre ou sans sucre. Ces molécules synthétiques obtenues par des procédés chimiques, sont des marqueurs d'ultra-transformation. Consommés en grande quantité, les édulcorants deviennent nocifs pour la santé. Certains d'entre eux sont liés au risque d'apparition de certains cancers, d'accouchements prématurés, de maladies inflammatoires de l'intestin, entre autres. En outre, ils entraînent une habituation au goût sucré, brouillent les signaux de satiété et nous font consommer davantage de produits ultra-transformés, puisque l'on s'imagine qu'ils contiennent moins de calories. De plus en plus d'études montrent le lien entre leur consommation et leurs effets sur la santé. Malgré toutes les preuves qui s'accumulent contre eux, ils sont encore très présents dans les listes d'ingrédients. La bonne nouvelle est que vous pouvez toujours choisir de ne pas les consommer !

Les édulcorants dits « naturels » comme les glycosides de stéviol (ou stévia) et le sirop d'agave sont commercialisés comme « édulcorants sains » en raison de leur origine végétale. Or, un problème se pose si l'on observe le processus d'obtention de ces édulcorants. La plante a subi des processus extrêmes de raffinage et de purification des molécules qui l'ont totalement éloignée de son origine naturelle, pour créer un ingrédient ultra-transformé.

Comment manger moins sucré

- Réduisez votre consommation d'aliments ultra-transformés. Ils contiennent des sucres ajoutés cachés sous des noms divers. Ces aliments ne devraient pas représenter plus de 15 % des calories quotidiennes, ce qui correspond à 1 ou 2 produits ultra-transformés par jour au maximum.
- Préférez une cuisine faite maison ou artisanale plutôt que des aliments ultra-transformés. Vous ne contrôlez pas la quantité et la qualité des sucres d'un plat industriel, contrairement à un plat fait maison.
- Réduisez votre consommation de boissons sucrées, comme les sodas et les jus.
- Préférez l'eau pour vous hydrater, ou des boissons aromatisées naturellement avec du citron, de la menthe, de la citronnelle, etc.
- Mangez des aliments sucrés à la fin d'un repas et évitez de les consommer de façon isolée avec l'estomac vide. Lorsque les sucres sont mélangés avec d'autres aliments contenant des fibres, leur absorption est ralentie, évitant ainsi les pics glycémiques qui provoquent des fringales récurrentes.
- Essayez de réduire graduellement la dose de sucre dans le café ou les yaourts nature afin de vous défaire du goût sucré. Avec le temps, votre cerveau et votre corps vont s'habituer à des goûts moins sucrés et redécouvrir les arômes plus subtils des aliments naturels. En persévérant, vous arriverez même à préférer certains aliments sans sucre, car vous aurez (re)découvert leur goût véritable.
- Évitez d'acheter des produits déjà sucrés. Il vaut toujours mieux les acheter neutres et nature et les sucrer à la maison. Par exemple, au yaourt industriel aux fruits ultra-transformé et très sucré, préférez l'ajout de confiture artisanale ou de miel à un yaourt nature : c'est meilleur et de plus, vous contrôlez la dose de sucre.
- Essayez de diversifier les sources de sucre en utilisant une variété pour les préparations de gâteaux, une autre pour le café, une autre pour le yaourt, etc. De cette façon, vous variez les saveurs !

Comment choisir
le sucre

Le sucre étant un ingrédient culinaire, vous pouvez l'utiliser pour vos préparations. Il existe une grande variété de sources naturelles de sucre (mentionnées ci-dessus) qui, si elles sont utilisées en quantités modérées et dans le contexte d'un régime alimentaire équilibré (règle des 3V, Vrai, Végétal et Varié), ne présentent pas de menace pour notre santé. Le sucre raffiné, les édulcorants naturels et artificiels transformés ainsi que les sucres ajoutés aux produits alimentaires sont ceux qui présentent un risque réel pour notre santé. Aussi est-il est conseillé de « sucrer votre vie » naturellement en profitant de préparations faites maison.

Pour sucrer vos préparations maison, privilégiez les sucres obtenus naturellement par des procédés simples à partir de la betterave ou de la canne à sucre, comme le sucre de canne complet et la cassonade.

Il existe aussi d'autres sources naturelles de sucre pour varier et se faire plaisir, comme le miel, le sirop d'érable, la caroube, le sucre de palme ou le sucre de coco, obtenus par des procédés peu impactants. L'avantage de tous ces sucres peu transformés est qu'ils sont plus riches en vitamines et minéraux, et ont un plus grand pouvoir sucrant. Cela permet d'utiliser moins de sucre que s'il s'agissait de sucre de table raffiné.

Faites attention à la liste des ingrédients, en évitant les sucres tels que le glucose, le fructose, le dextrose, le sirop de glucose, le maltose, la dextrine, la maltodextrine et le sucre inverti. Ces sucres ultra-transformés obtenus par des procédés de purification, sont délétères pour votre santé.

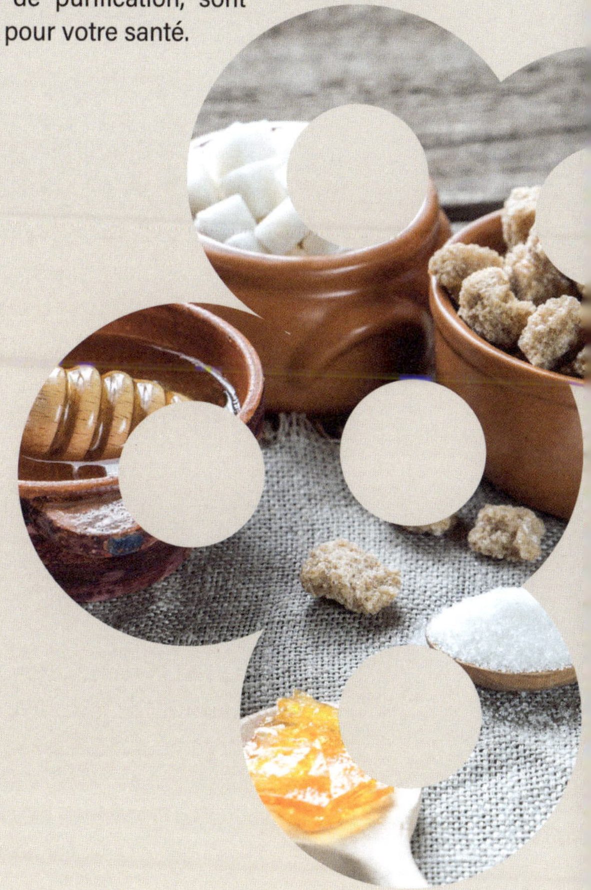

↘ LE SEL

Il est un minéral composé essentiellement de chlorure de sodium (NaCl). À n'en pas douter, le sel est un formidable exhausteur de goût. Pour autant, le sel doit être utilisé avec modération car une consommation élevée est liée au développement de certains troubles de santé comme l'hypertension artérielle et certaines maladies cardio-vasculaires. C'est pourquoi, à titre préventif, l'OMS recommande une consommation inférieure à 5 g de sel par jour (soit l'équivalent d'une cuillère à café et un apport en sodium de 2g).

Près de la moitié du sel consommé quotidiennement provient du sel ajouté lors de la cuisson, de l'assaisonnement ou avec la salière sur la table. Le reste du sel est naturellement apporté par les aliments : les poissons, les fruits de mer ou encore les fruits et légumes, mais surtout ajouté par les produits transformés et ultra-transformés. Fromages, fromage râpé, charcuterie, saucisses, snacks, conserves, biscuits et viennoiseries, cubes de bouillon, soupes, sauce soja, ketchup et mayonnaise, ainsi que les aliments prêts à consommer fournissent une grande quantité de sel.

Concernant le sel que vous ajoutez, il appartient à deux grandes catégories. Tout d'abord, il y a les sels 100 % naturels, qui viennent directement de la mer ou de la terre. Ils n'ont subi ni transformation ni traitement chimique. Ils contiennent du chlorure de sodium et du chlorure de magnésium qui sont des oligoéléments bénéfiques pour la santé.

Ensuite, il y a les sels raffinés, traités par des processus chimiques dans le but de les épurer et de les blanchir. Ceux-là ne contiennent plus que du chlorure de sodium, tous les autres minéraux leur ayant été enlevés. Lors du processus de fabrication, de l'iode et du fluor sont souvent ajoutés pour la prévention de goitre et de caries dentaires, ainsi que des additifs comme des anti-agglomérants (E535 – ferrocyanure de sodium) et des conservateurs (E202 – anhydride sulfureux). Le sel est utilisé non seulement pour l'assaisonnement, mais aussi pour la conservation des aliments et ce, depuis le Moyen Âge, avec le salage de la viande ou du poisson.

Son pouvoir conservateur est la raison pour laquelle de nombreux industriels l'utilisent autant dans leurs produits. Par conséquent, la grande majorité des aliments industriels, qu'ils soient sucrés ou salés, ont aujourd'hui une teneur trop élevée en sel. Il devient alors très facile de dépasser la recommandation de l'OMS.

Comment manger moins salé

- Limitez votre consommation d'aliments ultra-transformés. Ceux-ci ne devraient pas représenter plus de 15 % des calories quotidiennes (cela correspond à 1 ou 2 produits ultra-transformés par jour au maximum). Ils sont sucrés ou salés, et contiennent généralement une forte teneur en sel, utilisé comme exhausteur de goût ou comme conservateur. En plus, le problème du sel venant de sa teneur en sodium, certains additifs texturants, émulsifiants, entre autres, peuvent en contenir aussi. Comme ceux dont le nom se termine par sodium (par exemple : E211 — benzoate de sodium ou E325 — lactate de sodium).
- Il faut utiliser le sel avec modération car une consommation de plus de 5 g par jour, soit l'équivalent d'une seule cuillère à café, favorise l'hypertension artérielle.
- Pour rehausser la saveur de vos repas sans utiliser de sel, ajoutez citron, oignons, poireaux, ail, gingembre, épices (poivre, curry, cumin, curcuma, muscade) et herbes aromatiques comme l'origan, le thym, le laurier, le persil, le basilic, la coriandre ou tout autre assaisonnement naturel frais ou en poudre. Vous pouvez faire votre propre mélange, en aromatisant une partie de votre sel avec des épices, des herbes, des zestes de citron…
- Ne salez pas les préparations contenant des sauces. Ce n'est pas nécessaire car la sauce elle-même donnera la saveur souhaitée à la préparation, surtout si elle contient de la moutarde ou de la sauce soja qui a déjà une teneur élevée en sel. Optez pour des sauces faites maison. Une sauce tomate sera toujours plus délicieuse si elle est naturelle.
- Rincez les aliments en conserve avant utilisation : les légumes, les légumineuses, les olives, les cornichons, etc., pour éliminer l'excès de sel et ne salez pas le plat ensuite !
- À l'apéritif, proposez des fruits à coque non salés, comme les noix de cajou, les amandes, les noisettes, les cacahuètes et remplacez les biscuits apéritifs par des fruits (tomates cerises, billes de melon) et légumes (carottes, concombre, céleri, radis).
- Faites attention aux produits d'origine animale à haute teneur en sel. Modérez la consommation de charcuterie (jambon cru, saucisson sec, salami, lardons, saucisses, etc.). Pour les fromages, essayez de varier. Tous

n'ont pas la même teneur en sel. Préférez ceux qui sont moins salés : fromages frais de type ricotta, chèvre frais, mozzarella mais aussi emmental, comté et gruyère. Respectez toujours la règle d'or de 15 % de calories issues de produits d'origine animale au maximum par jour (idéalement ne pas dépasser 3 produits animaux par jour).

- Au supermarché, privilégiez les cubes de bouillon aux légumes et bio par rapport à ceux à la viande ou à la volaille. Méfiez-vous des bouillons réduits en sels ou dégraissés. Ils contiennent pour la plupart d'entre eux des marqueurs d'ultra-transformation comme des arômes, du glutamate, des amidons modifiés et des sucres cachés comme le sirop de glucose, la maltodextrine.
- À la maison, vous pouvez réaliser votre propre bouillon de légumes en conservant le concentré de la cuisson de vos aliments, en y ajoutant les épices et les condiments de votre choix, puis en le congelant dans un bac à glaçons. Vous en aurez toujours sous la main pour aromatiser vos préparations.
- Pour ne pas se tromper et bien choisir un sel naturel, regardez la liste des ingrédients : cela permet de vérifier l'origine (mer ou terre) et que le sel soit l'unique ingrédient. Évitez les sels déjà aromatisés et les sels fins iodés, ils contiennent souvent des marqueurs d'ultra-transformation (arômes, additifs antiagglomérants, vitamines et minéraux de synthèse ajoutés). Afin d'éviter l'utilisation de sels iodés, privilégiez la consommation d'aliments naturellement riches en iode, tels que les algues et les fruits de mer.
- Évitez les mélanges d'épices pour préparation (guacamole, fajitas, poulet rôti, barbecue, poulet tikka masala) : ils sont déjà trop salés, et renferment des exhausteurs de goût et du sucre ajouté.
- Évitez de saler les plats avant de les goûter. Ne mettez pas la salière sur la table, afin de ne pas être tenté d'ajouter de sel aux préparations déjà salées.
- Rappelez-vous que les aliments contiennent déjà du sel naturellement !

Comment choisir
le sel

● Préférez les sels de sources 100 % naturelles comme le sel de mer, le gros sel, la fleur de sel, le sel de Guérande et le sel de l'Himalaya. Ils sont plus nutritifs, contiennent plus de minéraux et oligoéléments bénéfiques et moins de sodium que les autres sels.

● De façon générale, le sel, les graisses et le sucre utilisés comme ingrédients ne sont pas nocifs en eux-mêmes pour la santé. C'est à la qualité (les moins transformés possible) et à la quantité utilisées que vous devez veiller.

● En outre, la consommation excessive de graisses, de sel et de sucre rend l'organisme dépendant de ces substances, activant le système de récompense et donnant une fausse sensation de plaisir. Découvrir et apprécier le goût des aliments naturels vaut la peine. Il faut du temps pour s'habituer aux nouvelles saveurs, mais vous verrez que c'est possible !

ATTENTION

Le sel n'est pas naturellement fin et blanc. S'il a ces caractéristiques, c'est le signe que vous êtes en présence d'un sel raffiné. Le sel naturel a une couleur grisâtre. En revanche, vous pouvez trouver des sels colorés de rose comme le sel de l'Himalaya, de noir comme le sel hawaïen ou encore de bleu comme le sel de Perse.

● Les sels les plus nutritifs proviennent directement de la nature, comme les sels minéraux ou les sels marins, et sont produits avec des méthodes artisanales. La moitié du sel que nous mangeons provient des aliments, l'autre moitié de ce que nous ajoutons à nos préparations. Alors, pour réduire la quantité de sel au quotidien, pensez d'abord à baisser la consommation de produits ultra-transformés à haute teneur en sel et ensuite à choisir, pour vos préparations, un sel de source naturelle avec moins de sodium.

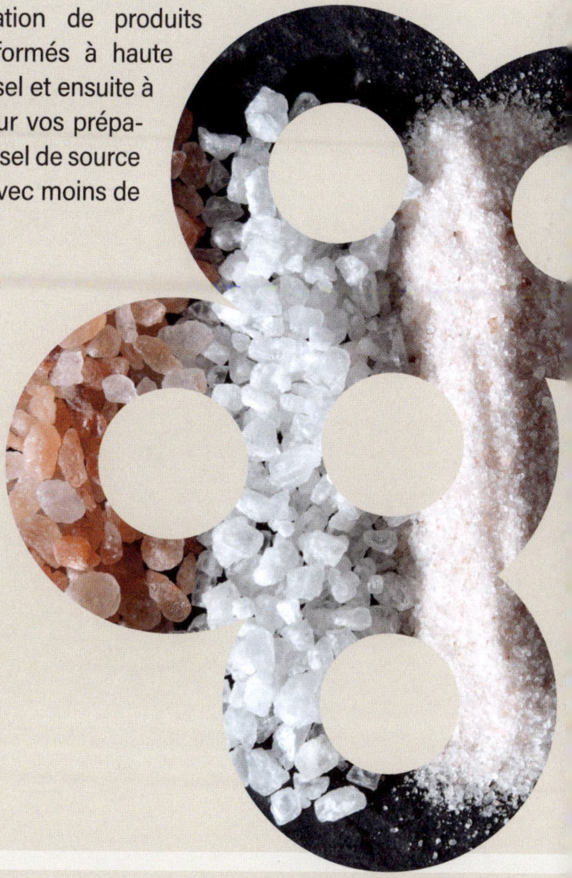

Chapitre 6

Comment composer votre assiette

À présent que la règle des 3V n'a plus de secrets pour vous, voyons comment mettre tout cela en musique. Nous vous proposons dans ce chapitre de passer à la pratique. Nous allons voir comment composer votre assiette pour manger équilibré dans la durée et vous régaler. La notion de plaisir est pour nous très importante car il ne peut y avoir d'équilibre alimentaire sans plaisir.

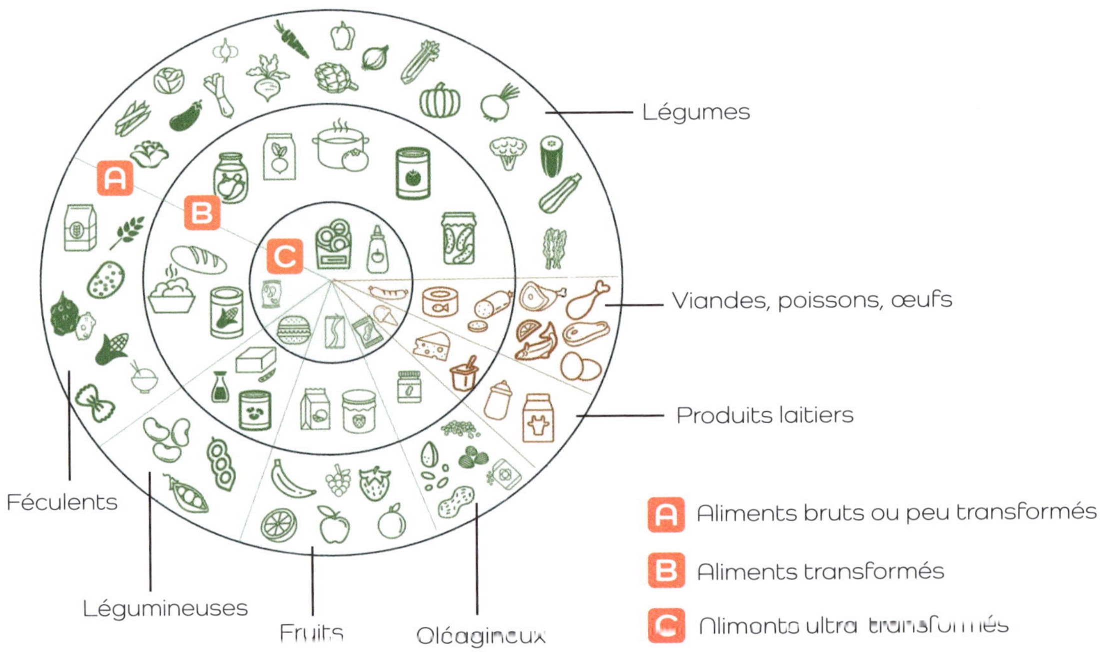

↘ COMMENT INTERPRÉTER L'ASSIETTE 3V

Mangez de VRAIS aliments.

Qu'ils soient d'origine animale ou végétale, les vrais aliments c'est-à-dire les aliments bruts ou peu transformés se trouvent dans le disque extérieur de l'assiette (A). Ceux qui sont simplement transformés se trouvent dans le disque médian (B). Les aliments ultra-transformés, eux, se trouvent dans le cercle au centre (C). (*Rappel : limiter la consommation d'aliments ultra-transformés à 15 % maximum de vos calories quotidiennes, soit 1-2 portions par jour.*)

Privilégiez les aliments VÉGÉTAUX.

La partie végétale de l'assiette est représentée par la couleur verte et la partie animale par la couleur orange. (*Rappel : limiter la consommation de produits animaux à 15 % maximum de vos calories quotidiennes, soit 2-3 portions/ jour.*)

VARIEZ, en privilégiant si possible, les aliments bio, locaux et de saison

Variez au maximum les groupes alimentaires, représentés par les quartiers dans l'assiette, et n'oubliez pas de diversifier aussi au sein de chaque groupe. (*Rappel : consommer au moins 30 aliments différents par semaine.*)

ATTENTION

Ici, la notion d'assiette ne fait pas allusion à l'assiette d'un seul repas. Autrement dit, il n'est pas nécessaire de consommer tous les groupes alimentaires représentés à chaque repas. Cette assiette illustre un régime alimentaire préventif et durable *global* qui respecte la règle des 3V. L'équilibre alimentaire se fait sur plusieurs jours, voire une semaine. Les proportions proposées pour tous les groupes alimentaires le sont à titre indicatif.

↘ COMMENT MANGER ÉQUILIBRÉ

Voici les 5 notions clés pour équilibrer votre alimentation.

1. Respectez les 3V (Vrai, Végétal, Varié). Les trois conditions doivent être réunies pour avoir une alimentation saine et équilibrée. Si l'une d'elles n'est pas respectée, l'alimentation n'est plus optimale pour la santé. Votre alimentation ne sera pas équilibrée. Par exemple, si vous ne mangez que des végétaux ultra-transformés sans varier votre alimentation (par exemple, des steaks végétaux ultra-transformés tous les jours) ; ou que de vrais aliments mais sans trop varier et sans beaucoup de végétaux (un yaourt nature trois fois par jour), etc.

2. Ne comptez pas les calories. Pour avoir une alimentation équilibrée, il faut comprendre que nous mangeons des aliments et non des nutriments. Il n'y a aucune raison de compter les calories, cela ne veut rien dire. Vous pouvez ingérer beaucoup de calories, qui n'apportent aucun nutriment intéressant pour l'organisme, ou au contraire très peu, mais de très bonne qualité. Détendez-vous et profitez de votre alimentation 3V.

3. Inutile de vous focaliser sur les « interdits » et les « écarts » alimentaires. Ce n'est pas parce que vous mangez une raclette et une mousse au chocolat que vous devez culpabiliser. Il n'existe pas de « bons » et de « mauvais » nutriments. Le gras et le sucre font aussi partie de l'alimentation. Tout est question de quantité et de fréquence. Plutôt que de vous priver à chaque fois, mieux vaut savourer de temps en temps ce qui vous fait plaisir. Cela vous permettra de maintenir une vie sociale normale et d'éviter les frustrations qui conduisent à des comportements abusifs et à des troubles du comportement alimentaire.

4. Diversifiez au maximum. Les nutriments sont les constituants des aliments. Certains d'entre eux sont dits indispensables car ils ne sont pas synthétisés par l'organisme et doivent être apportés par l'alimentation, par exemple, des vitamines comme la C et la B12, des acides aminés comme la leucine et le tryptophane et des acides gras comme l'acide linoléique et l'acide linolénique (oméga-6 et oméga-3). Un aliment ou un groupe d'aliments ne permet pas d'apporter tous les nutriments nécessaires au bon fonctionnement de l'organisme. Et la teneur en différents nutriments (glucides, protéines, lipides, vitamines, minéraux) varie en fonction de chaque aliment. Donc, **pour équilibrer l'alimentation, il est nécessaire de la diversifier au maximum**, en veillant à apporter les nutriments essentiels au bon fonctionnement de l'organisme. Rassurez-vous, cet équilibrage ne s'effectue pas en un seul repas, ni en un seul jour, mais sur plusieurs jours voire une semaine.

5. Adaptez selon vos besoins. Pour équilibrer son alimentation, il est d'abord nécessaire de l'adapter à ses besoins individuels (sexe, âge), à son état physiologique (enceinte, allaitante), à son activité physique (intense, modérée). Puis de se connecter à soi-même afin d'interpréter les signaux de son corps. La faim, très différente de l'envie de manger quelque chose, et la satiété sont deux signaux essentiels à identifier et à écouter. Ils vous permettront de manger les bonnes quantités aux bons moments.

↘ LES REPÈRES DE L'ALIMENTATION 3V

Pour vous aider à manger de façon équilibrée et saine en respectant la règle des 3V, nous allons vous donner quelques repères de fréquence de consommation et de portion.

Les fréquences

GROUPES ALIMENTAIRES	SOUS-GROUPES ALIMENTAIRES	FRÉQUENCE DE CONSOMMATION
Féculents	Céréales complètes	Tous les jours en privilégiant les grains complets.
	Tubercules/manioc	
Légumes	Légumes	Tous les jours à chaque repas en variant entre le cru et le cuit.
Fruits	Fruits	
Légumineuses	Haricots secs, lentilles, pois chiches, soja	3 fois par semaine en variant entre haricots, tofu, lentilles, pois chiches.
Oléagineux	Noix	2 poignées par jour, tous les jours en variant entre noix de Grenoble, de cajou, du Brésil, amandes, noisettes.
Produits laitiers	Laits, produits fermentés	Entre 1 à 2 fois par jour en variant entre yaourt, fromage et lait de vache, brebis, chèvre.
VPO	Bœuf, agneau, porc	1 fois par semaine, en variant entre bœuf, porc, agneau, veau et charcuterie.
	Poulet et autres volailles	3 fois par semaine, en variant entre volailles, poissons gras et maigres, œufs.
	Œufs	
	Poissons	
Matières grasses	D'origine végétale	Tous les jours à chaque repas, réparties ainsi : 1/3 d'origine animale (beurre, crèmes) et 2/3 d'origine végétale (huiles d'olive, colza, noix).
	D'origine animale	

Les portions

«Manger 5 portions de fruits et légumes par jour» est l'une des recommandations les plus connues du PNNS (Programme national nutrition et santé) créé par le gouvernement. Mais qu'est-ce qu'une portion exactement? Ce terme est souvent utilisé en nutrition pour standardiser une quantité d'aliments, qui est déterminée par les besoins quotidiens, afin d'apprendre à manger de façon équilibrée et saine. Sur les étiquettes des aliments emballés, les portions sont spécifiées en grammes. Or, on n'a pas toujours une balance à la maison. Pour vous donner des repères très concrets, chez Siga nous souhaitons utiliser un système de mesure simplifié et pratique qui fait appel à la main, la cuillère et la tasse (ces mesures sont indicatives et peuvent varier en fonction du volume et de la densité de l'aliment).

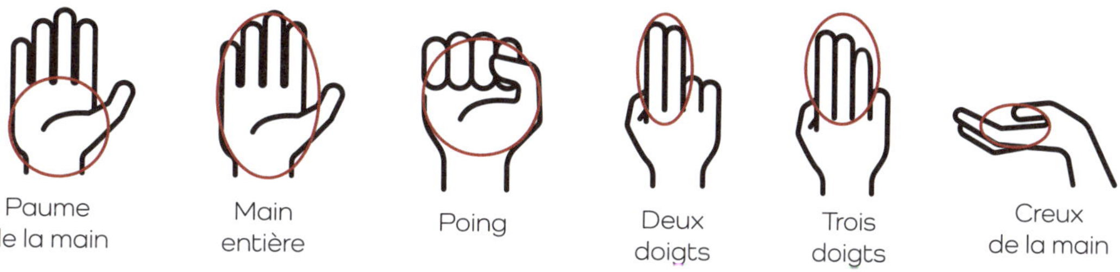

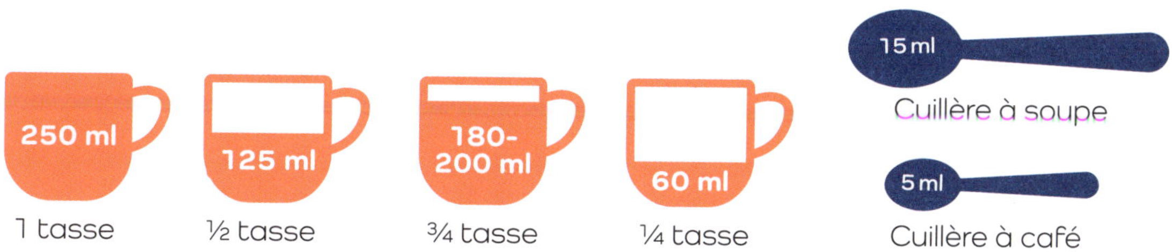
250 ml
1 tasse
125 ml
½ tasse
180-200 ml
¾ tasse
60 ml
¼ tasse
15 ml
Cuillère à soupe
5 ml
Cuillère à café

Nous allons vous donner des indications de portion pour chaque groupe alimentaire afin de respecter la règle des 3V et bénéficier d'une alimentation préventive et durable. Il est important de souligner que ces repères sont indicatifs, proposés pour une personne adulte en bonne santé afin qu'elle puisse couvrir des besoins énergétiques compris entre 2000 et 2500 calories par jour. Ces recommandations peuvent en effet varier et être adaptées localement, selon la région et donc les aliments disponibles, et individuellement, selon le sexe, l'âge, le statut physiologique et l'activité physique.

Voici donc comment composer votre assiette 3V.

1. Faites en sorte que les 3/4 de votre assiette soit végétale.

Pour que votre alimentation soit plus végétale, augmentez principalement la consommation de céréales complètes, de légumineuses et de noix.

2. Mangez des tubercules et des céréales tous les jours en privilégiant les grains complets.

CÉRÉALES & TUBERCULES	G - ML	PORTION	REPRÉSENTATION
Pain baguette	60 g	1 paume de main (¼ baguette)	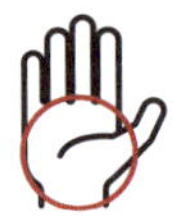
Pain en tranche, biscotte	50 g	1 main (2 tranches)	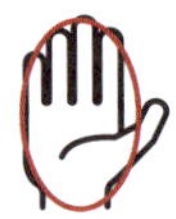
Céréales de petit déjeuner, muesli, flocons d'avoine	30 ml	1/4 tasse	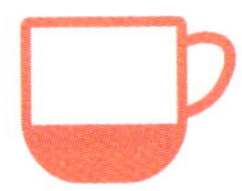
Riz, couscous, boulgour, pâtes, quinoa, blé	200 ml	3/4 tasse	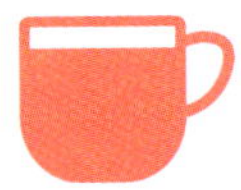
Farine	25 ml	1/4 tasse	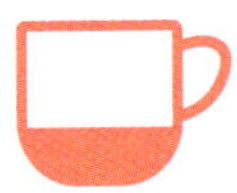
Pomme de terre, patate douce, manioc, topinambour	200 g	1 poignée	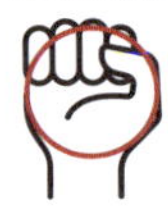
Maïs doux	90 ml	1/2 tasse	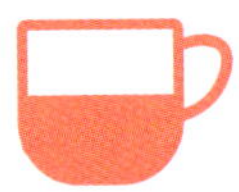
Purée de pommes de terre, polenta	200 ml	3/4 tasse	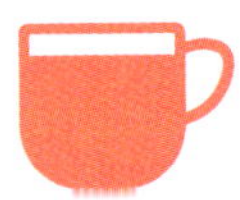

3. Mangez des légumineuses au moins 3 fois par semaine en variant les sources.

LÉGUMINEUSES	G - ML	PORTION	REPRÉSENTATION
Lentilles vertes, corail, blondes	100 ml	3/4 tasse	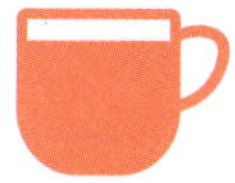
Haricots blancs, mungo, rouges, flageolets	100 ml	3/4 tasse	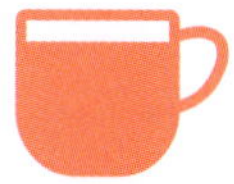
Pois cassés	100 ml	3/4 tasse	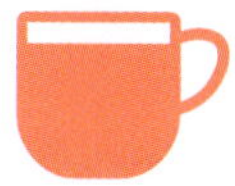
Pois chiche	100 ml	3/4 tasse	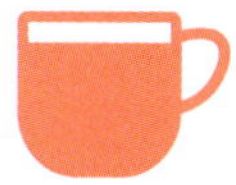
Fèves	100 ml	3/4 tasse	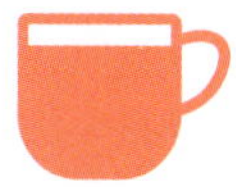

4. Augmentez votre consommation de noix à 2 poignées par jour, tous les jours.

OLÉAGINEUX	G - ML	PORTION	REPRÉSENTATION
Amandes, noisettes, noix, noix de pécan	25 g	Creux de la main	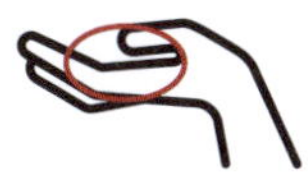
Cacahuètes, noix de cajou, pistaches	25 g	Creux de la main	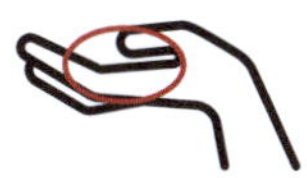
Châtaignes, pignons de pin	30 g	1 poignée	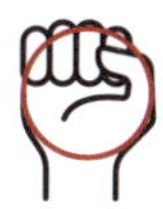

OLÉAGINEUX	G - ML	PORTION	REPRÉSENTATION
Graines de courge, sésame, chia, tournesol, pavot, lin	15 ml	1 cuillère à soupe	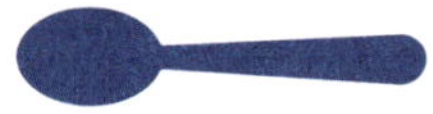
Beurre de cacahuète, purée d'amandes, tahini	15 ml	1 cuillère à soupe	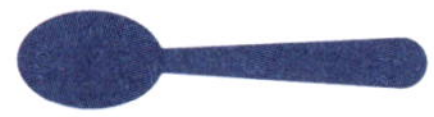

5. Mangez des fruits et légumes tous les jours à chaque repas en variant entre cru et cuit.

FRUITS	G - ML	PORTION	REPRÉSENTATION
Pommes, oranges, bananes, pêches, poires	150 g	1 unité (1 poignée)	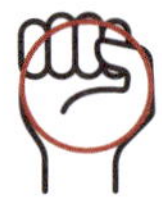
Framboises, fraises, melon, ananas, pastèque, mûres	100 ml	1 tasse	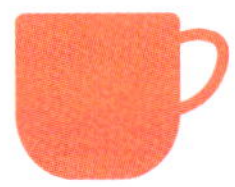
Mandarines, figues, kiwis	80 g	2 unités moyennes (1 poignée)	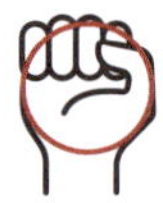
Prunes, abricots	100 g	2 unités petites (1 poignée)	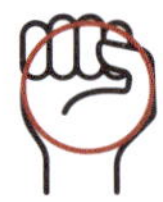
Mangues, pamplemousses	100 g	1/2 unité (1 poignée)	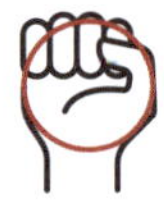
Cerises, raisins, myrtilles	50 ml	1/4 tasse	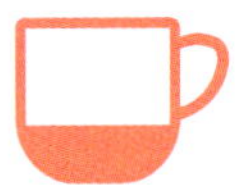
Jus de fruits naturels	125 ml	1/2 tasse	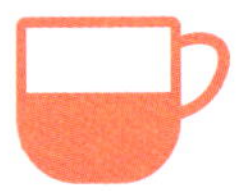

Compotes et fruits cuits	100 ml	1/2 tasse	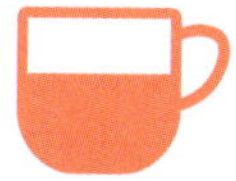
Fruits secs (dattes, raisins secs, pruneaux)	30 g	Creux de la main	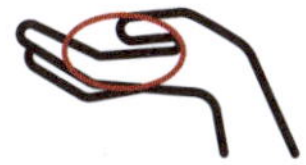

LÉGUMES	G - ML	PORTION	REPRÉSENTATION
Légumes feuillus	50 g	1 poignée	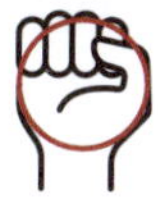
Aubergines, épinards, betteraves, oignons, haricots verts	100 ml	1/2 tasse	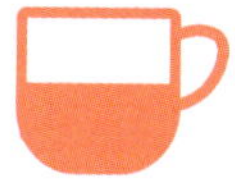
Carottes cuites, courges, concombre cru	100 ml	1/2 tasse	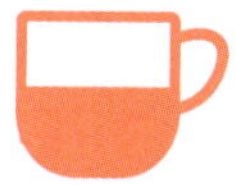
Brocolis, choux-fleurs, champignons, carottes crues	100 ml	1 tasse	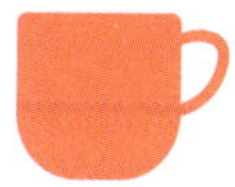
Tomates cerises, choux de Bruxelles	150 ml	1/2 tasse	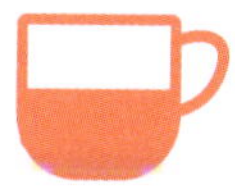
Ciboulette, coriandre, persil, gingembre	10 g	Creux de la main	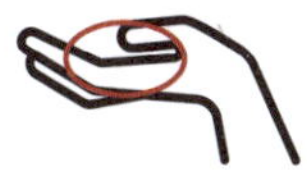
Cornichons, olives	50 ml	1/4 tasse	
Soupe et potages	250 ml	1 tasse	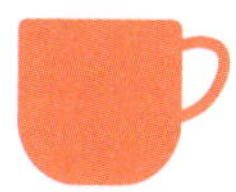
Sauce tomate	80 ml	1/2 tasse	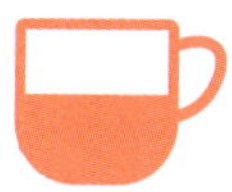

6- Réduisez les aliments d'origine animale

- Ne consommez pas plus de 3 aliments d'origine animale par jour (1/4 de votre assiette).
- Limitez la consommation de viande rouge à 1 fois par semaine maximum.
- 3 repas par semaine, variez entre volailles, poissons gras et maigres, œufs.

VIANDES, VOLAILLES, POISSONS, ŒUFS	G - ML	PORTION	REPRÉSENTATION
Morceau de viande, volaille	130 g	1 paume de main	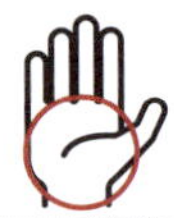
Poissons	120 g	1 paume de main (1 filet)	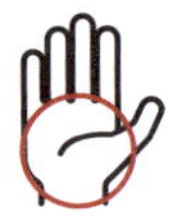
Fruits de mer	100 ml	1/2 tasse	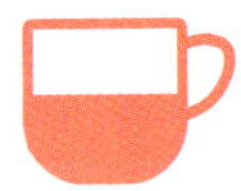
Côte d'agneau, côte de bœuf, côte de veau, tofu	120 g	1 paume de main	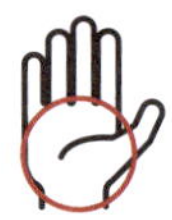
Escalope de dinde, de volaille	120 g	1 main (1 unité)	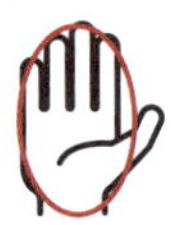
Jambon, blanc de dinde, blanc de poulet	50 g	1 main (1 tranche)	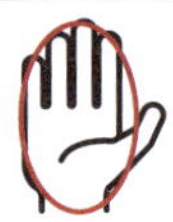
Boudin	100 g	3 doigts (1 unité petit)	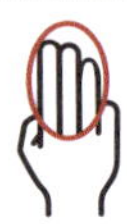
Chorizo, saucisson sec	50 g	1 main (4-6 rondelles)	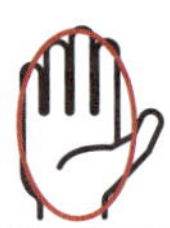
Œufs	50 g	3 doigts (1 unité)	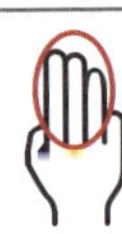

7- Réduisez la consommation de produits laitiers.

Mangez entre 1 et 2 portions par jour en variant entre yaourt, fromage et lait (vache, brebis et chèvre).

PRODUITS LAITIERS	G - ML	PORTION	REPRÉSENTATION
Lait, boisson végétale	250 ml	1 tasse	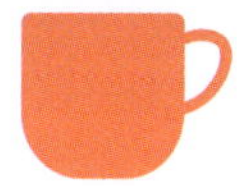
Yaourt nature, brassé, fromage blanc, 2 petits-suisses	125 ml	1/2 tasse	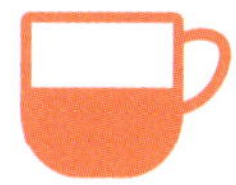
Yaourt à boire	250 ml	1 tasse	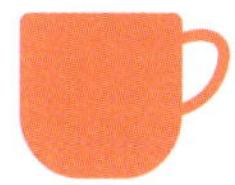
Brie, camembert, coulommiers	30 g	3 doigts	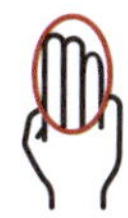
Emmental, gouda, gruyère	40 g	2 doigts	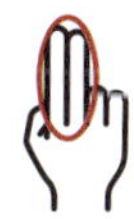
Feta, mozzarella, parmesan, roque-fort	30 g	3 doigts	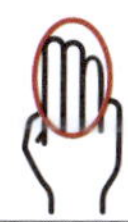
Fromage à tartiner	30 g	2 cuillères à soupe	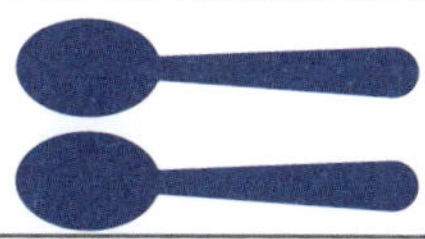

8. Augmentez la consommation de graisses insaturées.

- Consommez des matières grasses tous les jours à chaque repas, idéalement dans les proportions suivantes : 2/3 d'origine végétale (huiles d'olive, colza, noix) et 1/3 d'origine animale (beurre, crème).
- Limitez la consommation de sucre et de sel ajoutés.

INGRÉDIENTS CULINAIRES	G - ML	PORTION	REPRÉSENTATION
Sucre	5 g	1 cuillère à café	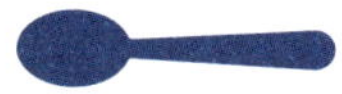
Miel	10 g	1 cuillère à café	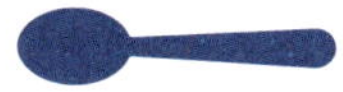
Sirop d'érable	10 g	1 cuillère à café	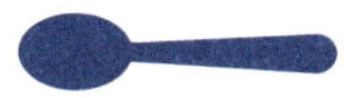
Huiles	15 g	1 cuillère à soupe	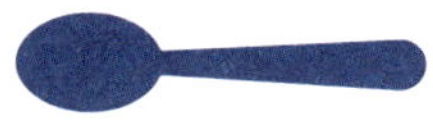
Beurre	15 g	1 cuillère à soupe	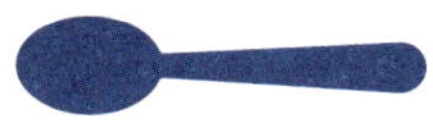
Crème	30 ml	¼ tasse	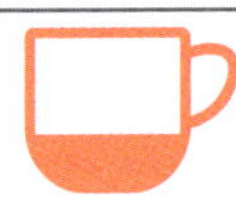
Sel	2 g	½ cuillère à café	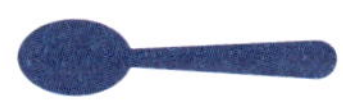

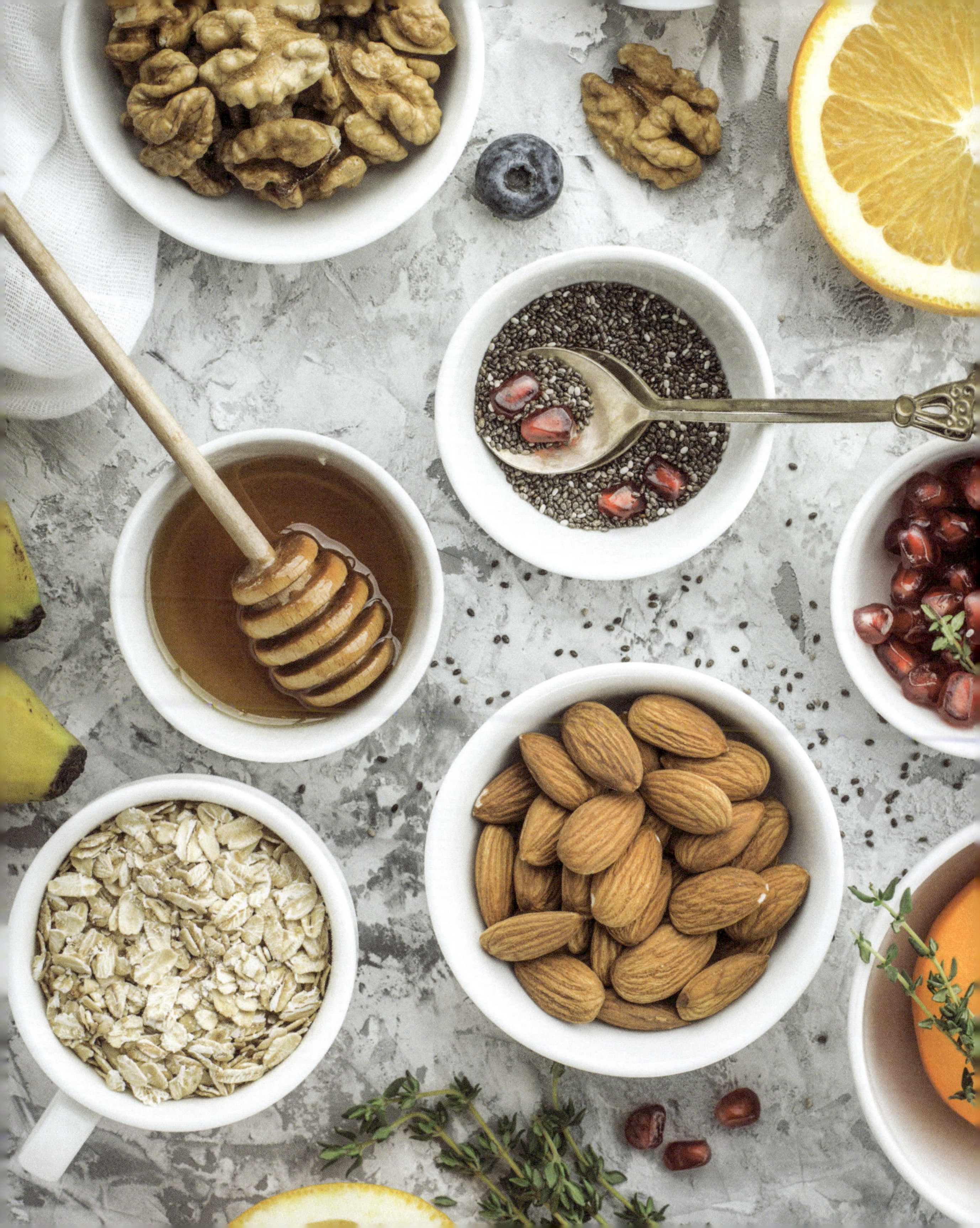

Chapitre 7

Faites place au plaisir

La règle des 3V s'inscrit dans une approche holistique de l'alimentation. Holistique signifie qu'il ne faut pas se cantonner au contenu de l'assiette. Il est important de considérer également tous les aspects environnant l'alimentation. Manger pour se nourrir est important, mais il faut aussi se faire plaisir ! C'est pourquoi Siga vous propose de toujours garder à l'esprit trois plaisirs :

- le plaisir de prendre soin de soi et de partager ;
- le plaisir de prendre soin de la planète ;
- le plaisir du goût.

Le respect de ces trois plaisirs, associé à celui de la règle des 3V (Vrai, Végétal, Varié), offrent divers avantages, tels que : une meilleure digestion des aliments et absorption des nutriments, un contrôle plus efficace de la quantité de nourriture ingérée, davantage de moments partagés en famille et entre amis, et un plus grand respect des animaux et de l'environnement.

1. LE PLAISIR DE PRENDRE SOIN DE SOI ET DE PARTAGER

Votre environnement émotionnel influence directement la digestion et la biodisponibilité des nutriments. En effet, des facteurs tels que le stress, les émotions fortes, le manque de sommeil et l'humeur, peuvent influencer l'absorption intestinale et perturber certaines fonctions de l'organisme. Prendre soin de vous – et avoir une bonne hygiène de vie en général – est donc fondamental pour tirer le meilleur profit de ce que vous mangez, tout en éprouvant un maximum de plaisir.

Profiter d'un bon repas est toujours source de bien-être, mais le partager à plusieurs accroît ce plaisir. L'homme est un animal social. Le repas et les activités qui y sont liées sont une façon simple et profonde de créer et de développer nos relations avec les autres, de cultiver les liens affectifs, améliorer la communication et la convivialité. Ces moments facilitent l'harmonie, augmentent le sentiment d'appartenance à un groupe et contribuent à la bonne exécution du travail ou des tâches scolaires.

En pratique

Comment manger dans un environnement favorable

- Dans la mesure du possible, préférez manger en compagnie d'autres personnes : famille, amis, collègues de travail, et essayez de convenir d'un horaire avec vos proches pour être ensemble. Ces retrouvailles représentent des opportunités pour communiquer, partager des valeurs et renforcer des liens.
- Cuisiner soi-même et transmettre un patrimoine culturel et gastronomique permet de le préserver. Enseignez ce que vous savez, c'est aussi partager cet héritage de génération en génération ; c'est maintenir vivantes les traditions.
- Faites participer toute la famille à l'organisation des repas (achats, préparation, nettoyage). Pour les enfants et adolescents, cela leur permet de découvrir de nouveaux aliments et de nouvelles façons de les préparer, d'en savoir plus sur leur origine et la façon dont ils sont produits. L'acquisition de bonnes habitudes alimentaires et la valorisation de l'alimentation commencent à la maison. Essayez également de partager les activités ménagères qui précèdent et suivent ce moment.
- Si vous mangez hors de chez vous, évitez les restaurants de type fast-food qui sont particulièrement inadaptés pour manger et pour partager. En plus d'offrir peu de choix d'aliments bruts ou peu transformés (voire aucun), ils sont souvent très bruyants et inconfortables. Ils sont conçus pour vous inciter à manger très rapidement et généralement en quantités excessives. Préférez les lieux offrant des plats « faits maison » à base d'ingrédients frais et cuisinés sur place.

- Mangez toujours lentement car les mécanismes biologiques qui régulent l'appétit sont complexes. Ils dépendent de divers stimuli et hormones, lesquels nécessitent un certain temps pour nous indiquer que nous sommes rassasiés. Une bonne façon d'éviter de trop manger est de se servir une seule fois ou bien d'attendre un certain temps (minimum 10-15 min) avant de se resservir.
- Évitez d'avoir, à portée de main, des produits ultra-transformés (souvent plus riches en matières grasses, en sucre et en sel), que ce soit à la maison, sur votre lieu de travail ou d'études. Leurs emballages colorés très attractifs incitent au grignotage car ils renforcent le stimulus visuel de la présence de nourriture. Les fruits frais ou secs, les graines et les fruits à coque sont de bons choix alimentaires à avoir sous la main, notamment pour les collations.
- Restez méfiant face au marketing alimentaire. La publicité fait croire que certains produits ultra-transformés sont de meilleure qualité, qu'ils vous rendent plus heureux, plus attractifs, forts ou en bonne santé. Gardez toujours à l'esprit que le seul but est d'augmenter les ventes et non d'informer ni d'éduquer.
- Si, en période de stress et d'anxiété, vous avez tendance à vous réfugier dans la nourriture pour vous réconforter, essayez d'abord d'identifier les sentiments et les émotions que vous ressentez. Les accepter et les accueillir avec bienveillance est un bon moyen de gérer vos émotions.
- Pratiquez une activité qui vous détend et vous permet de lutter contre le stress et l'anxiété (yoga, méditation, lecture, musique). Apprendre à respirer correctement et en pleine conscience vous aidera à mieux gérer vos émotions et à ressentir un moment de paix et de sérénité.
- Supprimez les écrans lorsque vous êtes à table et profitez de ce moment sans effectuer une autre activité en parallèle (évitez de manger à votre bureau, debout ou en marchant, dans la voiture ou encore dans les transports en commun).

2. LE PLAISIR DE PRENDRE SOIN DE LA PLANÈTE

Notre santé est indissociable de celle de la planète. L'amour et le respect de l'écosystème doivent se traduire par des actions concrètes pour contribuer à la durabilité de notre chaîne alimentaire. Or, notre système alimentaire connaît un certain nombre de dérives : agriculture et élevage intensifs, recours aux intrants chimiques, maltraitance animale... L'acte de manger devient ainsi éminemment politique. Par de petites actions, à commencer par l'adoption de la règle des 3V, nous pouvons générer des circuits de production alimentaire vertueux. En l'adoptant, nous nous engageons dans une démarche de protection de la planète.

En pratique

Comment réduire l'empreinte environnementale de son salimentation

- Évitez le gaspillage alimentaire et suivez nos indications pour une planification adéquate de vos menus, comme indiqué à la partie 3. Pour ne rien jeter, utilisez les restes des repas dans d'autres préparations à l'aide des recettes anti-gaspillage.
- Si possible, essayez de cultiver votre potager. Rien n'est plus savoureux et plus gratifiant que de manger sa propre récolte. Si vous n'avez pas assez de place, vous pouvez commencer avec des aromates qui nécessitent peu d'espace. Les sacs à plantes sont aussi une bonne alternative pour les espaces réduits.
- Augmentez votre consommation de produits frais tels que fruits et légumes sans emballage. Les déchets de ces aliments sont biodégradables et compostables.
- Faites votre propre compost. Si vous habitez dans un petit espace, il existe des bacs de compostage de petite taille (idéal pour les appartements). Vous pouvez aussi déposer vos déchets dans un composteur communautaire, installé par votre commune ou votre quartier. Renseignez-vous sur l'alternative qui vous convient le mieux.
- Évitez autant que possible les emballages plastique. Préférez papier, carton, verre ou autres matériaux recyclables.
- Réutilisez vos bocaux en verre comme récipients alimentaires.
- Essayez d'acheter en vrac autant que possible, en évitant les suremballages. Petit à petit, tendez vers le zéro déchet.

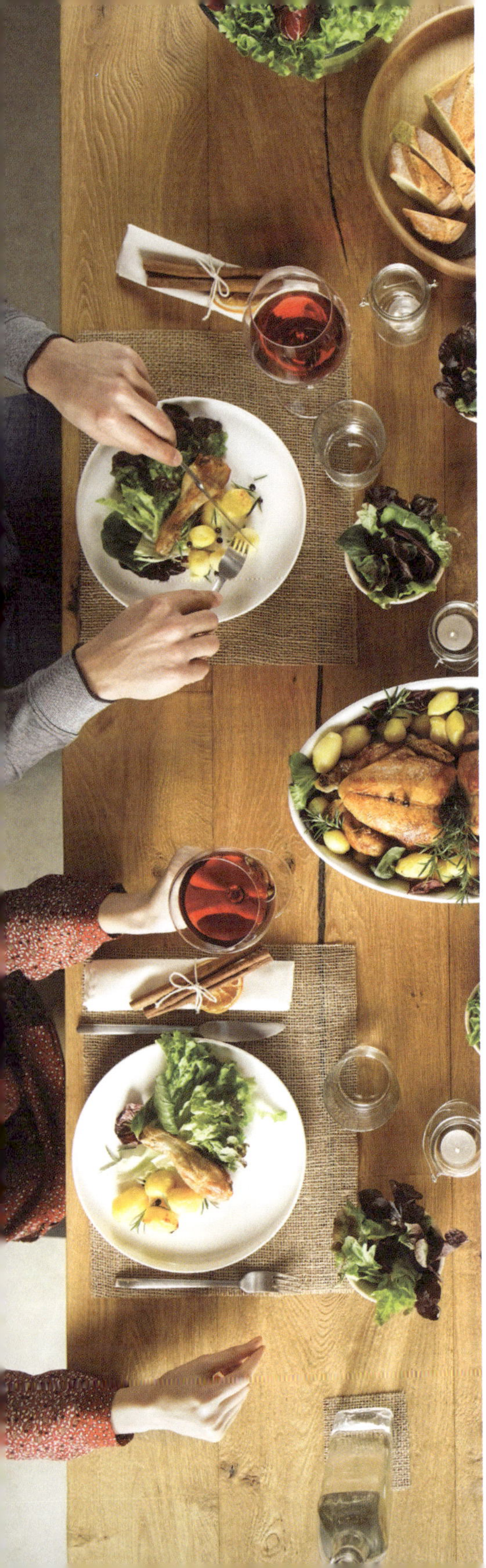

3. LE PLAISIR DU GOÛT

Les aliments et les boissons que nous consommons contiennent de nombreuses molécules responsables de leur « goût ». Lorsque vous mangez, les différentes saveurs sont détectées par nos papilles gustatives positionnées sur notre langue. Ces informations sont ensuite envoyées au cerveau et c'est ainsi que nous percevons les saveurs qui composent réellement le goût de nos aliments : le sucré, le salé, l'acide, l'amer, ou l'umami[4]. Mais le goût n'est pas le seul sens sollicité… La vue nous donne une première série d'informations : taille, couleur et forme de l'aliment.

- **Le toucher** nous permet de connaître la température et la texture de l'aliment : fondant, juteux, granuleux, fibreux ; et de savoir s'il est rêche, doux, froid, lisse, dur, mou…
- **L'odorat** nous permet d'humer l'aliment rien qu'en l'approchant de notre nez.
- **L'ouïe** nous renseigne sur la consistance de l'aliment par rapport au bruit que l'on produit quand on mâche, mastique ou croque.
- **Le goût** nous permet de percevoir les saveurs et les arômes.

De nombreux facteurs peuvent influencer le goût ; ainsi, il peut être stimulé afin que l'acte de manger soit toujours une expérience plaisante.

---

4 L'umami est la cinquième saveur détectée par la langue, après le salé, le sucré, l'acide et l'amer. L'umami correspond au goût du mono-glutamate de sodium. En japonais, le terme umami signifie « délicieux, savoureux ». La saveur umami est un goût plaisant, proche du sucré. (Futura Sciences)

En pratique

Comment aiguiser vos sens

- Afin de vous entraîner à utiliser tous vos sens lorsque vous mangez, essayez de décrire ce que vous percevez avant, pendant et après le repas. Vous verrez qu'avec la pratique, vos sens deviendront plus aiguisés et vos sensations plus fines.
- Essayez de manger le même aliment mais sous différentes formes et textures. Par exemple, manger une pomme sous forme de jus, de compote et de fruit entier. Vous verrez qu'en variant simplement les textures, la perception du goût peut aussi changer.
- Lorsque vous voulez déguster un nouvel aliment ou une nouvelle préparation, rincez-vous d'abord la bouche avec de l'eau, afin de neutraliser les saveurs déjà présentes. Vous pourrez ensuite apprécier plus subtilement chacune des saveurs proposées.
- En mastiquant davantage les aliments, vous profitez davantage du plaisir procuré par leurs saveurs et leurs textures.
- Cuisinez vous-même, expérimentez et laissez libre cours à votre imagination, en créant des recettes à votre goût.
- Les caractéristiques de l'environnement dans lequel vous mangez, telles que odeurs, bruits, éclairages, confort, propreté sont importantes car elles influencent la quantité de nourriture consommée, mais aussi votre plaisir.
- Essayez de stimuler tous vos sens au moment du repas, en variant couleurs, textures, présentation, décoration, le tout accompagné d'une musique agréable ou d'une conversation intéressante.

Les idées reçues sur l'alimentation saine

▶ Je mange plus sain en me fiant au Nutri-Score A et B.

FAUX

Le Nutri-Score a été développé en France pour aider les consommateurs à acheter des aliments de meilleure qualité nutritionnelle. Ce score prend la forme d'un logo apposé sur les emballages. Il associe une lettre à une couleur qui va de la lettre A (vert foncé) pour les produits les plus favorables sur le plan nutritionnel, à la lettre E (rouge), pour les moins favorables. Le Nutri-Score se fonde sur la composition en nutriments des aliments pour juger de leur qualité, et ignore le degré de transformation et la qualité des ingrédients. De fait, il arrive qu'il note favorablement des aliments ultra-transformés comme les aliments allégés en matières grasses ou des céréales du petit déjeuner extrudées, et « défavorablement » de nombreux aliments naturellement riches en graisses comme certains fromages, certaines matières grasses végétales...

D'après une étude portant sur 10000 articles représentatifs d'une enseigne de grande distribution (hors fruits, légumes frais et découpés), plus de 50 % des articles bien notés par le Nutri-Score (notés A ou B) sont ultra-transformés. À l'opposé, plus de 20 % des articles mal notés (notés C, D ou E) sont des produits médaillés par Siga, car fabriqués à partir de vrais ingrédients.

Dans l'exemple ci-dessous, les trois produits présentés sont ultra-transformés, (ils contiennent plusieurs marqueurs d'ultra-transformation), mais en raison de leurs teneurs en graisses, sucres et/ou sel peu élevées, ils récoltent un Nutri-Score B.

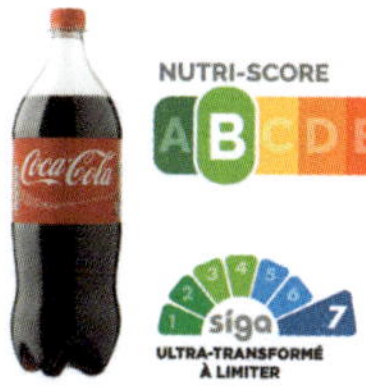

Ingrédients : eau gazéifiée, sucre, colorant : E150d, acidifiant : acide phosphorique, arômes naturels dont caféine

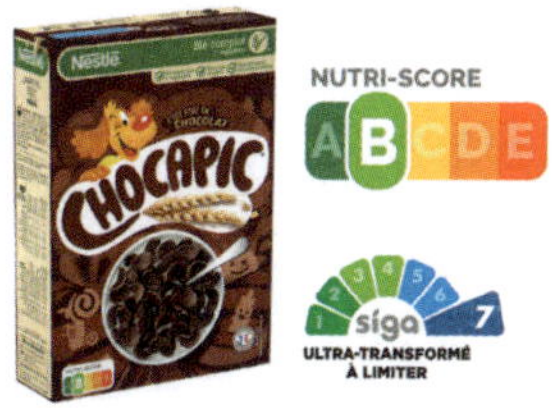

Ingrédients : BLÉ complet 33,5 %, chocolat en poudre 22,8 % (sucre, cacao en poudre), farine de BLÉ 16,8%, semoule de maïs, sirop de glucose, sucre, extrait de malt d'ORGE (ORGE, ORGE malté), huile de tournesol, carbonate de calcium, émulsifiant : lécithine de tournesol ; sel, arômes naturels, fer, vitamines B3, B5, D, B6, B1, B2 et B9. Peut contenir du LAIT, des ARACHIDES et des FRUITS À COQUE

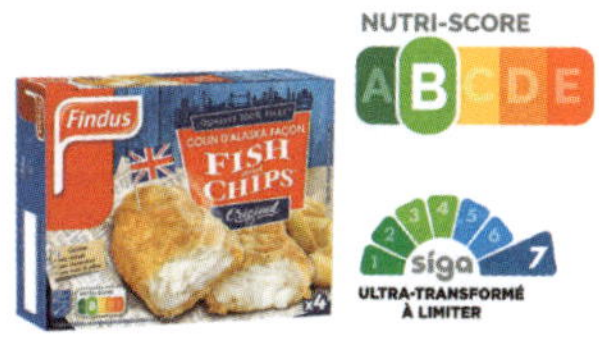

Ingrédients : Colin d'Alaska 49 %, farine de blé (blé, carbonate de calcium, fer, niacine, thiamine), eau, huile de colza, amidon de blé, sel, farine de riz, dextrose, farine de maïs, moutarde, arômes naturels (dont moutarde), dextrose, poudres à lever (diphosphates, bicarbonate de sodium), poudre d'ail, gluten de blé, paprika, extrait d'épices, sucre caramélisé.

Conclusion : le Nutri-Score ne permet pas de manger sainement puisqu'il ne permet pas d'éviter les aliments ultra-transformés.

▶ La mention « sans conservateurs » m'aide pour éviter les aliments ultra-transformés.

FAUX

On pense généralement que l'ultra-transformation est une histoire d'additifs et qu'il suffit de les ôter de la liste des ingrédients pour rendre un aliment plus fréquentable. Ce raisonnement est faux car selon une étude publiée par Siga en 2021, les ingrédients non-additifs sont plus caractéristiques de l'ultra-transformation que les additifs eux-mêmes. Les principaux marqueurs d'ultra-transformation (MUT) rencontrés dans nos aliments sont les huiles raffinées, les arômes, le sirop de glucose, les amidons natifs et le dextrose. Aucun de ces MUT n'est un additif au sens réglementaire. Cela montre donc que si vous éliminez les additifs de votre alimentation, vous n'évitez malheureusement pas les aliments ultra-transformés, qui représentent 69 % des aliments emballés disponibles en supermarché en France. En outre, tous les additifs ne sont pas des marqueurs d'ultra-transformation. Siga, tout comme NOVA pour des raisons de sécurité alimentaire, a une tolérance pour les additifs de conservation, à condition qu'il n'y ait qu'un conservateur par produit et qu'il ne soit pas évalué à risque pour la santé. La mention «sans conservateur» n'exclut donc pas la présence d'autres additifs nuisibles ni la présence de MUT non-additifs.

▶ Je mange mieux si je mange BIO.

VRAI

FAUX

La croyance selon laquelle manger bio est meilleur pour la santé est largement répandue. Eh bien, cela dépend du type d'aliments. En ce qui concerne les aliments bruts comme les fruits, les légumes, les féculents, la viande, le lait, les œufs ou le poisson par exemple, la production biologique sera certainement supérieure en qualité nutritionnelle, par rapport à la production conventionnelle. Mais la filière biologique n'échappe pas à l'ultra-transformation. Un industriel peut fabriquer un aliment ultra-transformé et obtenir le label Bio. Une étude publiée par Siga en 2021 montre que 53 % des produits bio emballés disponibles en enseignes conventionnelles ou spécialisées sont ultra-transformés. Ce pourcentage est néanmoins très inférieur à celui observé pour les aliments conventionnels qui sont ultra-transformés à 74 % ! Cette différence est due principalement au fait que la production biologique n'autorise que 48 additifs, contre 340 tolérés au niveau européen pour la produc-

C'est bio, c'est sain ?

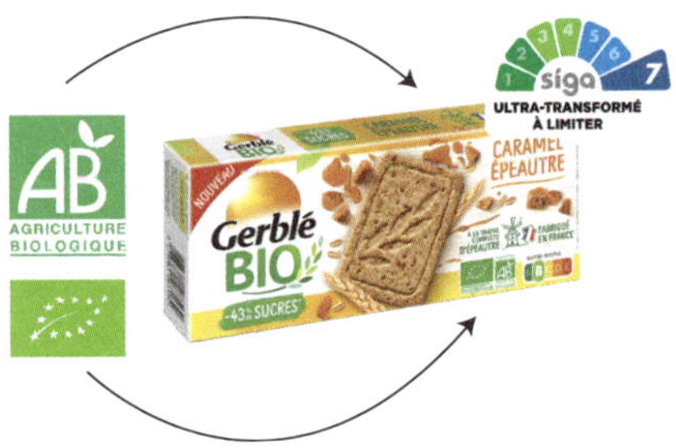

PRODUIT
Biscuit sablé épeautre caramel BIO

INFORMATIONS NUTRITIONNELLES
Matières grasses : 15 g/100 g
Sucres : 17 g/100 g
Sel : 0,44 g/100 g

ULTRA-TRANSFORMÉ

Ingrédients : Farine complète de grand épeautre (blé)* 71%, huile de tournesol oléique*, sucre de canne*, éclats de caramel* 3,7% (sucre*, sirop de glucose*), son de blé *, caramel* (sucre de canne*, eau) 2,4%, arôme naturel de caramel*, poudres à lever (acide citrique, carbonates de sodium), sel de mer, amidon*.

Non MUT
MUT

tion conventionnelle. Reste que nombre d'ingrédients non-additifs et marqueurs d'ultra-transformation sont utilisés en bio comme les isolats de protéines et de fibres, le sirop de glucose, le dextrose et les huiles raffinées. En outre, les aliments biologiques peuvent être soumis à des procédés de fabrication drastiques tels que la cuisson-extrusion ou le soufflage qui sont eux-aussi des marqueurs d'ultra-transformation. En conclusion, le label bio garantit que le mode de production est respectueux de l'environnement et du bien-être animal, mais il ne dit rien de la qualité globale du produit. Le label bio est insuffisant pour choisir de vrais aliments.

▶ Pour mieux manger, on peut avoir une confiance aveugle dans les labels officiels.

FAUX

Les labels alimentaires s'affichent partout et sont tellement nombreux qu'il devient de plus en plus difficile de s'y retrouver. Bio, origine contrôlée, commerce équitable, respect de l'environnement, etc. À chaque critère correspond son lot de labels et de logos bariolés. En Europe, la loi exige d'un label qu'il fasse l'objet d'un cahier des charges précis; et dispose d'un organisme accrédité pour délivrer des certificats de conformité. En France, ces labels de qualité sont régis par les ministères chargés de l'agriculture et de la consommation, ainsi que par l'Institut national de l'origine et de la qualité (INAO). Les labels officiels concernant l'origine géographique sont l'AOC à l'échelle française, et l'AOP et l'IGP à l'échelle européenne. Le « Label Rouge », qui indique une qualité supérieure à la norme, est un label officiel français. Concernant l'environnement et le bien-être animal, il existe un label « Bio » officiel à l'échelle française et un à l'échelle européenne. Enfin, le label « Spécialité Traditionnelle Garantie » est européen.

Les signes officiels de la qualité et l'origine

Origine géographique

Qualité supérieure

Environnement et bien-être animal

Recette traditionnelle

En plus des labels officiels, on trouve sur les emballages un grand nombre de logos et mentions qui peuvent fournir des informations intéressantes au moment de choisir un produit. Par exemple, lancé par l'Union végétarienne européenne en 1996, le « V-Label » est un logo internationalement reconnu distinguant les produits végétariens et véganes. Il concerne aujourd'hui plus de 40000 références et est présent dans plus de 50 pays dans le monde. Le label « Bleu-Blanc-Cœur » garantit une qualité nutritionnelle (alimentation des animaux plus riche en oméga-3). Deux labels différents sont consacrés à la durabilité de la pêche. Le label « Origine France Garantie » est un autre indicateur de la provenance géographique. Enfin, le label « FairTrade » est l'exemple le plus connu de label désignant un produit issu du commerce équitable. Ce ne sont là que quelques exemples, parmi les plus connus, mais il en existe bien d'autres.

Les signes non officiels de la qualité et de l'origine

Végétarien Végan — VEGAN, VÉGÉTARIEN

Chaîne alimentaire respectée du champs à l'assiette — BLEU BLANC COEUR

Pêche durable — Pêche Durable; PÊCHE DURABLE MSC

Origine française — ORIGINE FRANCE GARANTIE

Commerce équitable — FAIRTRADE

Tant de labels alimentaires peut être déconcertant. Ce qu'il faut retenir c'est que la qualité d'un produit ne peut pas se résumer à un unique critère. C'est le premier côté « trompeur » des labels alimentaires. Ils renseignent sur un seul aspect des aliments (leur origine ou le respect de l'environnement par exemple) et aucun d'eux ne garantit que les aliments ne soient pas ultra-transformés, donc néfastes pour la santé. À ce jour, Siga est une marque avec un logo (via l'appli) qui peut vous renseigner sur le degré de transformation. Cas d'école avec le jambon Fleury Michon qui porte un label de qualité alimentaire officiel (Label Rouge) et un logo non officiel (Le Porc Français).

C'est label rouge, c'est sain ?

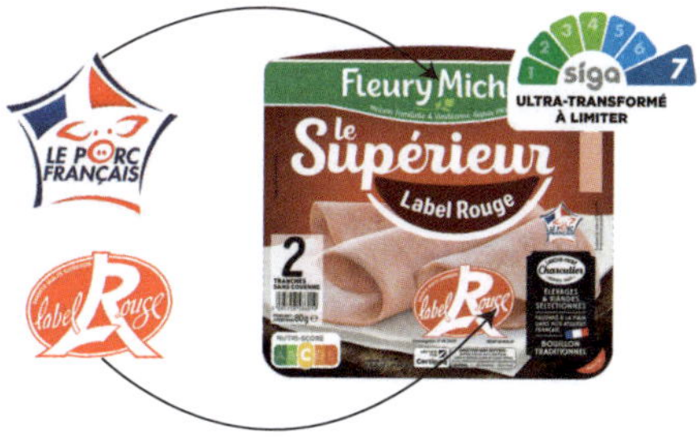

PRODUIT
Jambon le Supérieur label rouge
Fleury Michon

INFORMATIONS NUTRITIONNELLES
Matières grasses : 2,8 g/100 g
Sucres : < 0,5 g/100 g
Sel : 1,8 g/100 g

ULTRA-TRANSFORMÉ

Ingrédients : Jambon frais de porc Label Rouge, sel, bouillon de légumes 1% (eau, céleri, carotte, jus concentré de céleri, oignon, poireau), fond de porc (eau, os de porc, viande de porc, épices), dextrose de maïs, antioxydant : ascorbate de sodium, conservateur : nitrite de sodium.

Non MUT
MUT

En dépit du Label Rouge, ce jambon contient des marqueurs d'ultra-transformation. Les labels de qualité sont pertinents pour vous aider à choisir des produits alimentaires qui répondent le mieux à vos attentes de qualité.

Lors de vos courses, posez-vous d'abord la question suivante : ce produit représente-t-il un danger pour ma santé ? (Pour vous répondre vous pouvez également utiliser l'application Siga). Si votre réponse est non, alors vous pouvez choisir parmi les différents labels et logos selon vos critères de qualité.

▶ Je mange plus sain avec des produits allégés.

FAUX

Un produit allégé est un produit dans lequel la teneur d'un nutriment spécifique (sucre, graisse, sel) a été réduite de 25 à 30 % par rapport à la moyenne des produits similaires. Le problème c'est que ce qui a été retiré doit être compensé et, dans la plupart des cas, est remplacé par des ingrédients marqueurs d'ultra-transformation. Voyons de plus près.

- **L'allégation « Allégé en sucre »** : l'aliment contient au minimum 30 % de sucres en moins qu'un produit similaire. Cela ne signifie pas que le produit ne contient pas de sucre, cela signifie qu'il en contient moins que la moyenne.
- **L'allégation « Sans sucres ajoutés »** : le produit n'a pas été additionné de sucres ou de matières sucrantes lors de sa fabrication, mais il peut contenir les sucres naturellement présents dans les aliments qui ont servi à le préparer (jus de fruits, compotes, etc.). Lors de la réduction de la teneur en sucre d'un produit qui est initialement sucré, il sera nécessaire dans la plupart de cas d'ajouter des marqueurs d'ultra-transformation de type édulcorants (qui altèrent le microbiote intestinal et favorisent l'apparition du diabète de type 2) pour aider à préserver le caractère sucré du produit. En outre, ces produits peuvent contenir des sucres facilement assimilables dans la liste des ingrédients tels que les dextrines et les maltodextrines, issues du cracking de l'amidon.
- **L'allégation « Allégé en matières grasses »** : le produit contient au minimum 30 % de matières grasses en moins qu'un produit similaire. Quand on retire des matières grasses, il faut trouver des solutions pour reproduire le goût ainsi que toutes les propriétés fonctionnelles des graisses. Les alternatives sont l'isolat de fibres, les amidons, les dextrines, les gommes alimentaires, etc., tous des marqueurs d'ultra transformation qui, de plus, se doivent idéalement être combinés entre eux afin de garantir le succès de la formulation.
- **L'allégation « À teneur réduite en sel/sodium »** : l'aliment contient au minimum 25 % de sel en moins qu'un produit similaire. Il est potentiellement toujours salé, mais moins que la majorité des produits équivalents. Cela étant dit, le sel étant ajouté habituellement pour conserver et rehausser le goût des produits, il doit être remplacé par des additifs qui remplissent le même rôle : exhausteurs de goût, conservateurs, texturants, émulsifiants, extraits de levure, entre autres. Comble de malchance, nombre d'entre eux apportent du sodium, l'élément qui justement pose problème dans le sel. À retenir : un produit allégé en sel n'est pas forcément allégé en sodium.

En pratique

Préférez manger de vrais aliments préparés à partir de vrais ingrédients, même s'ils sont « gourmands ». Il est toujours plus judicieux de se faire plaisir avec de vrais aliments de temps en temps que de manger fréquemment des aliments allégés ultra-transformés.

▶ Je limite ma consommation d'aliments ultra-transformés car je cuisine moi-même.

VRAI

Il est certain que la meilleure façon d'éviter les aliments ultra-transformés est de cuisiner. Cuisiner soi-même avec ses propres ingrédients, renforce la culture culinaire, évite d'acheter des aliments « tout prêts » potentiellement ultra-transformés. En transformant vous-même vos ingrédients, vous pouvez contrôler les quantités, savoir exactement ce qui entre dans la composition de chaque préparation, et vous pouvez vous faire plaisir avec vos recettes préférées.

Mais tout ceci vaut à condition de bien choisir ses ingrédients. Par exemple, si vous utilisez, pour la préparation d'un poulet, un bouillon de volaille ultra-transformé et de l'huile raffinée (huile de...) , vous êtes en train de préparer un aliment ultra-transformé, chez vous. Qu'un produit ultra-transformé soit fabriqué industriellement ou préparé à la maison, l'impact sur la santé sera le même.

En pratique

Même si vous cuisinez, et n'achetez pas de plats préparés, assurez-vous que les ingrédients que vous utilisez ne comporte pas de marqueurs d'ultra-transformation ou ne sont pas, eux-mêmes, ultra-transformés Pour cela, regardez toujours la liste des ingrédients. Parmi les aliments couramment utilisés en cuisine qui peuvent potentiellement être ultra-transformés, on peut citer : les huiles raffinées (huile de...), l'amidon de maïs (Maïzena®), les bouillons cubes, les sauces préparées, les crèmes végétales, les margarines, les crèmes liquides, les levures chimiques, les arômes pour pâtisserie (arôme vanille), les vinaigrettes, etc. N'oubliez pas que l'application Siga peut également vous aider à faire de meilleurs choix. Elle est dédiée à cela !

▶ Manger sain c'est manger plus cher et plus compliqué.

FAUX

Manger mieux en respectant la règle de 3V (Vrai, Végétal, Varié) n'est pas seulement moins coûteux et moins laborieux (en suivant une planification de repas), c'est aussi plus respectueux de l'environnement avec un bilan carbone moindre. C'est ce qu'a montré la fondation WWF, qui a mené en 2017 une étude comparant deux paniers alimentaires, l'un flexitarien (3V) et l'autre standard, pour une famille de quatre personnes. Les expérimentateurs ont obtenu deux paniers de coût équivalent, le flexitarien étant plus nutritif que l'autre et ayant une empreinte carbone plus faible. Diminuer les parts de viande, de produits transformés industriels, de poissons sauvages et de produits à base de farines raffinées, au profit de farines complètes, de plus de légumes, céréales et légumineuses est la clé pour mieux manger sans dépenser un euro de plus, toute en respectant la planète.

Les aliments d'origine animale sont souvent beaucoup plus chers que leurs équivalents en protéines végétales (céréales, légumineuses, oléagineuses). En outre, en réduisant la fréquence et la quantité des aliments d'origine animale, on économise de l'argent qui peut être utilisé pour choisir des produits de meilleure qualité (issus de l'agriculture biologique, par exemple).

En pratique

- Privilégiez une alimentation 3V, à base d'aliments bruts, peu et simplement transformés, principalement végétal et varié.
- Cuisinez des aliments bruts est la clé pour votre santé, pour votre portefeuille et pour la planète.
- Pratiquez la planification de repas comme indiqué dans la partie 3 du livre, afin de mieux vous organiser en cuisine sans que cela implique plus de travail au départ. À vos fourneaux !

Panier pour une famille de 4 personnes pour une semaine

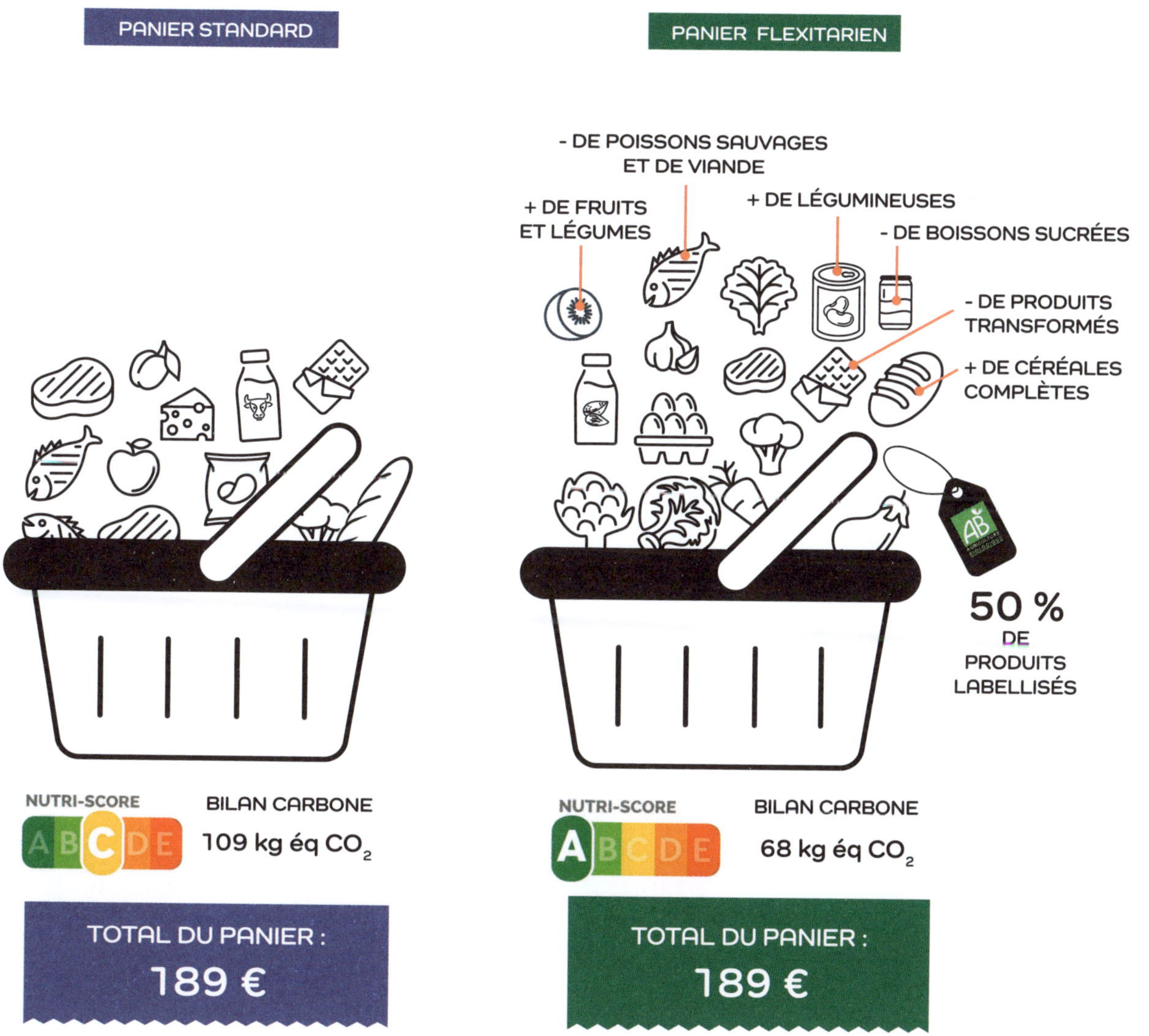

Adapté de Fondation WWF, 2017.

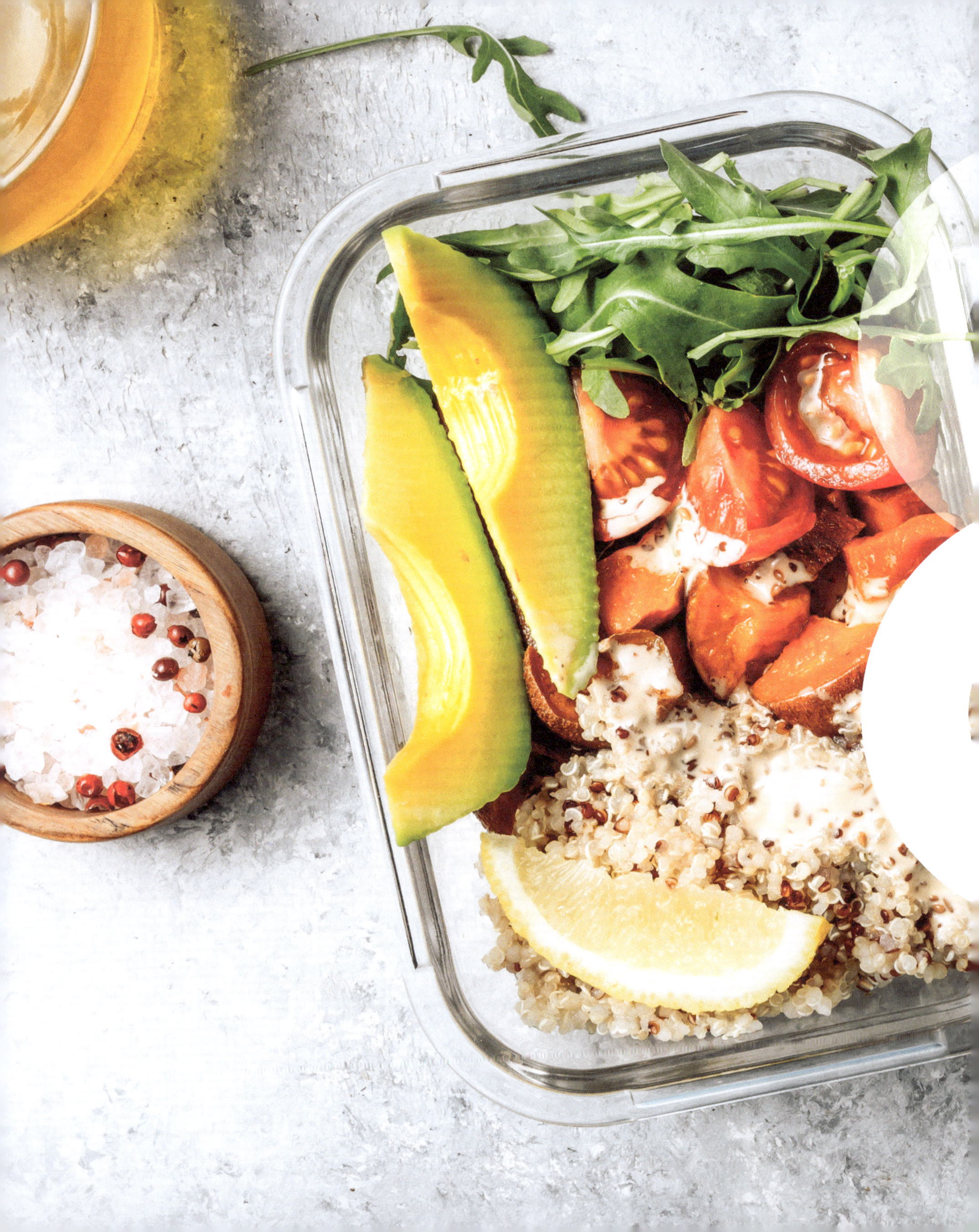

PARTIE 3

En pratique

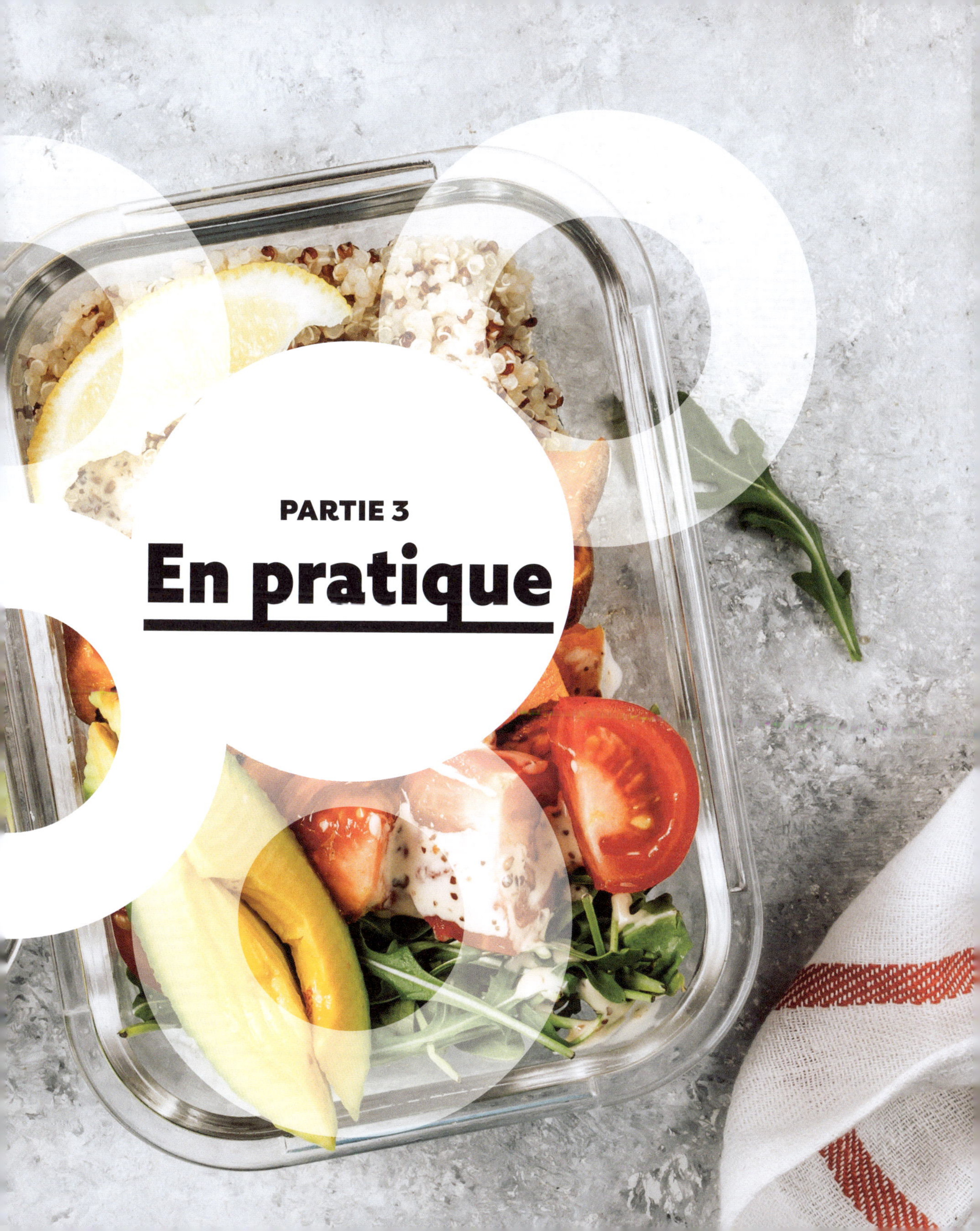

Chapitre 8

Apprenez à planifier vos repas

Qu'est-ce qu'on mange ce soir ? C'est LA question qui se pose dans presque toutes les familles. Une question à laquelle il y a deux façons de réagir. Rire ou pleurer selon que vous avez la réponse ou pas. Si vous n'avez pas la réponse, cela peut conduire rapidement à un état de stress et même provoquer des disputes si vous n'arrivez pas ensuite à vous mettre d'accord sur un menu qui plaise à tout le monde. Ce sentiment désagréable de désorganisation vous oblige à improviser rapidement quelque chose pour sortir de l'impasse.

Quelles conséquences ? Vous finissez toujours par manger la même chose, et lorsque vous décidez d'innover, vous ne disposez pas des ingrédients nécessaires. Alors, vous mangez ce que vous avez à portée de main, qui n'est pas toujours équilibré. Certaines personnes qui en ont assez de manger la même chose, laissent la moitié de l'assiette, ce qui génère du gaspillage.

Ce scénario, répété plusieurs fois par semaine, peut entraîner des carences nutritionnelles du fait de la monotonie de l'alimentation, et comme si cela ne suffisait pas, nous perdons également du temps, de l'argent et beaucoup d'énergie. La totale !

Avoir une réponse préparée et organisée à cette question, c'est possible grâce à la mise en place d'une planification des repas du déjeuner et du dîner. La planification présente de multiples avantages, non seulement pour vous et votre famille, mais aussi pour la planète et votre portefeuille. Une fois que vous l'aurez mise en œuvre, vous ne le regretterez pas !

Pour réduire le gaspillage alimentaire

Qui n'a pas traversé les rayons d'un supermarché et n'a pas été tenté par un produit, par envie d'essayer, mais sans avoir de recette en tête? Ce produit finit par rester dans le placard parce que vous ne savez pas comment le préparer ou parce que vous manquez d'ingrédients pour l'accommoder, etc. Et, finalement arrive le moment où le produit est périmé et finit à la poubelle... Grand classique !

En France, chaque année près de 10 millions de tonnes de nourriture consommable sont gaspillées. Ce chiffre concerne à lui seul les ménages, on parle de l'équivalent de 20 kg/hab./an de déchets alimentaires, dont 7 kg de produits alimentaires encore emballés.[1] Planifier ses repas permet non seulement d'éviter d'acheter des aliments superflus, mais aussi d'adapter la quantité préparée aux besoins du foyer, et de gérer les restes afin d'éviter de gaspiller.

Pour éviter la monotonie des repas

Cuisiner quelque chose de rapide, que tout le monde aime et que nous avons à disposition, n'est pas du tout une tâche facile. C'est pourquoi nous revenons souvent aux mêmes préparations. Cette monotonie est ennuyeuse et elle met également notre santé en péril. Ce manque de variété incite à se tourner vers des aliments tout prêts (donc souvent ultra-transformés) et peut entraîner des carences en certains nutriments essentiels au bon fonctionnement de notre corps. Planifier ses repas permet de varier les plats, des plats que tout le monde aime à la maison, de manger des aliments de différents groupes alimentaires et de les équilibrer sur la semaine, en assurant de bons apports nutritionnels à toute la famille.

Pour gagner du temps en mangeant vrai

Le temps est une ressource de plus en plus précieuse, et tout ce qui concerne l'alimentation nécessite du temps. Bien que cela soit un investissement pour votre bien-être général, il n'est pas toujours possible d'en disposer. On ne fait pas toujours attention à ce que l'on achète, et parfois même on paye plus cher croyant obtenir des produits de qualité, alors que ce n'est pas toujours le cas. Le temps de faire les courses, les allers

1 Gaspillage alimentaire : bilan du groupe de travail « indicateurs et mesures », période 2017-2019 (www.ademe.fr).

et retours au supermarché pour trouver les ingrédients manquants, réfléchir à des recettes, cuisiner et préparer, faire la vaisselle, etc. ; toutes ces étapes renvoient une image de la cuisine assez fastidieuse, qui ne vous permet pas toujours de vous amuser. Bien que cela puisse sembler impossible, une fois la planification des repas mise en place, vous gagnez du temps, croyez-moi! Elle vous permet d'anticiper et de vous concentrer sur ce que vous avez prévu. On consacre alors le temps gagné à passer un bon moment autour de la table en mangeant de vrais aliments.

Pour faire des économies

Qui n'aime pas avoir un solde positif sur son compte bancaire à la fin du mois? Disposer d'un budget supplémentaire est toujours utile, que ce soit pour épargner ou pour se faire plaisir. La planification permet de réduire les coûts liés à l'alimentation, car vous n'achetez que ce dont vous avez besoin et vous jetez moins. Vous évitez également les achats de dernière minute, les livraisons de repas et les excès aux restaurants. Lorsque l'on est à court de temps, d'énergie et d'idées, on va souvent vers le plus facile, mais pas forcément le moins cher. Ainsi, lorsque vous voudrez commander de la nourriture ou aller au restaurant, c'est parce que vous aurez vraiment envie de le faire, pour vous faire plaisir et pas seulement pour vous dépanner.

Pour réduire le stress lié à la cuisine

Vous arrive-t-il de vous retrouver devant le réfrigérateur, porte ouverte, à regarder ce qu'il y a dedans? À réfléchir rapidement à un repas vite fait, facile, et en plus, sain et équilibré? Penser à ce que vous allez manger le soir, lorsque vous êtes fatigué après une longue journée de travail, est une charge mentale incontestable. Si l'on ajoute les questions du reste de la famille du genre : «Qu'est-ce qu'on mange?», cela laisse une sensation de perte de contrôle et la tension peut facilement monter, ce qui n'est bon pour personne. Bien au contraire, le repas doit rester un moment de plaisir et de partage en toute tranquillité et sérénité.

C'est pourquoi, si votre menu est déjà fixé — planifié à l'avance, équilibré, courses faites —, il ne vous reste qu'à le préparer en famille, dans la bonne humeur.

↘ LES 4 CLÉS DE LA PLANIFICATION

Comme nous l'avons déjà vu, la planification est un processus gagnant-gagnant ! Mais avant de se lancer, il est nécessaire de clarifier certaines notions clés, qui vous permettront de tout mettre en place avec plus de fluidité.

La place pour tous en incluant le plaisir

Avant de construire vos menus, vous devez savoir pour qui vous le faites. Il est primordial de tenir compte des goûts et de l'état de santé de chaque personne qui en bénéficiera. Il sera nécessaire d'adapter l'alimentation en cas d'allergies ou d'intolérances alimentaires, ou même en cas d'affections temporaires nécessitant une modification de la texture. Par exemple : problèmes de mastication, déglutition douloureuse, irritation de la gorge, etc. La planification doit être inclusive, mais aussi participative. Si chacun propose ses plats préférés, en donnant des idées de menus, en suggérant des alternatives, etc. (toujours en gardant du bon sens et en suivant la règle des 3 V), non seulement ce sera plus facile et rapide à mettre en place, mais tout le monde y trouvera son compte. S'il y a des enfants dans la maison, ils seront impatients de voir arriver le plat qu'ils ont choisi au cours de la semaine. N'oubliez pas que la planification doit être basée sur le plaisir, qui n'est pas forcément synonyme d'abus ou de malbouffe. Donner à chacun sa place pour se régaler est aussi très important, au même titre que manger de vrais aliments, car le plaisir contribue au bon fonctionnement du métabolisme, donc à une bonne santé générale.

L'équilibre alimentaire

Manger des repas sains et équilibrés ne doit pas être fastidieux. Il est très important de savoir que l'équilibre alimentaire ne repose pas sur un seul repas ni même sur ceux de la journée, mais sur ce qu'on consomme tout au long de la semaine. Donc, détendez-vous! Il n'est pas nécessaire de stresser en se focalisant sur les «bons» et les « mauvais » aliments, et encore moins en comptant les calories.

En suivant la règle des 3V comme expliqué dans la partie 1, vous n'avez pas à vous inquiéter. Plus vous vous détendez en prenant votre temps, en mastiquant bien les aliments, et en écoutant votre corps, plus vous obtiendrez des bénéfices de la part de ces aliments.

Et s'il vous arrive de faire un écart, par exemple à l'occasion d'une fête, il ne faut surtout pas culpabiliser, car cela ne déséquilibre pas l'ensemble de votre alimentation.

Manger équilibré ne se résume pas, en définitive, à une somme de calories ni à des apports spécifiques en nutriments, mais relève plutôt d'une approche plus globale qui consiste à équilibrer d'une part le contenu de votre assiette, et d'autre part l'individu avec le contexte et l'environnement dans lequel il mange. Écouter ses envies, ses appétences, sa faim ou sa satiété sont d'excellents indicateurs d'équilibre.

Le choix des recettes

Le choix de vos recettes doit être fait en tenant compte des aliments qui sont disponibles autour de chez vous. Pour tout ce qui concerne les produits frais, il vaut mieux privilégier le local et saisonnier, ainsi que le bio quand c'est possible. Si vous êtes de ceux qui se perdent dans toutes ces informations, vous trouverez à la fin de ce chapitre un calendrier des fruits et légumes à privilégier en fonction des saisons.

Il est aussi très important de choisir des recettes en fonction de la région dans laquelle vous vivez. La gastronomie régionale et territoriale est adaptée à la géographie, à la disponibilité des aliments, aux cultures et élevages de la région, au climat, etc. Les préparations du terroir aident également à maintenir des traditions qui font partie du patrimoine culinaire. C'est très bien d'essayer des recettes et des préparations provenant de différents pays du monde, mais faites attention à la surconsommation d'aliments provenant de régions lointaines. Leurs coûts environnementaux sont souvent très élevés. Songez qu'il est possible d'adapter ces recettes aux produits locaux et de saison ; vous serez surpris de voir comment vous pouvez donner du charme à de nouvelles préparations.

Les éléments techniques

Avant de vous lancer dans la planification, vous devez connaître certains éléments techniques pour mener à bien votre organisation. Tout d'abord, vous devez connaître vos compétences culinaires, afin de déterminer la complexité des recettes que vous choisirez. Ensuite, vous devez avoir en tête les équipements et ustensiles à votre disposition. De même, vous devez déterminer l'espace de stockage, pour ne pas vous retrouver à court de place pour ranger vos aliments. Enfin, il est important de prendre connaissance du budget dont vous disposez afin d'ajuster au mieux vos courses.

Pour cuisiner, le plus important c'est la motivation; le reste s'améliorera au fur et à mesure. Vous ne devez pas vous sentir frustré parce que vous ne parvenez pas à réaliser une recette, ou parce que vous n'avez pas d'expertise. Si vous manquez d'expérience, il est préférable de commencer par des préparations simples, et de les enrichir petit à petit. Vous serez plus rassuré et cela vous aidera à prendre confiance. Sur notre site siga.care, vous trouverez un dictionnaire culinaire qui vous aidera à comprendre les recettes plus en détail. N'hésitez pas à le consulter!

↘ EN PRATIQUE

La planification des repas est la solution idéale pour allier une vie pressée à une alimentation saine et équilibrée tous les jours, et qui protège à la fois votre santé et la planète. Voici 5 étapes pour vous aider à mettre en place une organisation efficace.

ÉTAPE 1

Faire l'état des lieux

Cette étape consiste à savoir ce qu'il y a dans vos placards, votre frigo, votre congélateur, etc. Ces informations sont indispensables pour mener à bien les suivantes. D'une part, cela sera utile pour vous donner une idée de ce que vous pouvez préparer immédiatement, et d'autre part, cela permet d'éviter d'acheter plus de nourriture que nécessaire. Vous éviterez le gaspillage alimentaire et économiserez de l'argent.

En pratique, cette étape est simple et rapide, vous pouvez créer une liste avec trois catégories, par exemple : produits d'épicerie, produits frais et produits surgelés, et la remplir en fonction de ce que vous avez dans votre cuisine.

PRODUITS D'ÉPICERIE	PRODUITS FRAIS	PRODUITS SURGELÉS
Petits pois en conserve	Yaourts nature	Épinards à la crème
(...)	(...)	(...)

C'est le moment aussi de faire le tri des aliments périmés ou en passe de l'être. Ainsi, lorsque vous reviendrez du supermarché, vos placards et votre frigo seront bien rangés et prêts à être remplis.

Une autre chose importante est de prendre connaissance des VRAIS aliments. Qu'est-ce que cela signifie? Dans votre cuisine, vous avez peut-être des aliments ultra-transformés sans le savoir. Par exemple, des huiles végétales raffinées c'est-à-dire les huiles qui ne portent pas la mention «vierge», des barres de chocolat avec de la lécithine, des bouillons ou fonds de sauce contenant des maltodextrines, du thé avec des arômes artificiels, etc. Pour les reconnaître, vous pouvez suivre les conseils de la première partie de ce livre, et scanner le code-barre du produit sur l'application Siga qui vous indiquera son niveau de transformation.

À RETENIR

Si vous souhaitez savoir quels sont les principaux marqueurs d'ultra-transformation dissimulés dans votre cuisine, nous vous recommandons de scanner ce QR Code, qui vous mènera vers les Siga'stuces, une web-série qui décrypte différentes catégories d'aliments dans le but de vous apprendre à faire de meilleurs choix au supermarché.

ÉTAPE 2

Planifier la semaine selon les repères de l'alimentation 3V

Il est temps de commencer à organiser votre plan alimentaire pour la semaine. Il se présente ainsi :

	Lundi	Mardi	Mercredi	Jeudi	Vendredi	Samedi	Dimanche
Entrée							
Plat							
Dessert							

Pour le mettre en place, la première phase consiste à déterminer la fréquence à laquelle vous allez manger les aliments de chaque groupe alimentaire. Cela concerne principalement les aliments d'origine animale. Par exemple, vous ne mangerez pas de poulet 4 fois par semaine, ni de salade tous les jours. À cette étape, vous allez mettre en pratique tout ce que vous avez appris dans les chapitres précédents sur la règle des 3V.

Voici un résumé des fréquences qu'il faut retenir pour planifier :

Par semaine :

Pas plus de 1 repas avec de la **viande** hors volailles (telles que bœuf, porc, agneau, etc.) ou charcuterie par semaine.
2 à 3 repas de **volailles** ou **poissons** ou **fruits de mer** ou **œufs** par semaine.

Par jour :

Entre 1 et 2 **produits laitiers**.
Pas plus de 2 à 3 portions d'**aliments d'origine animale**.

Ensuite, en respectant ces fréquences et les repères 3V, la deuxième phase consiste à répartir les groupes d'aliments dans votre plan alimentaire comme le montre l'exemple ci-dessous (pour un seul repas).

	Lundi	**Mardi**	**Mercredi**	**Jeudi**	**Vendredi**	**Samedi**	**Dimanche**
Entrée	Légumes crus	Légumes cuits	Légumineuses	Œufs	Fruits	Féculent	Légumes crus
Plat	Légumineuses/ légumes	Viande rouge/ féculent	Céréales/ légumes	Légumes/ féculent	Légumineuses/ céréales	Fruits de mer/ légumes	Céréales/ légumes
Dessert	Féculent	Fruit	Produit laitier	Fruit	Entremet	Fruit	Produit laitier

Voici des exemples de préparations pour chaque groupe d'aliments.

Composantes	Groupes d'aliments	Exemples de préparations
Entrée	Légumes crus	Carottes râpées, radis
	Légumes cuits	Soupe de potiron, asperges
	Fruits/fruits secs	Melon, salade de fraises
	Féculents/céréales	Salade de riz, feuilletés
	Légumineuses	Salade de lentilles, houmous
	VPO (viande/poisson/œuf)	Pâté de campagne, saumon fumé
Plat	Légumes crus	Salade, roquette, mâche, concombre
	Légumes cuits	Brocoli, haricots verts, poireau, aubergine
	Féculents/céréales	Semoule, blé, riz complet, boulgour, pâtes
	Légumineuses	Tofu, fèves, mungo, pois cassés
	Viande rouge et autres	Entrecôte, agneau, porc, rôti, charcuteries
	Volailles	Poulet, dinde, canard, pintade
	Œuf	Œufs durs, omelette
	Poissons et fruits de mer	Cabillaud, merlan, moules, crevettes
	Abats	Boudin noir, foie, rognons
Dessert	Fruits	Salade de fruits, compote, fruit frais
	Entremets	Entremet aux fruits, crème dessert, dessert végétal
	Féculents/céréales	Pâtisserie, gâteau
	Produits laitiers	Yaourt, petit-suisse, fromage

L'organisation des groupes d'aliments pour la semaine n'est qu'un guide pour faciliter ensuite la recherche des menus, tout en permettant de respecter la fréquence des aliments recommandée, de manger plus varié et équilibré en évitant la monotonie.

Dans l'exemple choisi, nous avons planifié une semaine avec un seul repas pris à la maison (déjeuner ou dîner) qui comprend une entrée, un plat et un dessert. Vous pouvez adapter ce tableau en fonction de votre organisation et de vos habitudes. C'est-à-dire, si vous mangez à la maison pour le déjeuner et le dîner, vous pouvez répéter le tableau et faire la même opération. Si habituellement vous ne prenez qu'une entrée et un plat ou qu'un plat et un dessert, vous pouvez aussi adapter le tableau en conséquence.

En respectant la règle des 3V, essayez de ne pas dépasser 2 à 3 aliments d'origine animale par jour. Ainsi, lors de la planification, tenez compte des portions consommées lors des autres repas. Ce plan alimentaire sera votre guide désormais. C'est pourquoi il est essentiel de le personnaliser au maximum, en fonction de vos habitudes, afin qu'il réponde au mieux à vos besoins.

ÉTAPE 3

Les menus

Maintenant que votre semaine est organisée en fonction des repères 3V, il est temps de faire place à la créativité, à vos envies, à l'imagination et à l'exploration de nouvelles idées. En d'autres termes, nous vous proposons d'écrire vos idées de menus pour la semaine.

Il s'agit de remplacer le groupe alimentaire par une préparation ou une recette spécifique. Par exemple, si vous avez cuisiné des légumineuses, il s'agit de mettre de manière plus spécifique une recette avec des légumineuses, comme un ceviche de pois chiches, ou une salade de lentilles.

Si vous manquez d'inspiration, il vaut mieux commencer à remplir votre tableau avec les aliments dont vous disposez déjà, d'après l'état des lieux effectué lors de l'étape 1. Puis s'inspirer de recettes déjà testées, pour ensuite aller à la recherche des nouvelles préparations de saison. Essayez de classer les recettes que vous aimez, de cette façon cette étape sera plus facile ensuite.

Une question se pose souvent : où classer les recettes composées de plusieurs ingrédients, qui appartiennent à des groupes alimentaires différents ? Par exemple, un risotto aux champignons, le met-on dans les céréales ou dans les légumes ? Dans ce cas-là, on l'affecte à la catégorie correspondant à l'aliment représentant plus de 50 % du plat. Dans le cas précis du risotto, l'ingrédient principal étant le riz, on le placera dans la catégorie « féculents/céréales ».

Voici un exemple d'une semaine de repas construite selon le plan alimentaire proposé page 209.

	Lundi	Mardi	Mercredi	Jeudi	Vendredi	Samedi	Dimanche
Entrée	Salade tomate concombre basilic	Asperges à la vapeur	Houmous de pois chiches	Œufs mimosas	Salade melon noisette	Taboulé de quinoa	Carottes râpées
Plat	Tofu mariné/wok de légumes	Entrecôte/pommes de terre sautées	Risotto au printemps de légumes	Tarte aux poireaux	Croquettes de lentilles/boulgour	Brochette crevettes/ratatouille	Pâtes/sauce épinards
Dessert	Boulette d'avoine et raisins secs	Abricot	Fromage de chèvre	Fraises	Brassé végétal aux fruits rouges	Salade de fruits	Yaourt nature et amandes

Au moment d'organiser vos menus de la semaine, essayez d'impliquer tous les membres de la famille, en les faisant participer, en tenant compte de leurs goûts et de leurs choix. N'oubliez pas de vérifier les emplois du temps de chacun (travail, sport, sorties, etc.). Par exemple, si vous allez faire du sport après le repas, préférez un repas léger ce jour-là, etc. De même, choisissez vos recettes en fonction des compétences culinaires de chacun. Afin d'avoir un peu de souplesse, il est recommandé également de laisser un ou deux espaces vides en fonction de l'emploi du temps familial (par exemple, si vous mangez dehors un jour ou simplement pour terminer les restes).

Cette étape prend du temps au début, mais ne vous découragez pas, je vous assure qu'avec de la pratique et au fur et à mesure que vous accumulez des recettes, cela deviendra simple.

N'oubliez pas qu'à la fin de ce livre, vous trouverez 40 délicieuses recettes à tester ainsi qu'un mois complet de menus (liste de produits incluse), et en bonus deux semaines conçues uniquement avec des produits médaillés d'or Siga.

ÉTAPE 4

Les courses

Avant d'aller faire les courses, il faut avoir préparé une liste. Pour la constituer, rien de plus facile que de noter chacun des ingrédients nécessaires à l'élaboration des recettes choisies. Attention à ne pas mettre les aliments que vous avez déjà! Définissez ensuite un jour pour effectuer vos achats. En fonction de votre emploi du temps, des jours de marché, etc. Essayez de coordonner la journée de courses avec la planification faite à l'étape 2. Par exemple, si vous aviez prévu de manger du poisson le samedi, mais que la poissonnerie est ouverte le mardi, vous ne pourrez pas manger de poisson frais. N'oubliez pas de prévoir vos sacs isothermes et vos contenants à faire remplir pour adopter une cuisine zéro déchet. Une fois tous ces éléments réunis, vous pouvez y aller!

Il est vrai qu'au moment de faire nos courses, nous sommes confrontés à tant d'informations que nous ne savons pas comment choisir nos aliments. Les labels alimentaires s'affichent partout et sont tellement nombreux qu'il devient de plus en plus difficile de s'y retrouver. « Bio », « origine contrôlée », « commerce équitable », «respect de l'environnement», etc. À chaque label correspond son lot de critères!

Il faut comprendre que le choix d'un produit de «qualité» est forcément subjectif, puisqu'il dépend de critères qui sont propres à chaque individu.

Pour choisir un produit de qualité, il y a deux questions à se poser :

1. **Quels sont les critères de qualité que je souhaite prendre en compte ?**
2. **Ce produit représente-t-il une menace pour ma santé ?**

Ainsi, pour choisir un produit de qualité, sans se tromper et sans menacer sa santé, il y a 3 actions à réaliser :

1. **Vérifiez que vous n'êtes pas en présence d'un aliment ultra-transformé en regardant la liste d'ingrédients ou en vérifiant avec l'application Siga.**
2. **Définissez les labels de qualité qui correspondent à vos attentes (Bio, Label Rouge, Fairtrade, Pêche Durable, etc.).**
3. **Vérifiez que ces labels sont bien présents sur l'emballage du produit.**

Si vous vous trouvez encore perdu au supermarché, le livre *Le Bon choix au supermarché* peut grandement vous aider. Vous y trouverez 1 000 produits décryptés. En un coup d'œil, vous apprendrez à démasquer les aliments ultra-transformés. Vous visualiserez les « tops » et les « flops » de 77 catégories de produits pour vous guider dans vos achats.

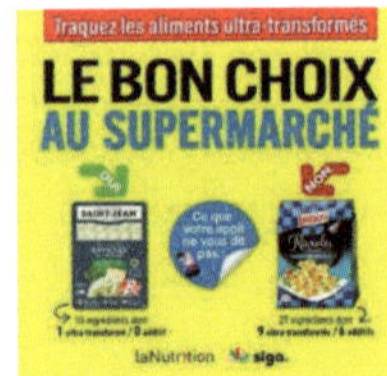

ÉTAPE 5

La vérification

À ce stade, il s'agit simplement de faire un récapitulatif, de s'assurer que tous les éléments de la planification ont été mis en œuvre et que rien n'a été oublié. C'est pourquoi nous vous proposons d'établir une liste des points de vérification, que vous utiliserez à chaque planification.

Quels sont-ils ?

- ✓ Les fréquences alimentaires sont bien respectées, j'ai tenu compte de la règle des 3V.
- ✓ La semaine contient différents groupes d'aliments et différentes textures.
- ✓ Le menu du jour n'est pas monochrome. Par exemple : poireau en entrée, blanc de volaille, chou-fleur et riz en accompagnement, yaourt nature et poire en dessert.
- ✓ J'ai planifié en fonction des activités et du nombre de personnes présentes.
- ✓ Je dispose de tous les éléments techniques pour la réalisation de mes recettes (ustensiles, équipements électrodomestiques, etc.).
- ✓ J'ai bien le détail de chaque recette et la liste de courses est prête.

Mon défi culinaire

Afin de rester motivé pour planifier, nous vous suggérons de vous lancer un nouveau défi culinaire chaque semaine. **L'idée est de stimuler la créativité et d'aller à la découverte de nouveaux aliments.**

Quel type de défi pouvez-vous vous fixer? Vous trouverez ci-dessous une petite liste avec quelques propositions parmi lesquelles vous pouvez piocher chaque semaine. Il y en a bien d'autres et vous pouvez les inclure au fur et à mesure que les défis sont relevés.

- Intégrez une nouvelle recette que vous n'avez jamais préparée auparavant.
- Cuisinez un aliment selon un type de cuisson différent de celui que vous utilisez habituellement. Par exemple, pour remplacer le poisson à la poêle, maintenant vous allez essayer le poisson à la vapeur.
- Partez à la découverte d'un nouvel aliment, d'une variété ancienne ou différente de celle que vous consommez habituellement. Par exemple, saviez-vous qu'il existe plus de 400 variétés de carottes ?
- Changez la découpe des légumes. Essayez de les tailler différemment, vous verrez comme la texture et le goût changent aussi.
- Testez une nouvelle épice. Vous aurez de quoi varier !
- Sentez les arômes des aliments, avant leur préparation et après leur cuisson. Essayez de déchiffrer le changement d'odeur.
- Prévoyez un repas surprise ! À tour de rôle, chacun prépare le menu d'un jour de la semaine et garde la surprise pour les autres.
- Ajoutez un ingrédient mystère : incorporez un nouvel ingrédient dans une préparation habituelle.

Vous pouvez ensuite faire jouer les membres de la famille aux devinettes.
Mastiquez en pleine conscience : mâchez au moins 15 fois avant d'avaler en découvrant les saveurs qui s'en dégagent ou prenez le temps de manger au moins 30 minutes.

Avec ce QR code, vous pouvez télécharger gratuitement les grilles pour la planification des menus, ainsi que le calendrier des fruits et légumes à imprimer et à conserver sur le réfrigérateur.

Chapitre 9

Les bons gestes en cuisine

Pour faciliter votre transition vers l'alimentation 3V et optimiser votre temps en cuisine, voici nos conseils pour conditionner, conserver, cuire et cuisiner vos aliments de manière sûre et efficace.

1. PRATIQUER LE BATCH COOKING

Si, une fois la planification des repas mise en place, vous considérez que vous avez gagné du temps, alors le *batch cooking*, va vous stupéfier. Cette méthode consiste, en une seule session, à cuisiner entièrement (ou presque) les repas de la semaine. Il est possible de consacrer deux heures le week-end à préparer tous les plats de la semaine à venir. Ainsi, si vous n'avez pas le temps de cuisiner le soir en rentrant du travail, vous n'aurez plus qu'à faire réchauffer.

Le *batch cooking* est une extension de la planification des repas. Concrètement, il s'agit, selon les menus choisis, de préparer à l'avance les plats (ou leurs bases) comme les sauces, les légumes, les céréales ou les légumineuses (lavage, épluchage, découpage, cuisson). Non seulement vous gagnerez du temps (pour vous consacrer à autre chose), mais vous économiserez aussi de l'énergie et de l'argent tout en réduisant votre charge mentale ! Pour mettre en place le *batch cooking* d'une manière sûre, en préservant la qualité nutritive et organoleptique de vos préparations, il vous faudra connaître les différents systèmes de conservation des aliments.

2. CONDITIONNER LES ALIMENTS

Certains nutriments contenus dans les aliments peuvent être altérés par la lumière, une température de conservation inadéquate, une exposition à l'humidité, etc. Savoir bien conserver ses produits chez soi est essentiel pour préserver leur qualité sur une plus longue période.

Conserver et préserver ses aliments permet :

- d'augmenter leur durée de vie;
- d'éviter une contamination par des micro-organismes;
- de protéger leurs qualités nutritionnelles et organoleptiques;
- de réduire le gaspillage alimentaire.

Les aliments, composés d'eau et de nutriments, peuvent facilement développer des micro-organismes. Si certains n'ont pas d'effet sur la santé (comme la moisissure du roquefort), d'autres sont dits «pathogènes» et peuvent avoir des conséquences néfastes. Cela peut se traduire par l'apparition de symptômes (majoritairement digestifs) comme : nausées, vomissements, diarrhées, mais aussi maux de tête, grande fatigue.

On parle de «toxi-infection» alimentaire lorsque l'on ingère un aliment contaminé par un micro-organisme ou par ses toxines. Pour limiter cela, l'hygiène des aliments et de la cuisine, l'hygiène personnelle et une bonne méthode de conservation sont très importants.

La température à laquelle sont exposés les aliments joue un rôle fondamental sur la prolifération des micro-organismes. Ainsi, la congélation (-18 °C) et la cuisson (+60 °C) sont les plus sûres car ces procédés stoppent la multiplication des bactéries. La réfrigération (comprise entre 0 °C et 4 °C) ralentit seulement leur reproduction. Quant à la température ambiante (comprise entre 4 °C et 60 °C), elle est la plus dangereuse car les conditions sont propices à leur développement. Il faut donc veiller à ne pas laisser longtemps les aliments hors du frigo.

Bien conserver les aliments débute dès leur achat. Lorsque vous remplissez votre caddie ou panier, vous devez éviter les potentielles contaminations.

Il faut préalablement vérifier, sur l'étiquette des produits, la température à laquelle ils doivent être conservés.

Essayez, dans la mesure du possible, d'acheter vos produits dans l'ordre suivant :

- les produits non alimentaires ;
- les produits d'épicerie ;
- les produits surgelés à ranger immédiatement dans un sac isotherme ;
- les produits frais à placer également dans un sac isotherme séparé.

Veillez à rentrer directement à votre domicile ensuite afin de respecter la chaîne du froid. Sur les étiquettes, il faut également vérifier les dates de péremption. Il en existe deux.

À quelle température conserver les aliments ?

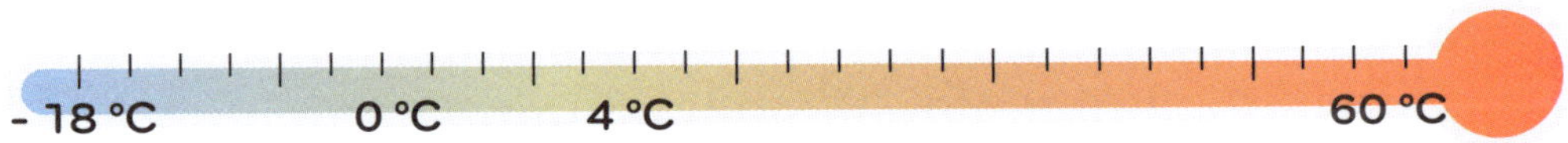

Congélation
À 18 °C, les micro-organismes cessent de se multiplier.

Réfrigération
Entre 0 et 4 °C, les micro-organismes ralentissent leur multiplication, mais sont toujours actifs.

Zone de danger
Entre 4 °C et 60 °C, les micros-organismes se multiplient à vitesse accélérée.

Cuisson
À partir de 60 °C, les micro-organismes cessent de se multiplier.

DLC (date limite de consommation)

Cette date est une limite impérative. Les produits généralement soumis à une DLC sont les viandes, la charcuterie, les produits réfrigérés. Sur l'étiquette, la DLC est accompagnée de la mention «à consommer jusqu'au...». Lorsque cette date est dépassée, il y a un risque pour la santé.

DDM (date de durabilité minimale)

Cette date n'est pas une limite impérative. Si elle est dépassée, il y a un risque de modifications au niveau organoleptique et nutritionnel (perte de saveurs, de couleurs, de nutriments) sans pour autant présenter un risque microbiologique pour votre santé. Les produits généralement assortis d'une DDM sont les produits secs, les boîtes de conserve, le lait UHT. Elle est mentionnée sur l'emballage de la façon suivante : «à consommer de préférence avant...»

Une fois chez vous, le rangement est essentiel pour bien conserver vos aliments. Généralement, les produits étiquetés indiquent le mode de conservation : au réfrigérateur, à l'abri de la lumière, au sec. D'autres produits ne portent pas de mentions, comme les fruits et les légumes, mais il y a pourtant des règles à respecter.

3. ORGANISER SON FRIGO

Le réfrigérateur permet de conserver les aliments au frais. On évitera de placer le cru et le cuit au même étage : le cru reste un produit propice aux contaminations alors que le produit cuit, si les règles de cuisson ont été respectées, est débarrassé de la majorité de ses micro-organismes pathogènes. Il est nécessaire de les séparer pour éviter une contamination croisée.

Selon le compartiment, la température varie sensiblement (fiez-vous aux consignes indiquées dans le mode d'emploi de votre réfrigérateur) : un rangement astucieux permet de respecter ces différentes zones. Configurez la température de votre frigo à +4 °C et -18 °C pour le congélateur. Ne le remplissez pas trop afin que l'air puisse circuler entre les produits. Pour cela, appliquez le principe du PEPS (premier entré, premier sorti) : placez les produits récemment achetés derrière et avancez les anciens devant. Pour parfaire ce système, il est primordial d'entretenir votre frigo ; nettoyez-le au moins une fois par mois et dégivrez le congélateur une fois par an au minimum.

- **Dans la zone froide, entre 0 °C et 4 °C :** viandes, charcuteries, poissons, produits traiteurs frais, crèmes fraîches, desserts lactés, produits en décongélation, produits frais entamés, fromages frais et au lait cru.
- **Dans la zone fraîche, entre 4 °C et 6 °C :** préparations maison, produits cuits, yaourts, crèmes et fromages faits à cœur.
- **Dans le bac à légumes :** légumes et fruits frais lavés, fromages emballés en cours d'affinage.
- **Dans les compartiments de la porte :** beurre, et une fois ouverts : condiments, sauces, boissons, lait, confitures.

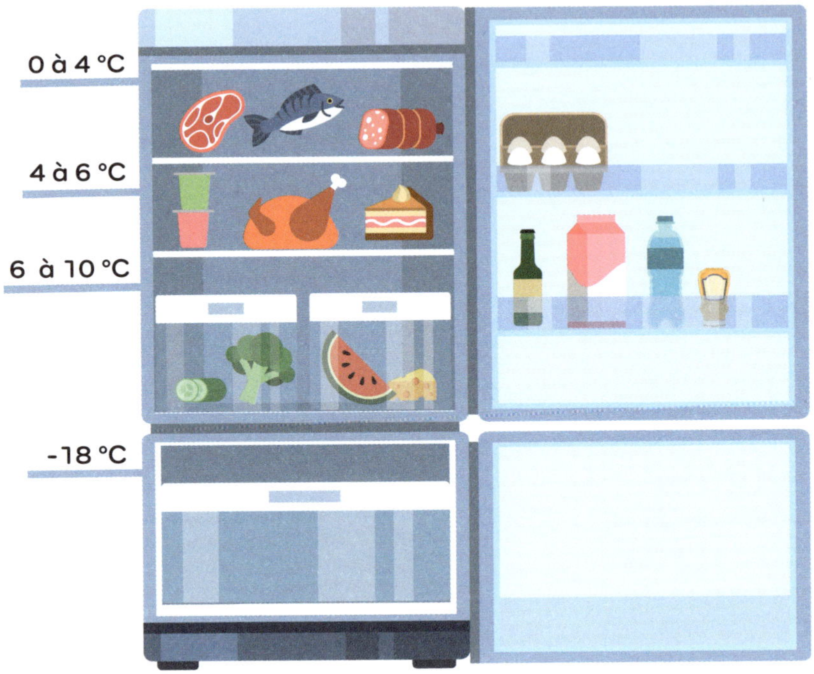

4. CONSERVER LES FRUITS ET LÉGUMES

Tous les fruits et légumes ne se mélangent pas. Ils se classent en deux catégories : « climactérique » et « non climactérique ».

- **Les fruits et légumes climactériques :** ils sont souvent cueillis non mûrs et mûrissent par eux-mêmes grâce à la production d'un gaz qu'ils dégagent, appelé éthylène. Ce n'est donc pas grave si vous les achetez encore verts ou durs. Ces fruits et légumes peuvent être conservés à température ambiante jusqu'à maturité, puis il faut les placer au réfrigérateur (sauf pour la banane dont la peau noircit au contact du froid).
- **Les fruits et légumes non climactériques :** ils cessent de mûrir après avoir été cueillis car leur mûrissement est indépendant de la production d'éthylène. Donc, ceux qui sont récoltés et achetés à mi-maturité ne continueront pas à mûrir, c'est pourquoi il faut les acheter mûrs et les consommer rapidement. Les fruits peuvent se conserver à température ambiante. Les spécimens petits et plus sensibles comme les fraises,

les myrtilles, les framboises, les cerises, ainsi que les légumes se conservent au réfrigérateur dans des bacs séparés et à l'écart des fruits et légumes dégageant de l'éthylène, car il accélère leur détérioration et leur pourrissement.

MÉMO PRATIQUE

CLIMACTÉRIQUE	NON CLIMACTÉRIQUE
Abricot	Agrumes (orange, pamplemousse, mandarine)
Avocat	Ananas
Banane	Bleuet
Figue	Cerise
Kaki	Citron
Kiwi	Concombre
Mangue	Fraise
Nectarine	Framboise
Papaye	Litchi
Poire	Myrtille
Prune	Olive
Tomate	Pastèque
	Raisin

5. CONSERVER LES PRODUITS SECS ET LES HUILES

Certains produits secs, comme les céréales, le sucre, la farine, les graines, etc., sont aussi susceptibles d'être altérés. L'exposition à la chaleur ou l'humidité favorise le risque de moisissure et de dégradation de ces aliments. Pour éviter tout désagrément, ainsi que l'apparition de petits insectes (comme les mites alimentaires) qui peuvent endommager et contaminer ces denrées, il est conseillé de les transvaser dans des contenants en verre hermétiques. Veillez à bien les étiqueter et les nettoyer régulièrement à chaque remplissage.

Les huiles sont aussi sensibles car elles peuvent se détériorer rapidement et devenir rances (elles dégagent une odeur désagréable semblable à celle de la peinture à l'huile) si vous ne les protégez pas de la lumière, de l'oxygène et de la chaleur. Pour éviter cela, préférez celles conditionnées dans des contenants opaques et entreposez-les dans un placard, à l'abri de la lumière et de la chaleur. Les huiles végétales vierges extra à base de lin, de noix, de pépin de raisin, de noisette peuvent être conservées au réfrigérateur (sauf l'huile d'olive qui se solidifie au contact du froid). Dans tous les cas, veillez à bien fermer le bouchon du contenant afin d'éviter que l'oxygène n'accélère sa détérioration.

6. CONSERVER LES ALIMENTS CUISINÉS

Pour conserver les restes de nourriture et éviter le gaspillage alimentaire, leur conditionnement doit respecter certains principes.

Avant de réfrigérer un plat, il faut le couvrir puis le laisser refroidir à température ambiante deux heures maximum. Si la quantité préparée est trop importante, scindez en petites portions pour accélérer le refroidissement. Il ne faut pas placer de plat encore chaud et sans protection au réfrigérateur, car la chaleur risque de modifier la température du frigo et d'altérer ainsi d'autres aliments. En revanche, si le plat cuisiné contient de l'œuf cru (préparation à base de mayonnaise ou d'œufs battus en neige), mettez-le immédiatement au frais. Pour un plat fait maison, il est recommandé de ne pas le garder plus de 3 jours. Faites attention aux dates pour éviter de possibles contaminations. C'est aussi le cas d'un plat acheté et non consommé dans son intégralité. En fait, le bon principe est que les restes doivent être consommés sous 48 heures.

La congélation est aussi une autre alternative pour allonger la durée de conservation des aliments, mais attention, congeler n'est pas surgeler, ce sont deux choses différentes! La surgélation est un procédé industriel qui utilise des températures très basses entre -30 °C et -50 °C qui gèlent les aliments facilement. La congélation utilise le même processus, mais à échelle domestique. Les températures entre -20 °C et -30 °C refroidissent l'aliment beaucoup plus lentement et ne permettent pas de répondre aux mêmes normes d'hygiène. Vous pouvez congeler presque tous les légumes, sauf ceux que l'on consomme crus (concombre, radis, laitue...). Leur texture croquante ne sera pas préservée. Les fruits peuvent aussi être congelés en morceaux ou entiers.

Pour les plats préparés, il est conseillé de congeler de petites quantités afin de réduire le risque potentiel de contamination.

Il est très important de considérer que les produits congelés n'ont pas une durée de vie illimitée. La nature de l'aliment influe sur la durée de conservation. Donc, il vaut mieux ajouter des étiquettes sur les contenants hermétiques avec la date de congélation.

Voici les durées de conservation :

- Légumes et fruits (cuits ou crus) : jusqu'à 1 an
- Viandes cuites : variable entre 1 mois et 1 an
- Poissons cuits : 2 à 6 mois
- Plats cuisinés : 3 à 4 mois
- Pains : 1 mois
- Glaces et sorbets : 18 mois

Les aliments qui ne se congèlent pas

Les jaunes d'œufs : ne les congelez pas crus car ils vont cuire; en revanche vous pouvez le faire après cuisson (œufs durs, mimosas...). Pour le blanc d'œuf, il n'y a pas de problème; c'est même recommandé pour certaines préparations.

Les fruits et légumes riches en eau : salade, tomate, concombre, melon, pastèque, raisin. Les agrumes et le kiwi non plus. La congélation altère leur texture, leur fermeté, leur saveur et leur goût.

Les fromages frais et à pâte molle : ils sont riches en eau et donc très peu résistants à la congélation. Ils risquent de s'effriter, perdre leur saveur, leur goût, et de devenir farineux.

Les pommes de terre crues : la congélation altère leurs éléments nutritifs et leur teneur en minéraux.

Les yaourts et crèmes desserts : vous risquez de voir leurs texture, saveur et onctuosité altérées au moment de la décongélation.

◢ Quelques conseils supplémentaires :

- Emballez les aliments avec soin. Pour éviter les bulles d'air, compactez-les bien dans les contenants ou les sacs de congélation en enlevant tout l'oxygène. Les aliments gardent ainsi leur humidité.
- Dans le congélateur, séparez les plats préparés des aliments crus.

- Évitez d'augmenter la température de votre congélateur.
- Ne recongelez jamais un produit décongelé sauf s'il a été cuisiné. La rupture de la chaîne du froid favorise la prolifération de bactéries qui peuvent entraîner des intoxications alimentaires.
- Coupez vos aliments en petites quantités. Vous gagnez en praticité et vous utilisez moins de place dans le congélateur.
- Ne décongelez pas vos produits à température ambiante. Laissez-les décongeler au frigo ou utilisez le micro-ondes.

7. AUTRES MÉTHODES DE CONSERVATION

Outre la congélation et la réfrigération, il existe nombre de méthodes – pratiquées depuis l'Antiquité pour certaines – afin de prolonger la durée de vie des aliments.

La stérilisation et l'appertisation (mise en conserve) : elles consistent à chauffer le contenu à plus de 100 °C, pour détruire toute forme microbienne. Cela assure la stabilité des aliments et leur longue conservation à température ambiante. Vous pouvez réaliser vos propres conserves de légumes de saison et les consommer à tout moment. Cela reste toujours un plaisir d'ouvrir une conserve de ratatouille maison en plein hiver.

La déshydratation et le séchage : elles visent à éliminer partiellement ou totalement l'eau contenue dans l'aliment par la chaleur douce. Ces conditions réduisent le développement de micro-organismes et les réactions chimiques et enzymatiques de détérioration sont ralenties. Pour déshydrater vos aliments, vous pouvez utiliser un déshydrateur, mais le four et le micro-ondes font très bien l'affaire.

La conservation dans le sel : cette technique réduit l'activité de l'eau de l'aliment, empêchant ainsi le développement des micro-organismes. Il y a deux façons de saler : soit saler à sec, en répandant le sel directement sur la surface de l'aliment; soit immerger l'aliment dans une solution d'eau salée (saumure). Cette technique est utilisée pour conserver les fromages, les charcuteries, certains poissons comme les harengs, le saumon, ainsi que pour les légumes et des condiments.

Le confisage : cette technique consiste à remplacer l'eau contenue dans les aliments par du sucre (dans les confiseries et les fruits confits), mais aussi par de la graisse (pour faire le confit de canard), ou encore par de l'alcool ou du vinaigre afin de conserver les aliments plus longtemps.

La fermentation : il s'agit de la transformation des aliments sous l'action de levures, ou de bactéries. Les fermentations les plus couramment utilisées sont la fermentation alcoolique pour le vin ou la bière par exemple, la fermentation lactique pour la choucroute, les cornichons, les fromages ou d'autres légumes et la fermentation acétique pour réaliser du vinaigre.

Que ce soit pour prolonger la durée de vie des aliments, éviter le gaspillage alimentaire, ou ravir vos papilles en découvrant de nouvelles saveurs et textures, les différentes techniques de conservation sont là pour vous simplifier la vie.

8. CUIRE

Les différentes méthodes détaillées ci-après permettent avant tout d'attendrir les aliments, de les rendre plus onctueux, savoureux et plus digestes, mais elles visent aussi à améliorer l'hygiène alimentaire en détruisant les germes potentiels, dont certains peuvent être nocifs. Cependant, elles ne se valent pas toutes car ces processus «transforment» les aliments. En effet, certains composés sont détruits par la chaleur, d'autres sont évaporés dans l'eau de cuisson, tandis que d'autres substances sont libérées grâce à la chaleur.

Les processus de transformation — tels que le traitement thermique à haute température — peuvent générer certains composants toxiques (production d'acrylamides, d'hydrocarbures aromatiques polycycliques [HAP] et d'acides aminés hétérocycliques [HCA]), en particulier dans la viande. C'est pourquoi les autorités sanitaires recommandent désormais de limiter la consommation de viande, notamment celle préparée par des cuissons agressives, telles que grillade, friture, saisie à la poêle ou cuisson au four.

La cuisson à l'eau

Selon la nature des aliments et de la préparation, il existe deux méthodes :

- commencer la cuisson avec de l'eau froide ;
- commencer la cuisson avec de l'eau bouillante.

Voici les avantages et les inconvénients de chacune.

◢ À partir d'eau froide

Les aliments concernés sont principalement les légumineuses (lentilles, haricots secs, pois chiches, pois cassés, fèves, etc.), pommes de terre, patates douces, artichauts et les légumes longs à cuire. Cuire ainsi les aliments est une méthode saine, sans ajout de matière grasse et sans risque de les griller et de les rendre toxiques. Cette méthode rend également les fibres des légumineuses plus digestes. Cependant, une cuisson longue entraîne une perte importante des vitamines hydrosolubles (groupes B et C) qui passent dans l'eau de cuisson. Cela peut aussi faire perdre la saveur des aliments.

◢ À l'eau bouillante

Cette méthode de cuisson convient pour les féculents (pâtes, riz, blé...), les légumes, et la cuisson des œufs durs. Ainsi, il y a moins de pertes de vitamines qu'avec la première car les aliments sont saisis immédiatement par l'eau chaude.

En pratique

- Utilisez une casserole d'une taille adaptée à la quantité d'aliments à cuire. Évitez d'utiliser de très grandes cocottes, car il faudra ajouter plus d'eau pour la cuisson et cela sera plus long.
- Prêtez attention à la composition du fond de vos ustensiles de cuisson. Ils influencent la répartition de la chaleur et la rapidité de la cuisson. Certaines casseroles permettent de cuire plus rapidement et donc d'économiser de l'énergie.
- Optez pour un matériel résistant et neutre aux aliments, comme l'acier de qualité chirurgicale 18/10 (inox), la poterie en terre brute, la fonte et les matériaux émaillés de bonne qualité.
- Pour limiter le temps de cuisson et préserver les arômes, réduisez la quantité d'eau (à l'étouffée par exemple) et couvrez la casserole.
- Récupérez l'eau de cuisson (bouillon), riche en saveur et en nutriments (minéraux et vitamines résistant à la chaleur dans une moindre mesure), et utilisez-la pour des sauces ou des soupes.
- Si vous avez assez de bouillon, pensez à faire des cubes en glaçon, de cette façon vous aurez toujours du bouillon à disposition.
- Pensez à faire tremper les légumineuses quelques heures avant la cuisson car ainsi, le processus est accéléré.

La cuisson à la vapeur

Connue comme étant la méthode la plus saine, la cuisson à la vapeur convient à la plupart des aliments (viandes blanches, poissons, et toutes sortes de légumes...). Parmi ses avantages, on peut notamment mentionner une meilleure conservation des vitamines et minéraux. Même s'ils sont exposés à la chaleur, ils ne sont pas en contact direct avec l'eau (uniquement avec la vapeur d'eau). Le goût et la saveur des aliments sont aussi mieux préservés. Ce type de cuisson est très rapide et ne nécessite pas d'ajout de matières grasses (et donc pas de risques de formation de composés toxiques).

En pratique

- Vous avez le choix entre le cuiseur-vapeur qui dispose de plusieurs paniers empilables ; la cocotte-minute qui nécessite un fond d'eau (3 cm environ) et un panier, ou encore des plats en silicone pour cuire facilement en papillote.
- Aromatisez le fond d'eau avec des herbes aromatiques afin d'apporter de la saveur à vos aliments.
- Faites attention à ne pas saler les aliments avant cuisson à la vapeur, cela favorise une perte d'eau.
- Surveillez le temps de cuisson afin de consommer des aliments savoureux (ni trop cuits ni trop croquants).

La cuisson à la poêle

Ce mode de cuisson convient aux viandes rouges et blanches, poissons et légumes. Elle permet de conserver le goût et le moelleux des aliments. Vous pouvez aussi opter pour le wok (poêle creuse) pour préserver le croquant des légumes. Il est important de surveiller la cuisson pour éviter que les aliments ne soient trop cuits, et éviter la production des composants toxiques (production des acrylamides, d'hydrocarbures aromatiques polycycliques [HAP] et des acides aminés hétérocycliques [HCA]). L'ajout de matières grasses est nécessaire si la poêle n'a pas un bon revêtement anti-adhérent.

En pratique

- Le choix de la matière grasse dépend de la température voulue pour la cuisson. L'huile d'olive, de noix de coco ou d'arachide dans leurs versions vierges ou désodorisées sont de bons choix (résistent à la chaleur) pour faire sauter les aliments à la poêle (reportez-vous à la section « Les matières grasses », partie 2, p. 140).
- Utilisez un couvercle pour permettre de faire circuler la vapeur qui va se dégager des aliments. En faisant cela, vous cuisez les aliments sans les griller et c'est un mode intermédiaire entre la poêle et la vapeur.
- C'est le mode de cuisson le plus homogène, idéal pour la viande et les poissons.
- L'ustensile de cuisson (poêle, poêlon, casserole...) doit de préférence être chauffé à feu doux avant d'être porté à température plus élevée. La chaleur doit se répartir lentement, en profondeur. Pensez à vous servir du couvercle pour une cuisson plus économique.
- Ne consommez pas les jus de cuisson des viandes cuites à la poêle, les parties roussies ou carbonisées des aliments.

La cuisson au four

Ce mode de cuisson convient pour les viandes rouges et blanches, poissons, légumes, préparations surgelées. Il permet de conserver le goût des aliments et ne nécessite pas d'ajout de matières grasses. Malgré cela, la cuisson au four pose les mêmes problèmes que la cuisson à la poêle : plus la température est élevée, plus vous risquez de faire griller les aliments et de générer des composés nocifs pour votre santé.

En pratique

- Voici les matériaux des ustensiles allant au four : l'acier de qualité chirurgicale 18/10 (inox), la poterie en terre brute, la fonte et les matériaux émaillés de bonne qualité, le pyrex (non coloré), le verre résistant à la chaleur.
- L'idéal est de ne pas dépasser 160 °C pour s'assurer que les aliments ne grillent pas. Si vous avez besoin d'une température plus élevée, n'oubliez pas de surveiller la cuisson.
- Une astuce consiste à mettre un verre d'eau dans le four. L'eau se transforme en vapeur et permet de cuire vos aliments sans les abîmer.
- Certains revêtements émaillés ou anti-adhérents se détériorent au fil des utilisations et dégagent des particules qui peuvent se mélanger aux aliments et être toxiques. Veillez à changer vos ustensiles si vous voyez qu'ils sont abîmés.

La cuisson au micro-ondes

Il s'agit d'une méthode controversée, car on entend souvent que les ondes émises ont des effets nocifs. Rassurez-vous, il n'en est rien. La cuisson au micro-ondes ne fait en réalité qu'agiter les molécules d'eau des aliments. Elle induit une cuisson qui part de l'intérieur de l'aliment, ce qui fait que parfois elle n'est pas très homogène. Elle entraîne aussi plus de pertes de vitamines C et B9 que la cuisson à la vapeur et à l'eau. Comme la cuisson est rapide et à une température assez basse (généralement en dessous de 100 °C), le micro-ondes s'avère un meilleur choix que le four ou la poêle. Cette méthode nécessite par ailleurs moins d'eau, et l'ajout de matières grasses n'est pas nécessaire. Ce type de cuisson convient pour les viandes blanches, poissons, légumes et fruits. En revanche, si vous voulez garder le côté croquant de vos aliments, cela ne convient pas.

En pratique

- Pensez à utiliser un plat spécial micro-ondes.
- N'utilisez surtout pas de bol plastique ou de film plastique, qui mettraient l'aliment en contact direct avec du bisphénol A ou des phtalates. Ces composants risquent en effet de migrer dans l'aliment chauffé.
- Optez pour des assiettes en céramique, en faïence, en verre ou en porcelaine non décorée.
- Respectez les consignes de cuisson sur l'emballage pour éviter toute migration de substances dans la préparation.

La cuisson au grill

Elle convient pour les viandes rouges, blanches, poissons, légumes et aussi les fruits. L'aliment est grillé en surface et reste tendre à l'intérieur. Il n'est pas nécessaire d'ajouter une matière grasse mais on peut saupoudrer les aliments d'herbes, épices, aromates avant et pendant la cuisson. Toutefois, cette méthode peut être agressive pour les aliments en entraînant la formation de composés chimiques toxiques (tels que les acrylamides, de hydrocarbures aromatiques polycycliques [HAP] et des acides aminés hétérocycliques [HCA]). (Reportez-vous à la partie 2, p. 116, sur les conseils pour un barbecue sans danger).

En pratique

- Le temps de cuisson doit être surveillé pour que l'aliment ne soit pas trop cuit, pour qu'il reste tendre et éviter la production de composés toxiques.
- Végétalisez votre grill en mettant toutes sortes de légumes, champignons, tubercules.
- Préparez des marinades à base d'herbes et d'épices (thym, romarin, origan), d'ail et d'oignon. Elles limitent la formation de composés toxiques, en donnant du goût et des arômes. Si vous faites mariner les aliments auparavant, n'ajoutez pas de sel après.

La friture

Les aliments concernés par ce mode de cuisson sont principalement les pommes de terre, les produits panés et beignets. Il s'agit d'une méthode particulièrement rapide, mais les températures utilisées sont très (voire trop) élevées. Au cours du processus de friture, l'eau présente dans les aliments se trouve remplacée par de l'huile. Ainsi, les aliments frits obtiennent une densité énergétique (valeur calorique) plus importante en fin de cuisson. Cette cuisson doit donc rester occasionnelle. De plus, la chaleur de l'huile dégrade une partie des vitamines contenues dans les aliments et la friture est souvent difficile à digérer.

En pratique

- Utilisez une friteuse ou une poêle et attendez que l'huile soit bien chaude avant d'y déposer les aliments (l'huile ne doit jamais fumer).
- Ne pas trop frire les aliments afin d'éviter la production de composants toxiques.
- Pour faire des frites maison, essuyez bien les pommes de terre avant de les plonger dans l'huile. Évitez les frites trop fines et les petites lamelles car elles absorbent plus d'huile.
- Le choix de la matière grasse utilisée doit être adapté pour la friture. Les huiles désodorisées de coco, d'olive et d'arachide vierges et vierges extra sont les plus stables à la chaleur et contiennent plus d'antioxydants qui freinent l'oxydation produite. Il est conseillé d'utiliser des températures de cuisson ou de friture basses (inférieures à 195 °C) et d'éviter de faire fumer l'huile.
- Une fois l'huile utilisée, vous pouvez la filtrer et la conserver dans une bouteille au frais. Changez votre huile filtrée tous les 4 ou 5 utilisations, bien avant qu'elle ne brunisse ou ne devienne visqueuse, ou si elle fume lors du chauffage, et si de la mousse apparaît.

Notre conseil : même si la méthode de cuisson peut affecter certains composants des aliments, le principal est de varier les modes de cuisson ainsi que les aliments que vous faites cuire. C'est le meilleur moyen de bénéficier de la diversité de nutriments en suivant la règle des 3V. Quelle que soit le mode retenu, cherchez à éviter de cuire les aliments trop longtemps et/ou de manière trop agressive.

UN MOIS DE MENUS

Vous trouverez ici un mois de menus (déjeuner ou dîner) élaborés selon la règle des 3V. Cela vous permettra de vous lancer et de trouver des idées inspirantes. Les deux premières semaines correspondent à des préparations adaptées aux saisons chaudes (printemps-été) ; les deux dernières semaines, aux saisons froides (automne-hiver).

SEMAINE 1

	Lundi	Mardi	Mercredi	Jeudi	Vendredi	Samedi	Dimanche
ENTRÉE	Salade de concombre, persil et graines de lin germées	Dips méditerranéens	Brochettes de légumes au miel	Salade jambon cru melon	Muffins salés à la courgette, tomate et basilic	Houmous et poivrons grillés	Verrine de boulgour et radis
PLAT	Fettuccine de courgettes à la sauce tomate facile*	Omelette aux légumes	Lasagnes de polenta	Couscous végétarien	Salade de haricots rouges, concombre, oignon, tomate et sarrasin	Papillote de cabillaud et légumes au four	Croquettes de lentilles vertes avec pommes de terre sautées
DESSERT	1 morceau de gruyère avec raisin frais	Crumble végane à la purée d'amande et aux fruits rouges	Yaourt nature avec 1 c. à s. de purée de fruits et 1 c. à s. de pistaches	Glace aux fruits	Nectarines rôties au miel	Mousse à la mangue	Fraises à la menthe

◢ SEMAINE 2

	Lundi	Mardi	Mercredi	Jeudi	Vendredi	Samedi	Dimanche
ENTRÉE	Carottes râpées, raisins secs	Salade de melon, roquette, gingembre	Salade de mâche et lentilles corail	Baba ganoush ou houmous d'aubergine	Poulpe à l'ail	Bruschetta aux petits pois et citron confit	Taboulé de chou-fleur
PLAT	Mijotée de fèves et riz complet	Poivrons farcis aux 3 quinoas*	Poulet rôti aux herbes de Provence et légumes poêlés	Spaghettis au pesto vert	Moussaka végétarienne	Falafel de pois chiches avec tian de légumes	Bavette de bœuf avec salade de carottes et pommes de terre
DESSERT	1 morceau de pastèque	Panna cotta aux mirabelles	2 abricots coupés avec 1 c. à s. d'amandes concassées	Avoine au lait et à la cardamome	Salade de fruits d'été	Pudding de chia aux fruits rouges	Barres de céréales

◢ SEMAINE 3

	Lundi	Mardi	Mercredi	Jeudi	Vendredi	Samedi	Dimanche
ENTRÉE	Soupe de châtaignes	Paniers de pommes de terre	Salade endives - pommes	Salade de chou blanc et noix	Velouté de champignons et pignons de pin grillés	Œufs mimosas avec mayonnaise végane	Tartines anglaises aux haricots rouges
PLAT	Croquettes de patates douces*	Magret de canard avec haricots verts sautés à l'ail	Nouilles sauce pistache	Moules marinières et pommes de terre vapeur	Tarte au poireau	Dahl de pois cassés	Courge butternut farcie au blé
DESSERT	Bananes sautées au caramel	Salade orange-mandarine parfumée à la fleur d'oranger	1 morceau de comté avec des figues sèches	Gâteau aux pommes sans four	Fromage blanc nature avec 2 c. à s. de grenade	1/2 mangue avec 1 c. à s. de noix de coco râpée	Tarte poires-amande

◢ SEMAINE 4

	Lundi	Mardi	Mercredi	Jeudi	Vendredi	Samedi	Dimanche
ENTRÉE	Nuggets de panais au quinoa*	Rillettes de poulet avec biscuits chia et avoine	Chaussons ricotta-épinards	Assiette de légumes lactofermentés	Ceviche végétal	Gaspacho de betteraves	Crème de potiron
PLAT	Ragoût de lentilles	Risotto aux potimarron	Cocotte de haricots blancs à la sauce tomate	Boudin noir avec purée de carottes	Parmentier au maïs	Curry de légumes et riz complet	Pavé de saumon avec topinambours rôtis au four
DESSERT	1 morceau de fromage de chèvre avec 1 poignée de fruits à coque nature	Nougat au sésame	Pomme au four à la cannelle	Gâteau aux noix	Flan coco avec 1 c à c. de purée de cacahuète	Yaourt à la grecque avec 1 kiwi et 1 c. à s. de raisins secs	Boules de banane, dattes, noisettes

*Les recettes en couleur sont détaillées à la fin du livre.

Bonus

Deux semaines de menus avec des produits du supermarché

Croyez-le ou pas, vous pouvez trouver des aliments sains en grandes surfaces. C'est très pratique lorsque vous êtes pressé, à court d'idées, ou si vous n'avez tout simplement pas envie de cuisiner. Notre sélection porte uniquement sur des produits médaillés par Siga (des produits vrais, les meilleurs de leur catégorie). Cette sélection peut être adaptée en fonction de la saison et complétée par la consommation de produits bruts ou peu transformés.

LUNDI

ENTRÉE

siga 2 – PEU TRANSFORMÉ

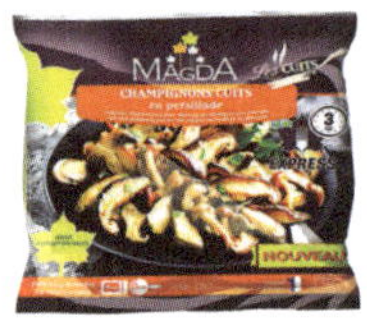

MAGDA
Cocktail de champignons cuits en persillade

PLAT

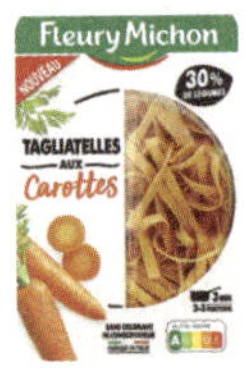

FLEURY MICHON
Tagliatelles aux carottes

siga 2 – PEU TRANSFORMÉ

+

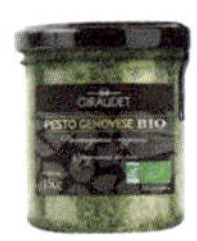

GIRAUDET
Pesto genovese bio

siga 4 – TRANSFORMÉ GOURMAND

DESSERT

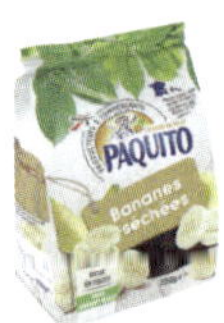

PAQUITO
Bananes séchées

siga 2 – PEU TRANSFORMÉ

MARDI

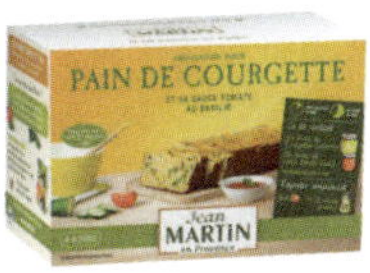

JEAN MARTIN

Pain de courgette

síga 3 – TRANSFORMÉ ÉQUILIBRÉ

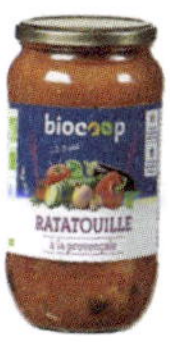

BIOCOOP

Ratatouille

síga 3 – TRANSFORMÉ ÉQUILIBRÉ

+

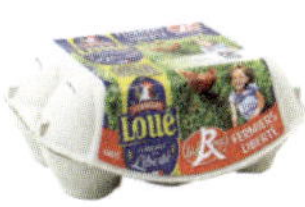

LOUÉ

Œufs fermiers
plein air
Label Rouge

síga 1 – NON TRANSFORMÉ

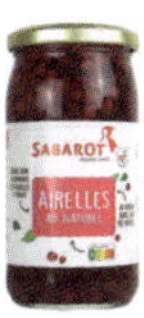

SABAROT

Airelles au naturel

síga 2 – PEU TRANSFORMÉ

MERCREDI

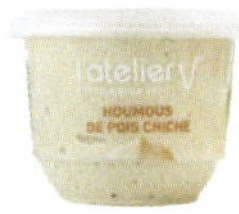

L'ATELIER V

Houmous
de pois chiche

síga 4 – TRANSFORMÉ GOURMAND

+

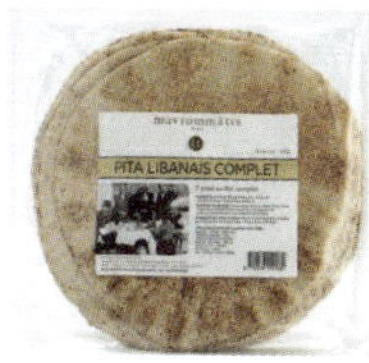

MAVROMMÁTIS

Pita pain libanais
complet

síga 3 – TRANSFORMÉ ÉQUILIBRÉ

síga 3 – TRANSFORMÉ ÉQUILIBRÉ

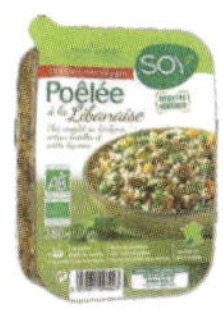

SOY

Poêlée à la libanaise

síga 4 – TRANSFORMÉ GOURMAND

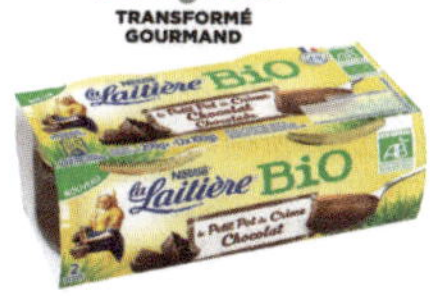

LA LAITIÈRE

Le petit pot de crème
chocolat bio

	JEUDI	VENDREDI
ENTRÉE	síga 3 TRANSFORMÉ ÉQUILIBRÉ 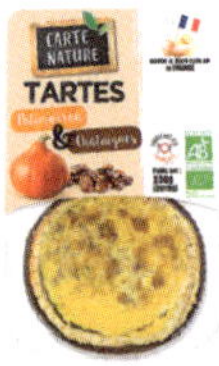 **CARTE NATURE** Tarte potimarron et châtaignes	síga 4 TRANSFORMÉ GOURMAND 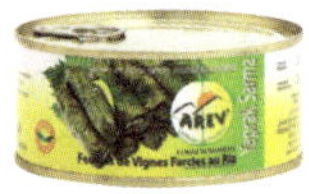 **AREV** Feuilles de vigne farcies au riz
PLAT	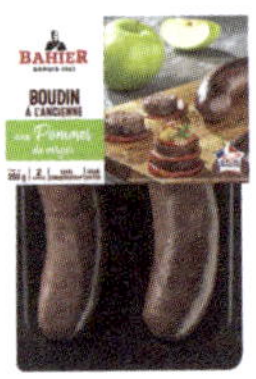 **BAHIER** Boudin à l'ancienne aux pommes — síga 2 PEU TRANSFORMÉ + 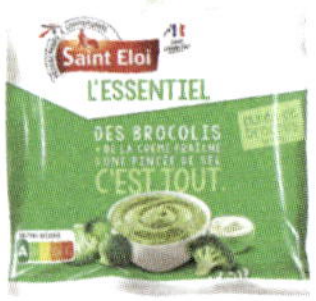 **SAINT ELOI** Purée de brocolis — síga 3 TRANSFORMÉ ÉQUILIBRÉ	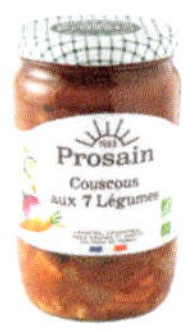 **PROSAIN** Couscous 7 légumes — síga 3 TRANSFORMÉ ÉQUILIBRÉ + 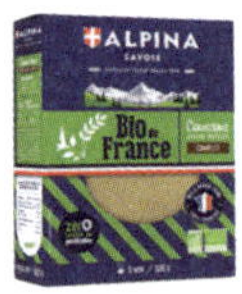 **ALPINA SAVOIE** Couscous complet bio — síga 2 PEU TRANSFORMÉ
DESSERT	síga 2 PEU TRANSFORMÉ 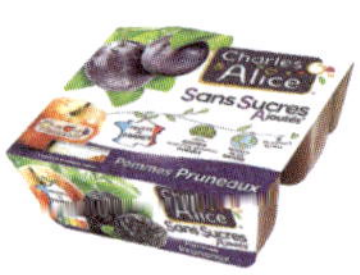 **CHARLES & ALICE** Dessert de fruits pommes et pruneaux	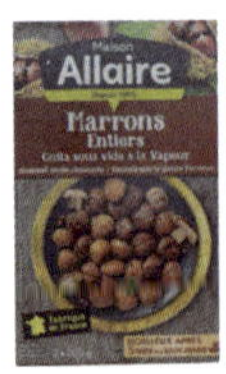 **ALLAIRE** Marrons entiers — síga 2 PEU TRANSFORMÉ

SAMEDI	DIMANCHE

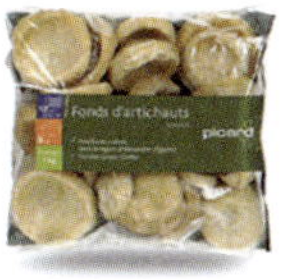

PICARD

Fonds d'artichaut

siga 2 PEU TRANSFORMÉ

\+

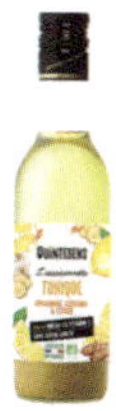

QUINTESENS BIO

Vinaigrette
L'assaisonnette Tonique

siga 4 TRANSFORMÉ GOURMAND

siga 3 TRANSFORMÉ ÉQUILIBRÉ

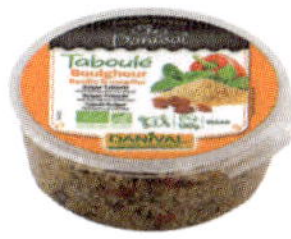

DANIVAL

Taboulé de boulgour
basilic & menthe

siga 3 TRANSFORMÉ ÉQUILIBRÉ

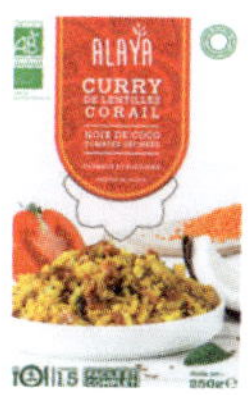

ALAYA

Curry de lentilles corail

siga 4 TRANSFORMÉ GOURMAND

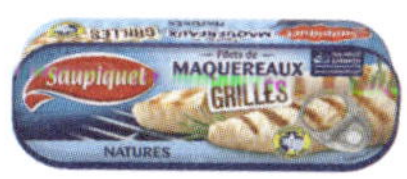

SAUPIQUET

Filets de maquereaux
grillés

\+

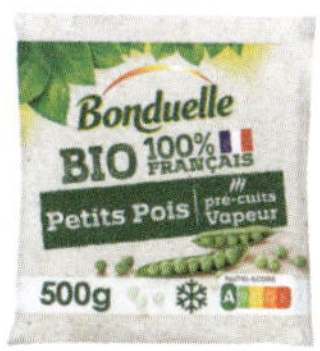

BONDUELLE

Petit pois bio

siga 4 TRANSFORMÉ GOURMAND

siga 2 PEU TRANSFORMÉ

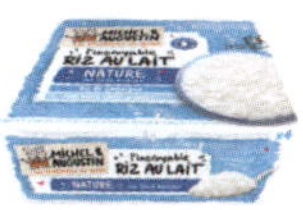

MICHEL ET AUGUSTIN

L'incroyable riz au lait
nature

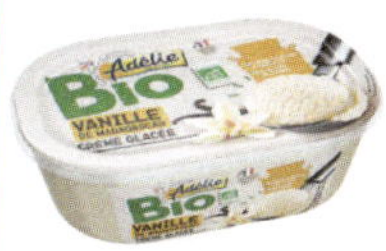

ADÉLIE

Crème glacée
vanille bio

siga 2 PEU TRANSFORMÉ

Semaine 2

LUNDI

ENTRÉE

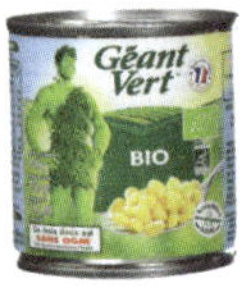

GÉANT VERT
Maïs bio
siga 2 – PEU TRANSFORMÉ

+

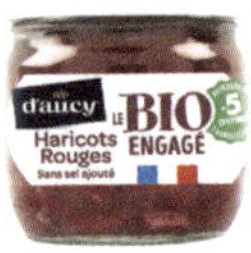

D'AUCY
Haricots rouges bio
siga 2 – PEU TRANSFORMÉ

PLAT

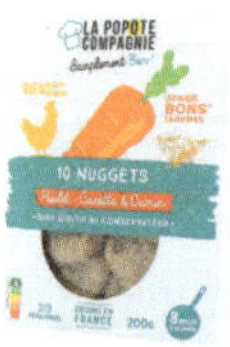

LA POPOTE COMPAGNIE
Nugget
poulet-carotte
siga 3 – TRANSFORMÉ ÉQUILIBRÉ

+

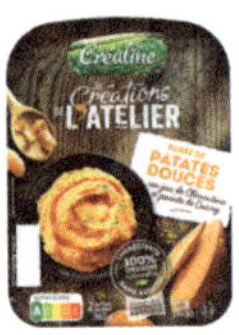

CREALINE
Purée fraîche
de patate douce
siga 3 – TRANSFORMÉ ÉQUILIBRÉ

DESSERT

siga 4 – TRANSFORMÉ GOURMAND

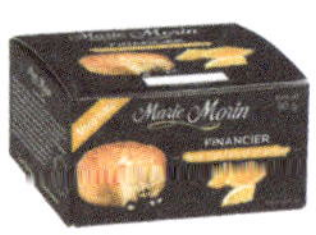

MARIE MORIN
Financier aux zestes
d'orange

MARDI

ENTRÉE

siga 3 – TRANSFORMÉ ÉQUILIBRÉ

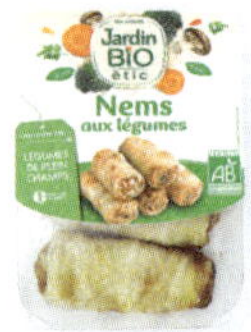

JARDIN BIO
Nems aux légumes

PLAT

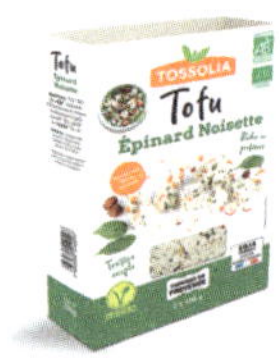

TOSSOLIA
Tofu épinard noisette
siga 3 – TRANSFORMÉ ÉQUILIBRÉ

+

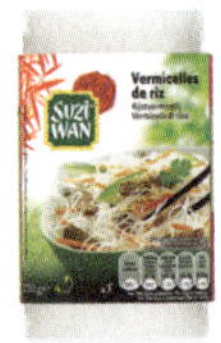

SUZI WAN
Vermicelles de riz
siga 2 – PEU TRANSFORMÉ

DESSERT

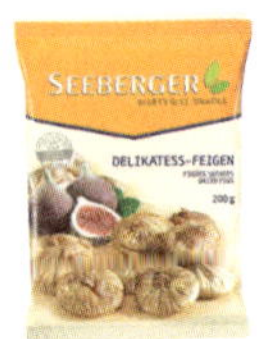

SEEBERGER
Figues séchées
siga 2 – PEU TRANSFORMÉ

MERCREDI

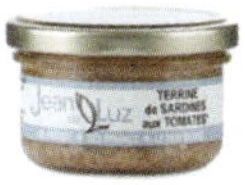

JEAN DE LUZ

Terrine de sardines aux tomates

4 síga TRANSFORMÉ GOURMAND

+

3 síga TRANSFORMÉ ÉQUILIBRÉ

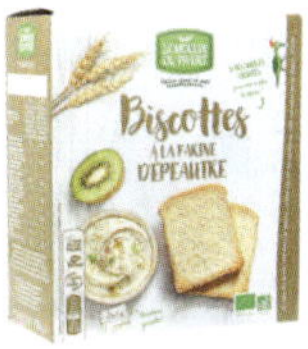

LE MOULIN DU PIVERT

Biscottes à la farine d'épeautre

3 síga TRANSFORMÉ ÉQUILIBRÉ

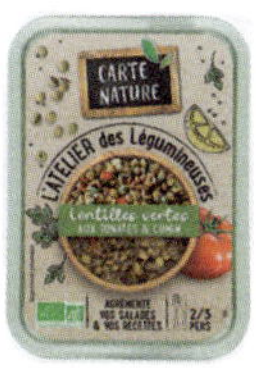

CARTE NATURE

Lentilles vertes aux tomates & cumin

3 síga TRANSFORMÉ ÉQUILIBRÉ

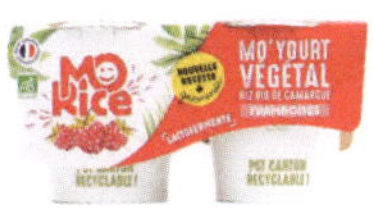

MO'RICE

Brassé végétal à la confiture de framboise

JEUDI

3 síga TRANSFORMÉ ÉQUILIBRÉ

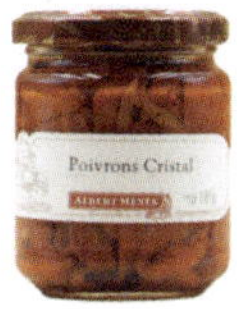

ALBERT MÉNÈS

Poivrons cristal

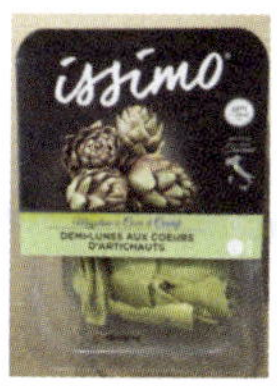

ISSIMO

Demi-lunes aux cœurs d'artichaut

3 síga TRANSFORMÉ ÉQUILIBRÉ

+

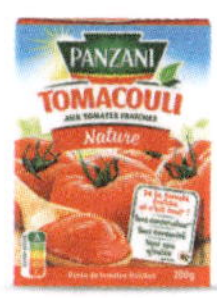

Panzani

Tomacouli nature

2 síga PEU TRANSFORMÉ

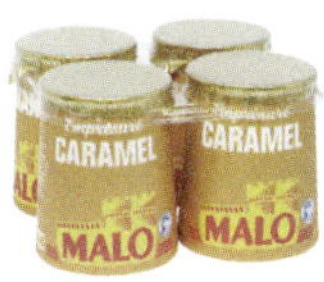

MALO

Emprésuré caramel

4 síga TRANSFORMÉ GOURMAND

	VENDREDI	SAMEDI
ENTRÉE	síga 3 TRANSFORMÉ ÉQUILIBRÉ 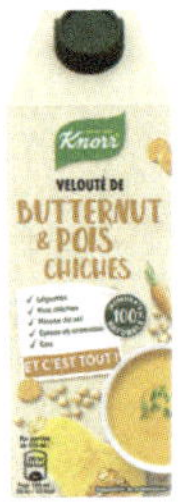 **KNORR** Soupe de butternut & pois chiches	síga 3 TRANSFORMÉ ÉQUILIBRÉ 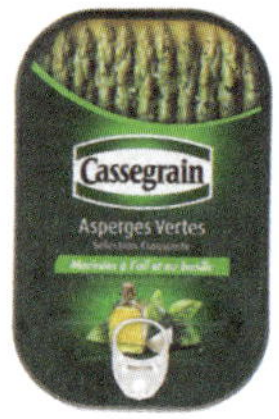 **CASSEGRAIN** Asperges vertes marinées à l'ail et au basilic
PLAT	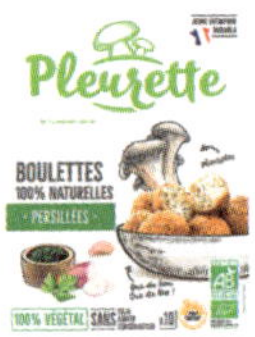 **PLEURETTE** Boulettes 100% végétales persillées — síga 3 TRANSFORMÉ ÉQUILIBRÉ + 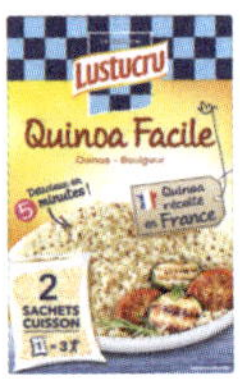 **LUSTUCRU** Quinoa facile — síga 2 PEU TRANSFORMÉ	síga 3 TRANSFORMÉ ÉQUILIBRÉ 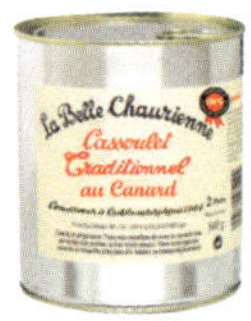 **LA BELLE CHAURIENNE** Cassoulet au canard
DESSERT	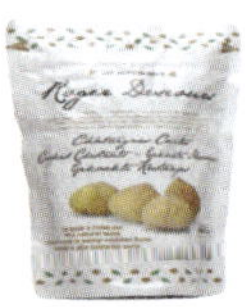 **ROGER DESCOURS** Châtaignes cuites — síga 2 PEU TRANSFORMÉ	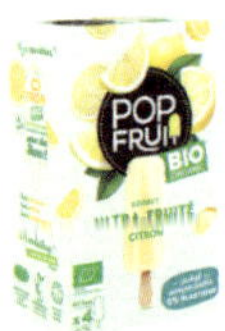 **MAISON DE LA GLACE** Sorbet citron bio — síga 4 TRANSFORMÉ GOURMAND

DIMANCHE

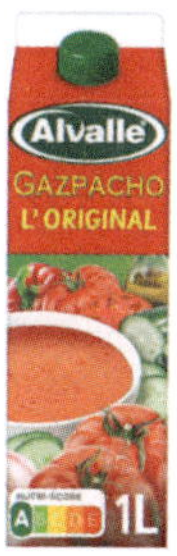

ALVALLE

Gazpacho L'Original

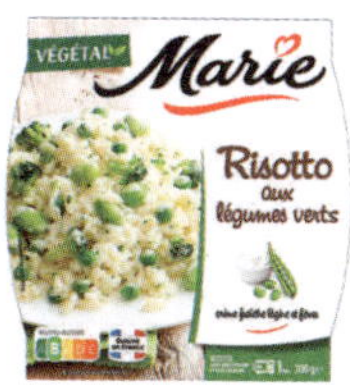

MARIE

Risotto aux légumes verts

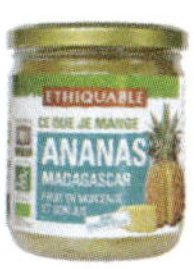

ETHIQUABLE

Ananas de Madagascar

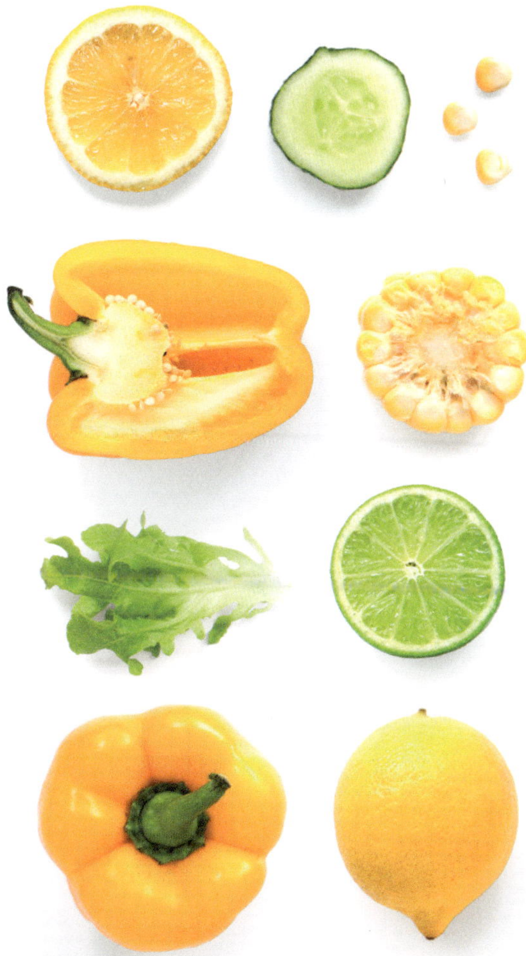

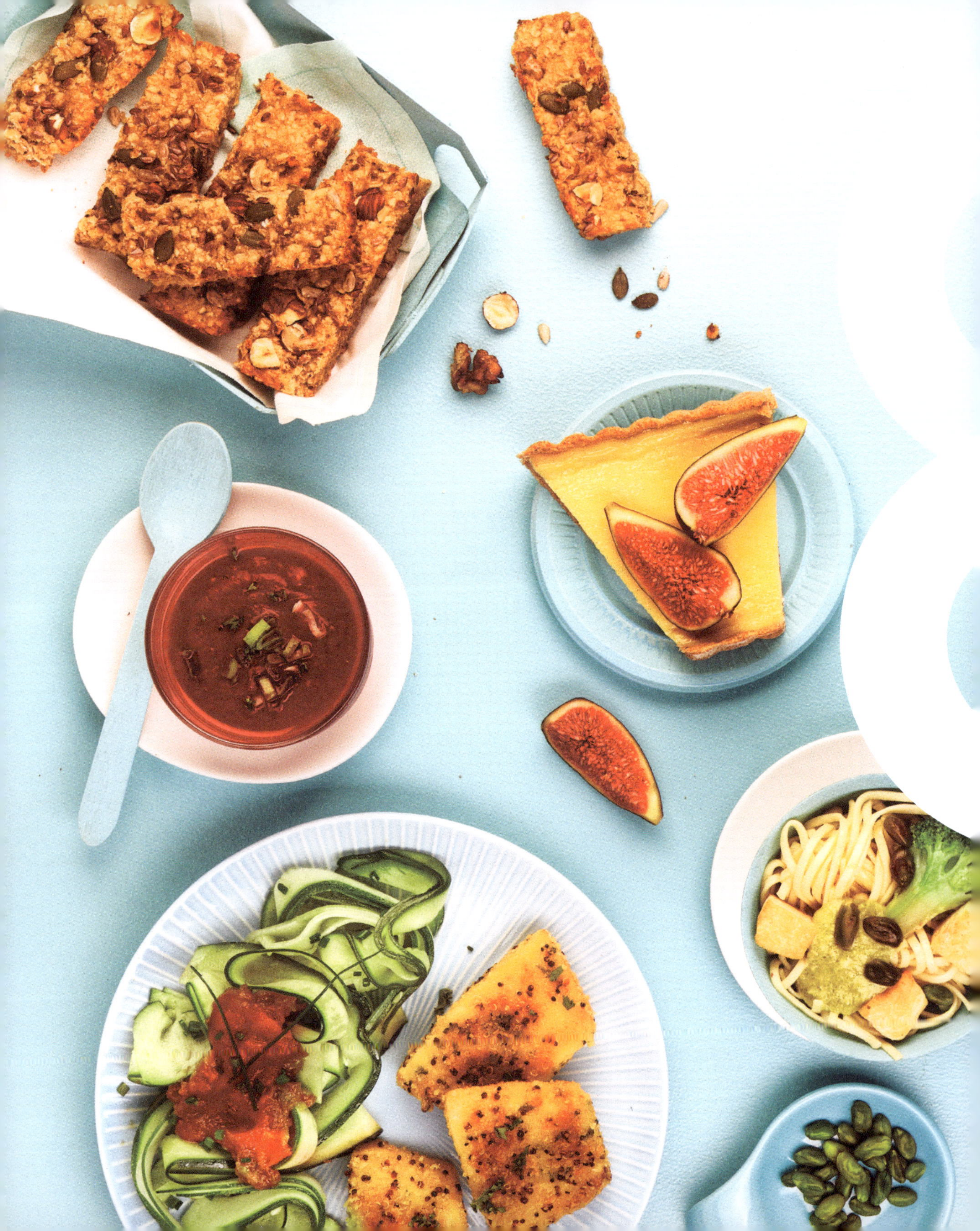

PARTIE 4

Les recettes

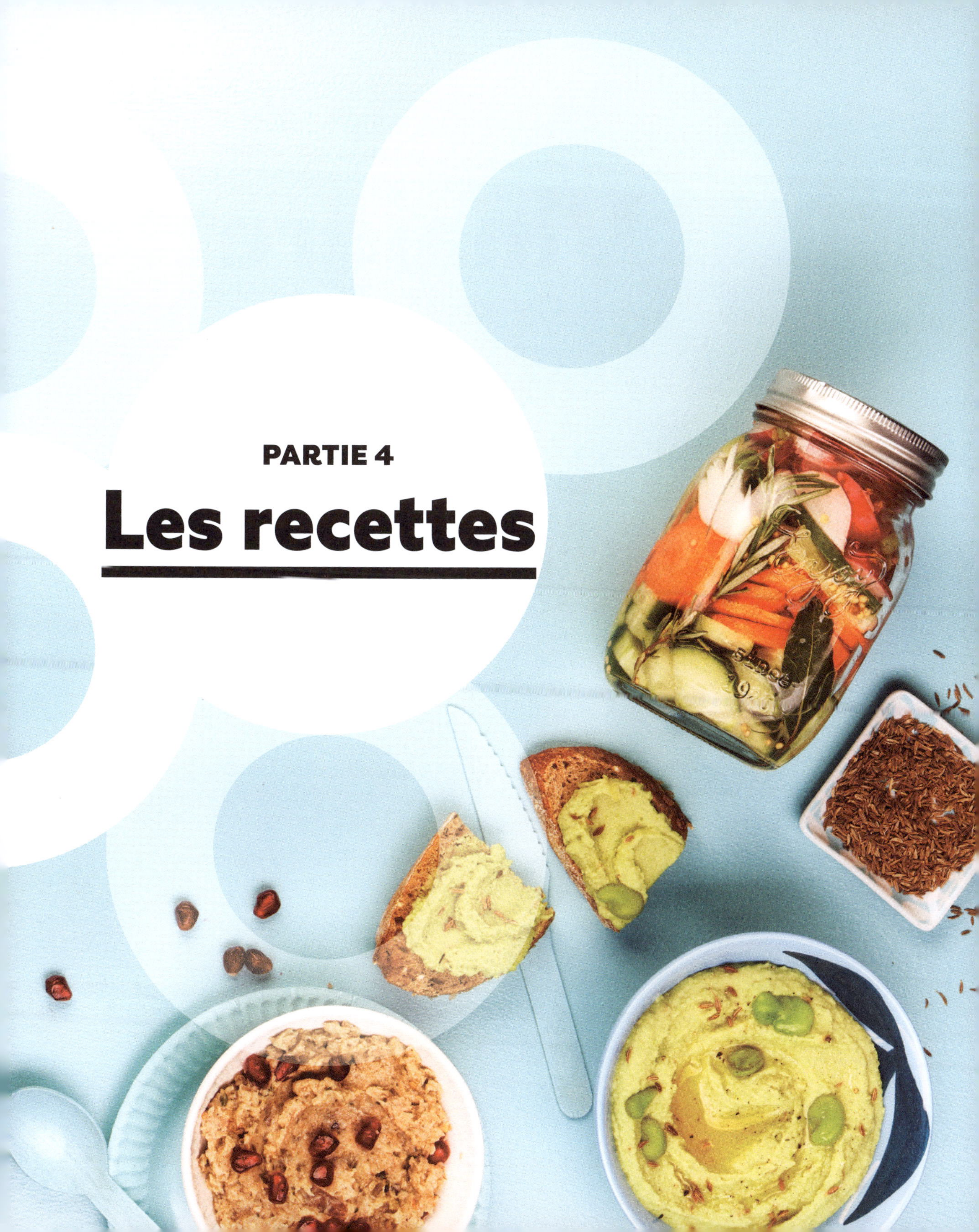

Pour **4 personnes**

Vinaigrette
à la tomate

| Préparation **5 min** | Quantité **20 cl** |

Ingrédients

1 tomate bien mûre
1 petite échalote ou ¼ d'oignon ou 1 oignon nouveau
1 gousse d'ail
1 bouquet de persil ou coriandre
3 c. à s. d'huile d'olive vierge extra
1 c. à s. de vinaigre de vin
1 pincée de sel et de poivre
Paprika ou piment d'Espelette (facultatif)

Épluchez et ciselez l'échalote et l'ail. Lavez la tomate et le persil puis mettez tous les ingrédients dans un bol.

Assaisonnez avec sel, poivre et paprika selon vos goûts et mixez le tout.

Ajoutez l'huile doucement tout en continuant de mélanger tous les ingrédients, jusqu'à l'obtention d'une sauce.

Pour **4 personnes**

Vinaigrette
aux fraises

| Préparation **5 min** | Quantité **20 cl** |

Ingrédients

100 g de fraises
Quelques feuilles de menthe
3 c. à s. d'huile de colza vierge extra
1 c. à s. de vinaigre de pomme
1 c. à c. d'eau de rose (facultatif)
1 pincée de sel et de poivre

Lavez les fraises et la menthe, puis mettez-les dans un bol.

Assaisonnez avec du sel et poivrez à volonté et mixez le tout.

Ajoutez petit à petit l'eau de rose puis l'huile, tout en continuant de mélanger tous les ingrédients, jusqu'à l'obtention d'une sauce.

Pour **4 personnes**

Vinaigrette
au basilic

| Préparation **5 min** | Quantité **20 cl** |

Ingrédients

Quelques feuilles de basilic
10 g de tofu ou de parmesan
½ gousse d'ail (facultatif)
2 c. à s. d'huile de tournesol vierge extra
2 c. à s. d'huile d'olive vierge extra
1 c. à s. de vinaigre de vin
1 c. à s. de jus de citron
1 pincée de sel et de poivre

Lavez les feuilles de basilic, épluchez l'ail, puis mettez le tout dans un bol, avec le tofu.

Assaisonnez avec du sel et poivrez à votre convenance et mixez le tout.

Ajoutez le jus de citron et le vinaigre, puis l'huile, doucement, tout en continuant de mélanger tous les ingrédients, jusqu'à l'obtention d'une sauce.

Vinaigrette
miel et moutarde

Pour **4 personnes**

| Préparation **5 min** | Quantité **20 cl** |

Ingrédients

2 c. à s. d'huile de tournesol vierge extra
2 c. à s. d'huile d'olive vierge extra
1 c. à s. de vinaigre balsamique
1 c. à s. de moutarde à l'ancienne
1 c. à s. de miel
1 pincée de sel et de poivre

Dans un bol, mélangez le miel, la moutarde et le vinaigre balsamique.

Assaisonnez avec du sel et du poivre à votre convenance et mixez le tout.

Ajoutez petit à petit l'huile, tout en continuant de mélanger tous les ingrédients, jusqu'à l'obtention d'une sauce.

Les astuces

- Ces vinaigrettes peuvent servir pour assaisonner des salades, mais elles sont aussi bonnes pour accompagner des viandes, des croquettes végétales ou bien à incorporer dans un sandwich.
- À votre convenance, préparez-les dans une version plus ou moins liquide.
- En fonction de ce dont vous disposez chez vous et de vos envies, amusez-vous en variant les ingrédients, le sucré-salé, le type d'huile et les épices. Le principe reste toujours le même.
- Le mélange peut se conserver dans un bocal fermé au réfrigérateur un peu plus d'une semaine.

Pour **2 bocaux**

Légumes lactofermentés

| Préparation **5 min** | Quantité **100 cl** |

Ingrédients

3 carottes
10 radis
1 oignon
½ concombre
2 gousses d'ail
Quelques graines de moutarde
Quelques graines de coriandre
Quelques feuilles de laurier
1 branche de romarin
1 l d'eau filtrée
30 g de sel
2 bocaux hermétiques de 50 cl (préalablement stérilisés)

Lavez, séchez et épluchez les légumes. Coupez-les en différents petits morceaux (rondelles, bâtonnets, quarts, etc.).

Pour préparer la saumure, ajoutez 30 g de sel à 1 l d'eau filtrée et remuez pour dissoudre le sel.

Répartissez les légumes dans les bocaux et ajoutez des feuilles de laurier, de romarin, des graines de moutarde et de coriandre à volonté.

Remplissez les bocaux avec la saumure jusqu'à ce que les légumes soient complètement recouverts.

Laissez au moins 1 cm d’espace entre le bord du liquide et le couvercle. La fermentation produira des gaz et il y a un risque de débordement.

Fermez le couvercle hermétiquement et conservez les bocaux à température ambiante dans un endroit frais et sec. Les légumes seront prêts à être dégustés après 3 semaines.

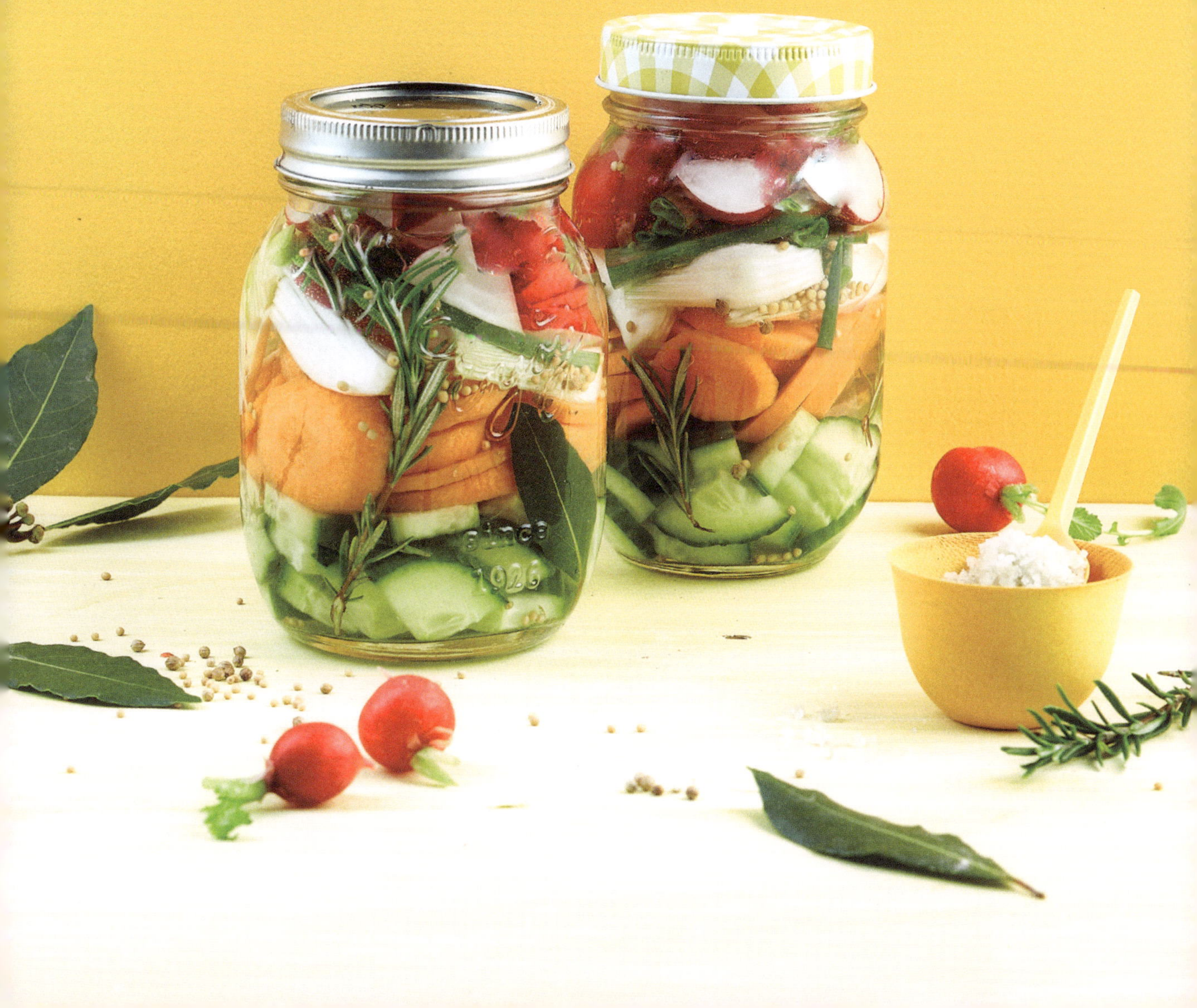

Pour **4 personnes**

Mayonnaise
végane aux carottes

| Préparation **15 min** |

Ingrédients

2 carottes
3 c. à s. d'huile d'olive (ou autre huile disponible)
Jus de citron
Eau tiède (vous pouvez utiliser l'eau de cuisson des carottes)
Sel et poivre à volonté
Thym, ail en poudre (ou autre herbe disponible)
Levure nutritionnelle (facultatif)

Lavez et coupez les carottes en fines lamelles (pour une cuisson plus rapide) et faites-les cuire environ 10 minutes dans l'eau bouillante, jusqu'à ce qu'elles soient bien tendres.

Une fois les carottes prêtes, mettez-les dans un bol et réservez l'eau de cuisson.

Ajoutez le jus de citron aux carottes, et assaisonnez selon vos goûts.

Mélangez ou broyez au mixeur et ajoutez l'huile doucement jusqu'à ce que le mélange soit crémeux et homogène. Pour une consistance plus lisse, ajoutez davantage d'eau de cuisson.

La mayonnaise se conserve jusqu'à 5 jours au réfrigérateur et peut être utilisée dans les vinaigrettes, les sandwichs, les salades, les sauces à tartiner, etc.

Houmous
aux poivrons grillés

Pour **4 personnes**

| Préparation **15 min** |

Ingrédients

½ tasse de pois chiches cuits ou en boîte (dans ce cas, rincez-les pour enlever l'excès de sel)
100 g de poivron rouge grillé
3 c. à s. d'huile d'olive vierge extra
1 c. à s. de jus de citron
1 c. à s. de tahini (facultatif)
Sel et poivre à votre convenance

Dans un robot multifonctions ou à l'aide d'un mixeur, mixez tous les ingrédients jusqu'à obtenir une consistance crémeuse.

Salez et poivrez, puis mixez à nouveau.

Cette recette se conserve 5-6 jours au réfrigérateur et peut aussi être congelée.

Les astuces

- Laissez tremper 1 tasse de pois chiches secs pendant 8 heures (toute la nuit), puis rincez-les et faites-les cuire pendant 30-40 minutes (vous pouvez arroser vos plantes avec l'eau de rinçage).
- Enfournez les poivrons environ 40 minutes, jusqu'à ce qu'ils soient tendres et que la peau s'enlève toute seule.
- Profitez de la cuisson pour placer d'autres légumes avec le poivron, afin d'utiliser toute la place sur la plaque de cuisson. On peut toujours se servir des légumes grillés pour d'autres préparations (sauce, dip, sandwich, etc.).
- Pour conserver les poivrons grillés, vous pouvez les faire macérer dans un bocal fermé avec de l'huile d'olive, et le placer au frigo environ 1 semaine.

Pour **20 biscuits**

Biscuits apéro
chia et avoine

| Préparation **5 min** | Cuisson **15 min** |

Ingrédients

150 g de farine d'avoine (1 tasse de flocons d'avoine moulus dans un blender)
100 g de farine de chia (4 c. à s. de graines de chia ou de lin moulues dans un blender)
Sel et épices à votre convenance (origan, paprika, ail, romarin, etc.)

Trempez la farine de chia dans 150 ml d'eau tempérée pendant 20 minutes, jusqu'à l'obtention d'une pâte gélatineuse. Préchauffez le four à 180 °C.

Dans un bol, mettez le chia hydraté et la farine d'avoine, puis salez, poivrez et ajoutez les épices à volonté.

Mélangez le tout jusqu'à l'obtention d'une pâte homogène. Ajoutez de l'eau si nécessaire.

Étalez la pâte et coupez-la en bâtonnets. Placez-les au four entre 15 et 18 minutes à 180 °C jusqu'à ce que les biscuits soient fermes.

Les astuces

- Plus les biscuits sont fins, plus ils seront croustillants.
- Idéal en apéro, pour un pique-nique, en en-cas ou collation avec une sauce, du fromage, etc.
- Amusez-vous en variant les épices à votre convenance.

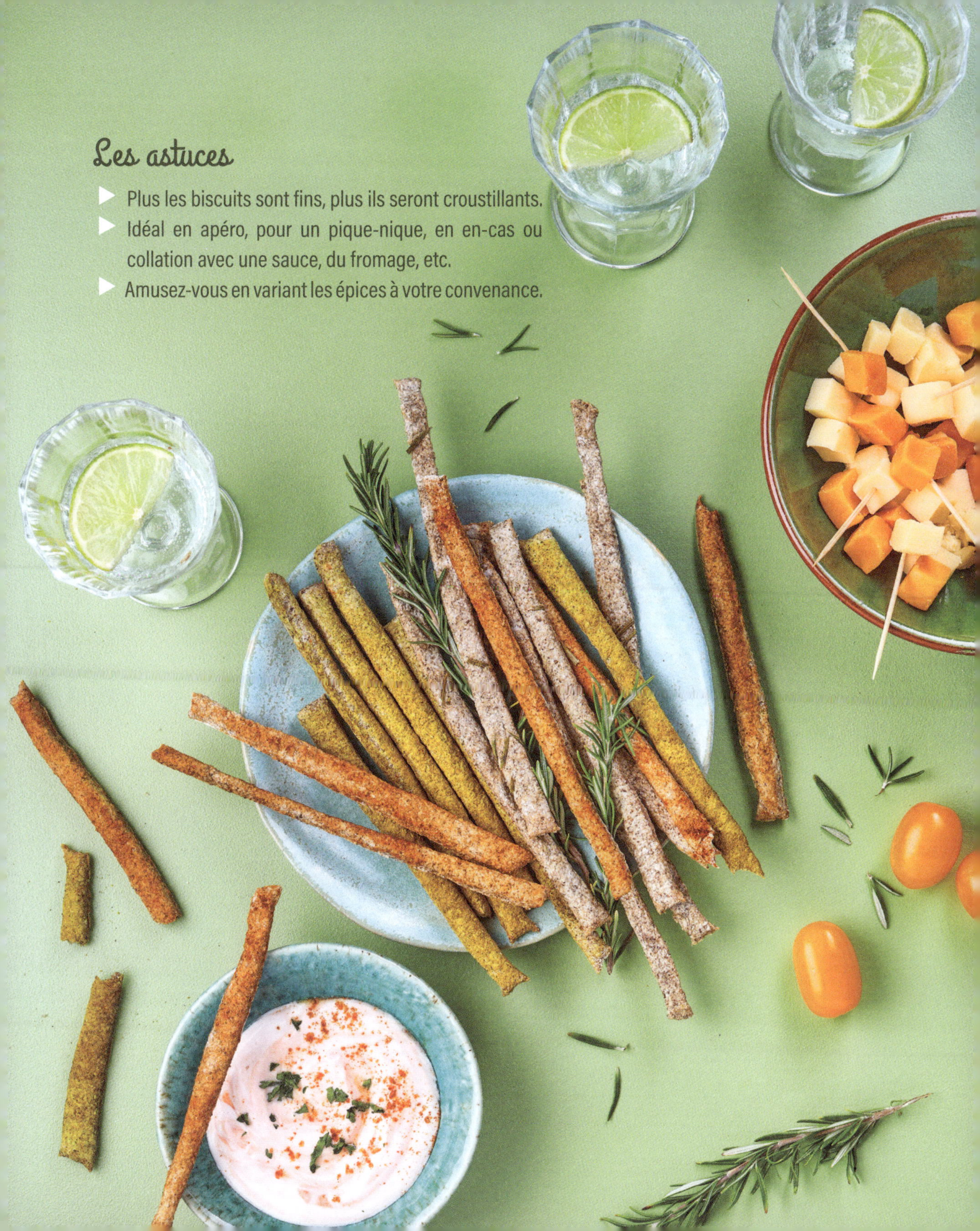

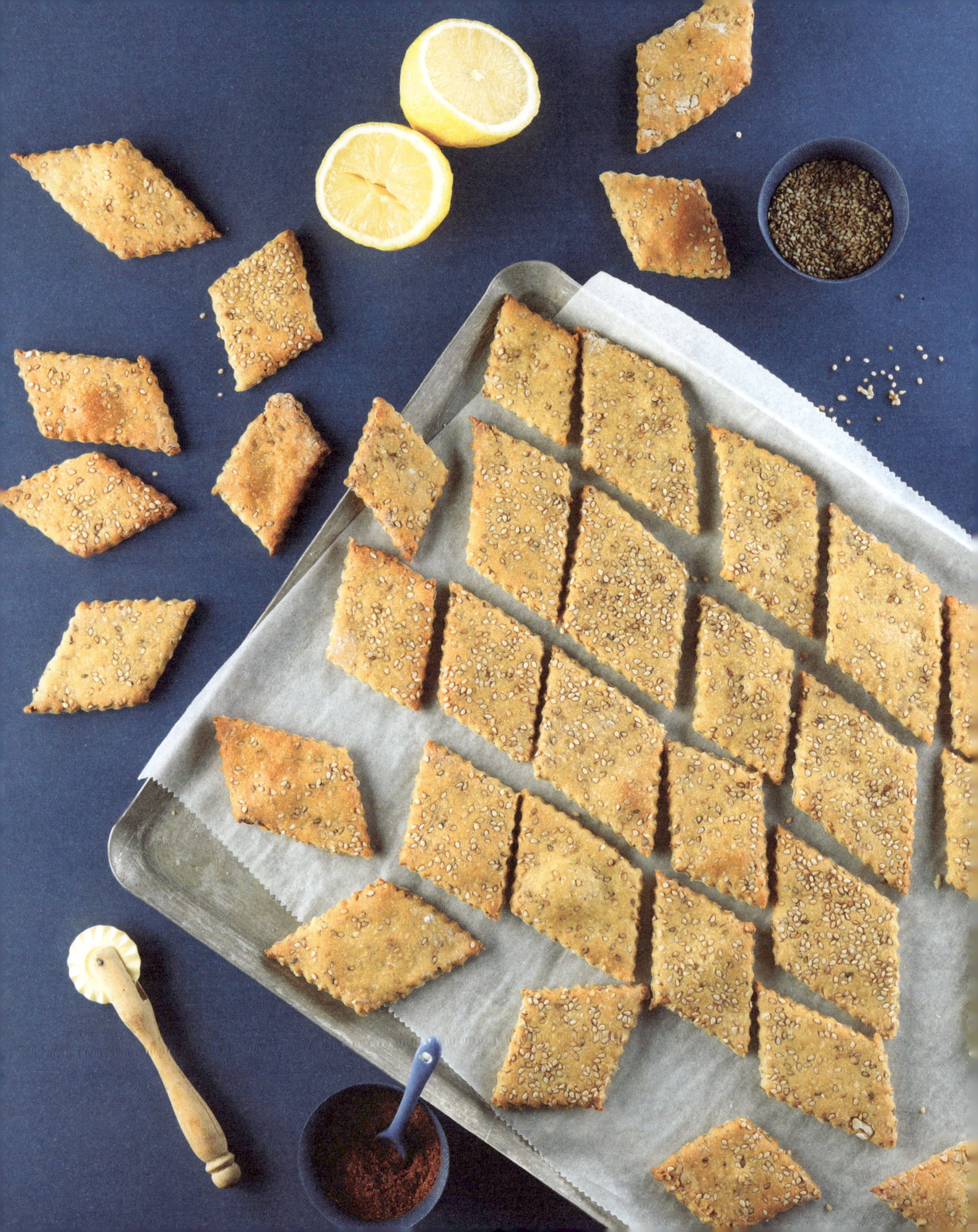

Sablés
de pois chiches salés
(sans gluten)

Pour **16-20 sablés**

| Préparation **30 min** |

Ingrédients

300 g de farine de pois chiches
1 c. à c. de bicarbonate de soude
1 c. à c. de jus de citron
80 g de graines de sésame grillées
1 pincée de piment d'Espelette
3 c. à s. d'huile d'olive
1 pincée de sel

Préchauffez le four à 180 °C.

Dans un bol, mélangez tous les ingrédients secs puis incorporez l'huile d'olive et versez progressivement de l'eau froide jusqu'à l'obtention d'une pâte homogène.

Activez le bicarbonate de soude avec le jus de citron, puis ajoutez-le au mélange.

Étalez la pâte sur 0,5 cm d'épaisseur et découpez les sablés.

Posez les sablés sur une plaque de cuisson et enfournez 10 minutes jusqu'à ce qu'ils soient bien dorés.

Pour **4 personnes**

Dips
méditerranéens

| Préparation **20 min** |

Ingrédients

800 g de fèves fraîches ou surgelées
100 g de cœurs d'artichauts
1 gousse d'ail
1 pincée de cumin
1 c. à s. de jus de citron
1 c. à s. d'huile d'olive vierge extra
Sel et poivre

Dans une casserole, faites cuire les fèves jusqu'à ce qu'elles soient tendres puis plongez-les dans de l'eau froide et ôtez leur peau.

Mettez les fèves avec tous les autres ingrédients dans un bol.

Salez et poivrez à votre convenance, puis mixez pour obtenir une purée.

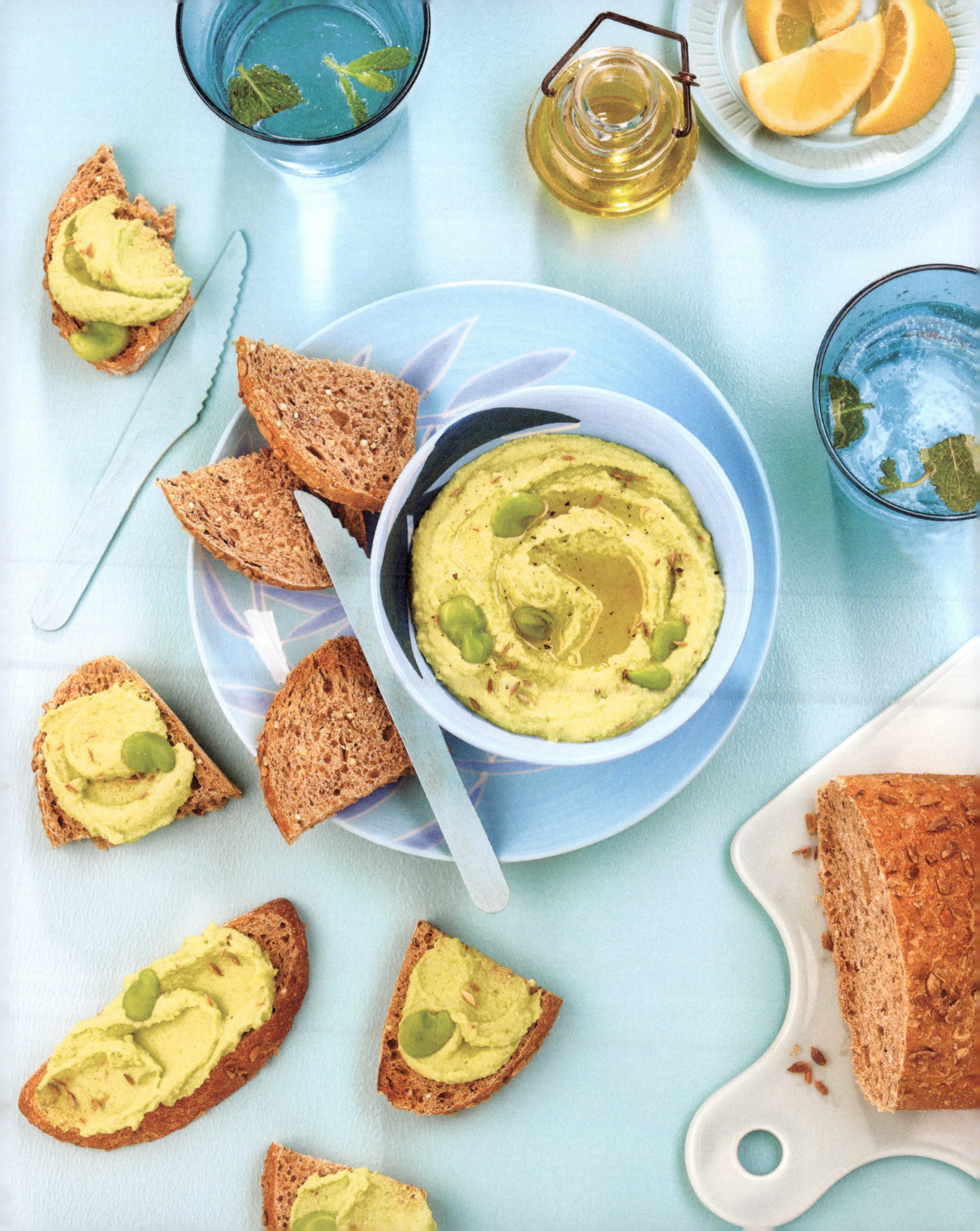

Pour **4 personnes**

Baba ganoush
(houmous d'aubergine)

| Préparation **45 min** |

Ingrédients

2 aubergines
1 gousse d'ail
1 c. à s. de tahini ou de graines de sésame grillées
1 c. à s. de jus de citron
1 c. à s. d'huile d'olive vierge extra
Sel et poivre à votre convenance
1 poignée de graines de grenade (facultatif)

Préchauffez le four à 180 °C.

Mettez les aubergines sur une plaque de cuisson et enfournez-les pendant 30 à 40 minutes jusqu'à ce qu'elles soient tendres. Une fois refroidies, ôtez la peau et réservez la chair.

Dans un bol, ajoutez la chair d'aubergine avec tous les autres ingrédients.

Salez, poivrez et mixez. Pour servir, arrosez d'huile d'olive et parsemez de graines de grenade.

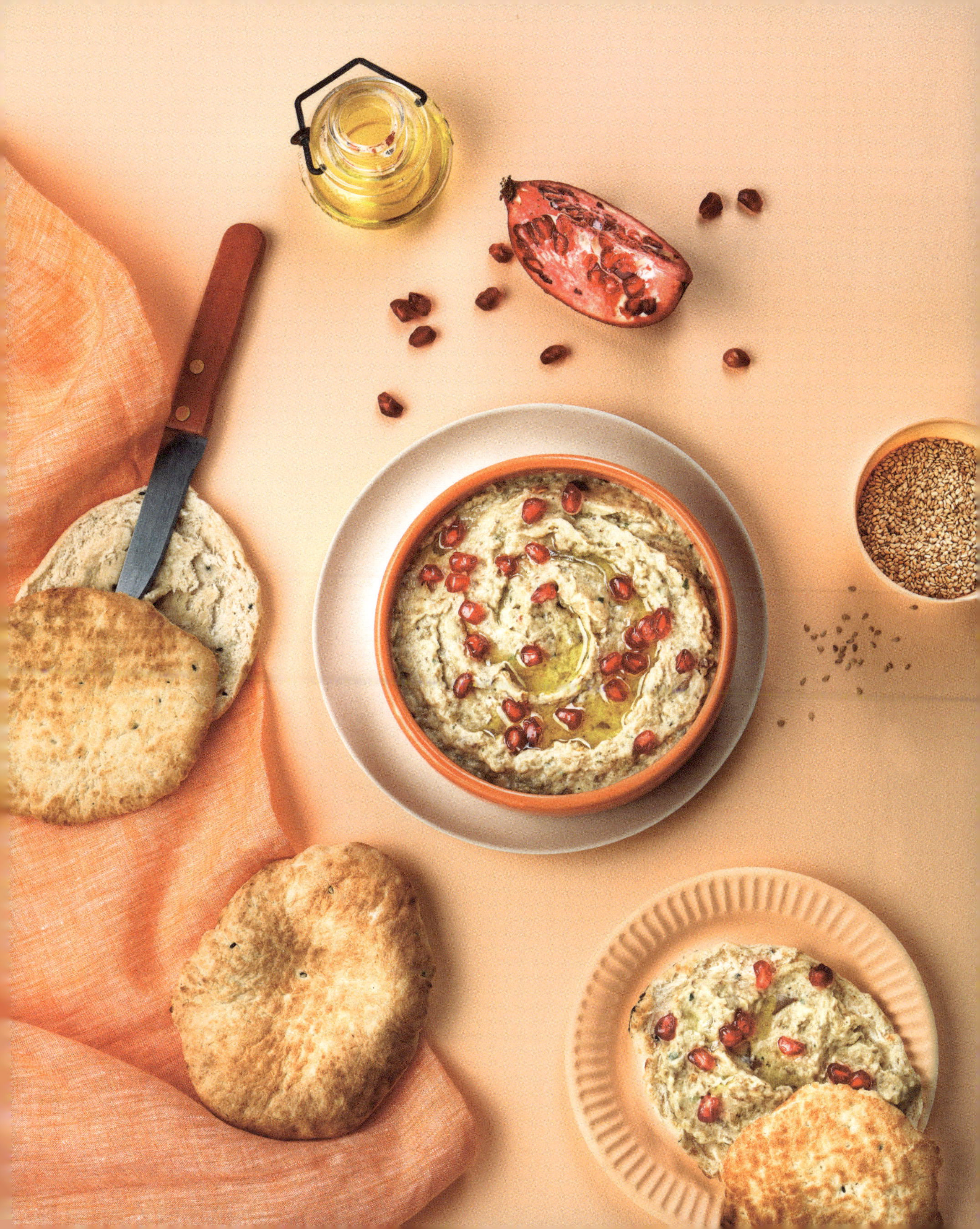

Pour **4 personnes**

Nuggets
de panais aux 3 quinoas

| Préparation **25 min** |

Ingrédients

8 panais de taille moyenne
2 œufs
1 branche de persil
50 g de farine de blé ou d'épeautre
100 g de quinoa 3 couleurs cuit
100 g de chapelure
50 g de parmesan râpé ou de levure nutritionnelle
1 c. à s. d'huile d'olive vierge extra
Sel et poivre

Lavez, épluchez et coupez les panais en petits rectangles d'environ 1 cm d'épaisseur pour donner la forme d'un nugget.

Faites cuire les rectangles de panais à la vapeur 8 minutes, jusqu'à ce qu'ils soient tendres. (Veillez à ne pas trop les cuire pour qu'ils ne se brisent pas.)

En attendant, lavez et ciselez finement le persil et préparez trois bols : le premier avec les œufs battus salés, poivrés et mélangés avec le persil. Un second bol avec la farine, et un troisième avec le quinoa cuit mélangé à la chapelure et au parmesan.

Trempez chaque panais dans l'ordre suivant : d'abord dans la farine, puis dans les œufs et enfin dans le quinoa en prenant soin de bien les envelopper.

Faites chauffer une poêle avec l'huile d'olive et faites dorer les nuggets environ 3 minutes de chaque côté.

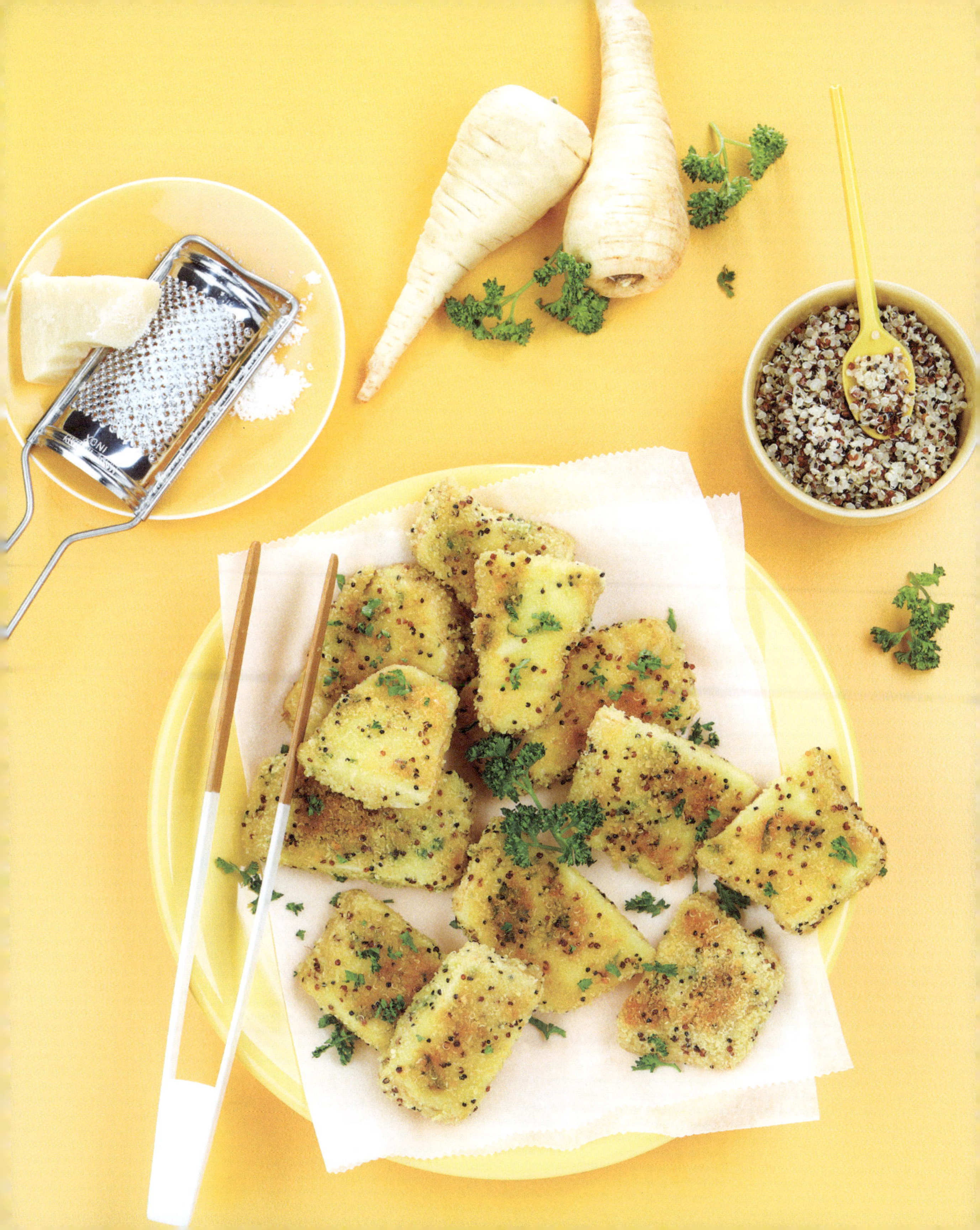

Pour **4 personnes**

Brochettes
de légumes au miel

| Préparation **15 min** | Quantité **8 brochettes** |

Ingrédients

1 courgette
8 tomates cerises
½ oignon rouge
1 poivron jaune, rouge ou vert
8 champignons de Paris
2 c. à s. d'huile d'olive vierge extra
1 c. à c. de moutarde
1 c. à s. de miel
Sel et poivre

Lavez les légumes. Épluchez l'oignon et coupez-le en quatre en séparant les couches en deux.

Coupez la courgette en 8 rondelles, le poivron en 8 carrés.

Pour la sauce, mettez dans un bol l'huile d'olive, la moutarde, le miel, puis salez et poivrez à volonté. Préchauffez le four à 180 °C.

À l'aide d'une pique à brochette, piquez un morceau de courgette, puis d'oignon, puis de poivron, puis un champignon et à la fin une tomate cerise. Répétez dans le même ordre pour le reste des brochettes.

Trempez les brochettes dans la sauce au miel, puis disposez-les sur une plaque de cuisson. Enfournez pendant 30 minutes.

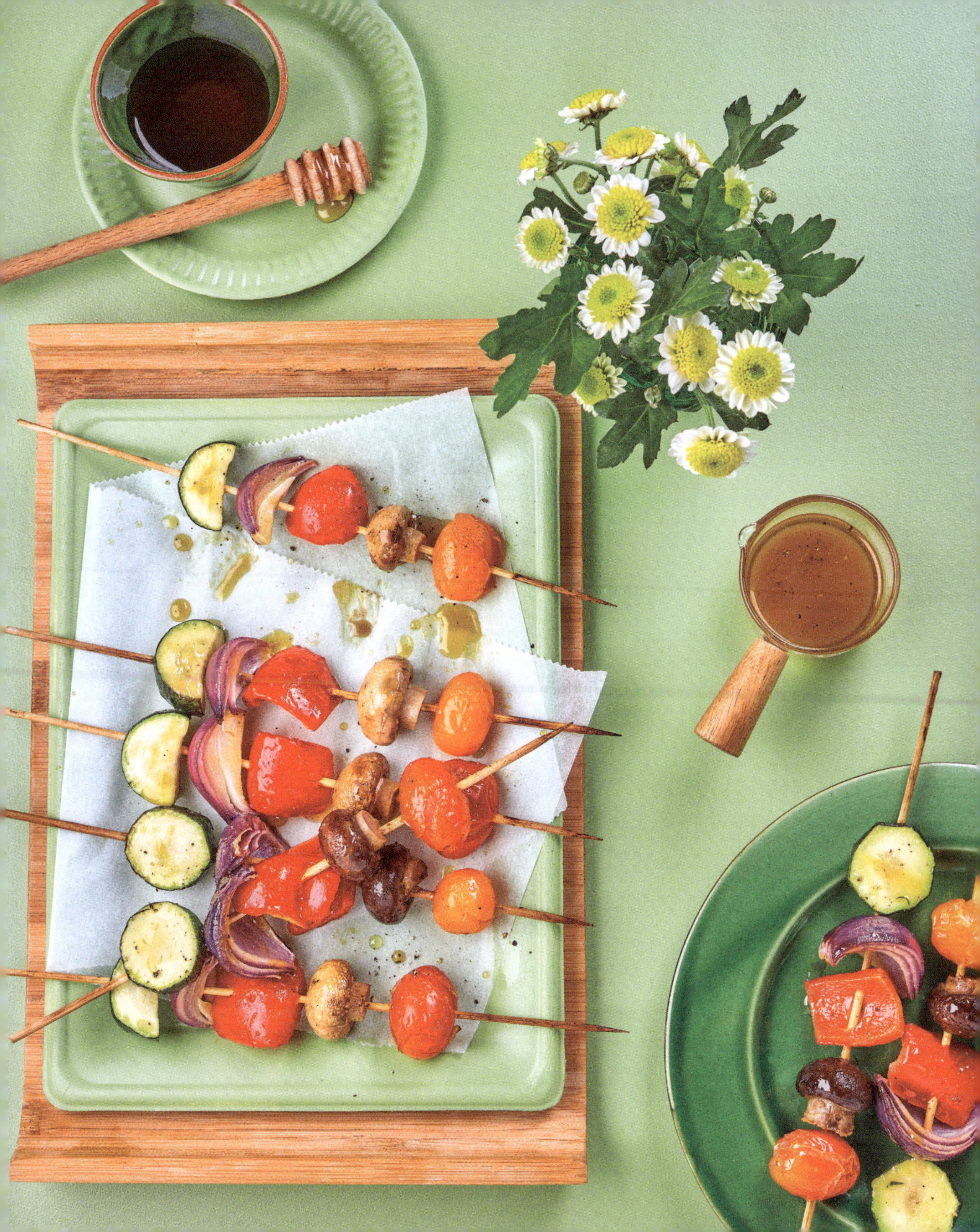

Pour **4 personnes**

Tartines anglaises
aux haricots rouges

| Préparation **30 min** |

Ingrédients

400 g de haricots rouges en conserve égouttés
1 c. à s. d'huile de colza vierge ou d'olive vierge
2 oignons émincés
2 gousses d'ail
Poivre de Cayenne
400 g de coulis de tomates
1 petit bouquet de persil
2 c. à s. de miel
2 c. à s. de vinaigre de cidre
Sel, poivre
8 tranches de pain d'épeautre ou autre

Épluchez et ciselez l'oignon et l'ail.

Dans une poêle, versez un filet d'huile d'olive et faites revenir les oignons et l'ail jusqu'à ce qu'ils soient tendres. Salez, poivrez et ajoutez les épices, le coulis de tomates, la moitié du persil haché, le vinaigre et le miel.

Mélangez et laissez mijoter environ 15 minutes. Incorporez les haricots, prolongez la cuisson pendant 5 minutes.

Tartinez le mélange sur les tranches de pain grillé, ajoutez un filet d'huile d'olive et parsemez avec le reste de persil.

Pour **4 personnes**

Taboulé
de chou-fleur

| Préparation **15 min** |

Ingrédients

400 g de chou-fleur
½ oignon rouge
30 g de raisins secs
10 feuilles de menthe
1 branche de persil
30 g de noix ou noisettes
1 c. à s. d'huile d'olive vierge extra
2 c. à s. de jus de citron
Sel et poivre

Détaillez le chou-fleur en petits morceaux. Mixez-le jusqu'à obtenir une consistance de type semoule.

Ciselez l'oignon, la menthe et le persil, puis concassez les noix et mélangez le tout avec le chou-fleur.

Ajoutez les raisins secs, le citron, l'huile puis salez et poivrez.

Pour **4 personnes**

Chaussons

ricotta-épinards

| Préparation **45 min** | Levée de la pâte **1 h** |
| Cuisson **15 à 20 min** | Quantité **16 chaussons** |

Ingrédients

▶ Pour la pâte

200 g de farine d'épeautre
200 g de farine de blé complète
2 c. à c. de levure de boulanger déshydratée
1 pincée de sel
4 c. à s. d'huile de colza vierge extra

▶ Pour la farce

1 c. à s. d'huile d'olive vierge extra
1 oignon
2 gousses d'ail
200 g d'épinards hachés
1 c. à s. de jus de citron
2 c. à s. de pignons de pin
150 g de ricotta
Sel et poivre

Dans un saladier, mettez la farine, la levure et le sel, creusez au centre et versez progressivement l'huile et l'eau tiède tout en mélangeant, jusqu'à obtenir progressivement une pâte. Puis pétrissez-la pendant au moins 10 minutes.

Couvrez d'un torchon et réservez-la dans un endroit chaud (devant un radiateur ou autre source de chaleur).

Dans une poêle, faites revenir les oignons et l'ail à l'huile d'olive. Versez le mélange dans un saladier, ajoutez les épinards, le jus de citron, la moitié des pignons de pin, la ricotta. Salez et poivrez.

Préchauffez le four à 180 °C.

Divisez la pâte en 16 petites boulettes en les roulant dans le reste de pignons de pin. Aplatissez les boulettes jusqu'à obtenir un disque de 15 cm de diamètre environ.

Placez au milieu de chaque disque un peu de farce, humidifiez les bords et fermez les chaussons.

Enfournez 15 à 20 minutes jusqu'à ce qu'ils soient dorés.

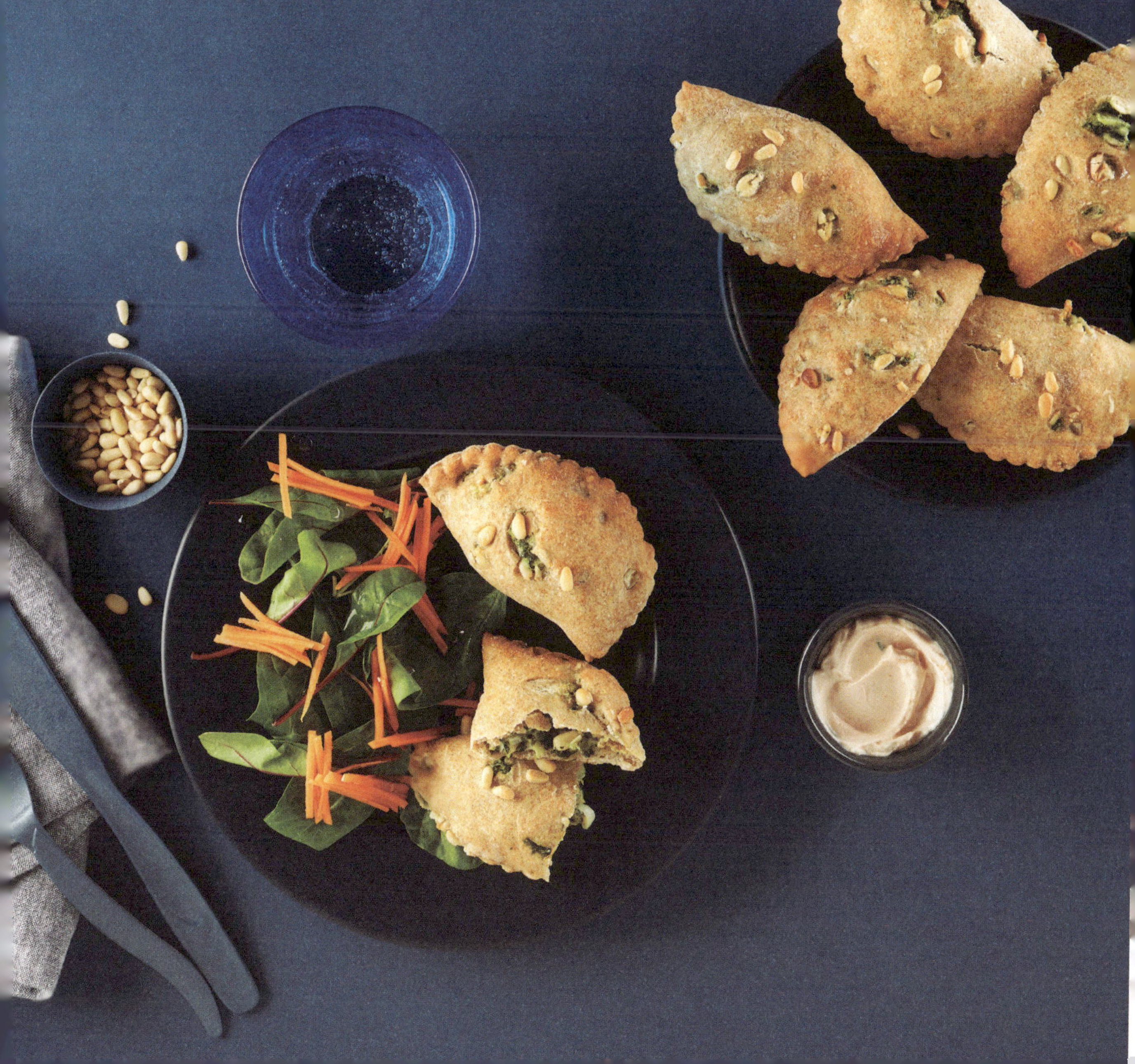

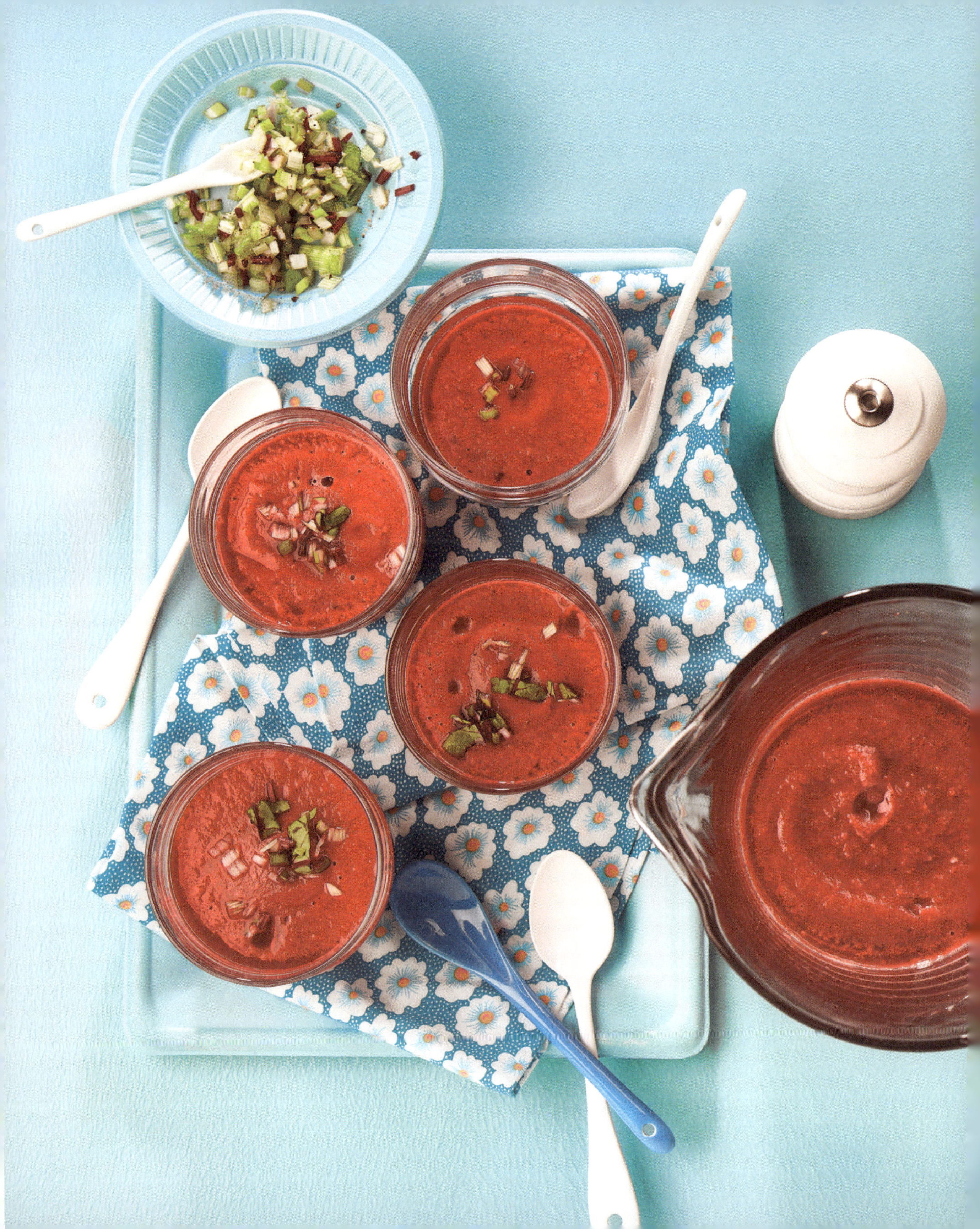

Gaspacho
de betterave

Pour **4 personnes**

| Préparation **15 min** |

Ingrédients

300 g de tomates bien mûres
300 g de betteraves cuites
½ oignon
½ gousse d'ail
½ concombre
1 c. à s. de vinaigre de vin
1 c. à s. d'huile d'olive vierge extra
Eau froide
Sel et poivre

Lavez, pelez et coupez grossièrement les tomates, les betteraves, le concombre, l'oignon et l'ail.

Mettez tous les ingrédients dans un blender et mixez-les.

Ajoutez l'huile d'olive et le vinaigre et continuez à mixer, puis ajoutez de l'eau froide.

Salez et poivrez à votre convenance.

Maintenez au frais avant de servir.

Pour **4 personnes**

Ceviche
végétal

| Préparation **15 min** |

Ingrédients

300 g de pois chiches cuits et égouttés
½ oignon rouge
½ poivron rouge ou jaune
1 piment rouge ou vert (facultatif)
Gingembre (facultatif)
1 branche de coriandre fraîche
3 citrons
1 c. à s. d'huile d'olive vierge extra
Sel et poivre

Épluchez et émincez l'oignon. Lavez et ciselez le poivron, le piment et la coriandre. Réservez.

Pressez les citrons et réservez leur jus.

Dans un bol, placez les pois chiches, l'oignon, le poivron et le piment.

Râpez par-dessus du gingembre à volonté (facultatif). Ajoutez le jus de citron et mélangez le tout. Salez et poivrez.

Au moment de servir, parsemez de coriandre.

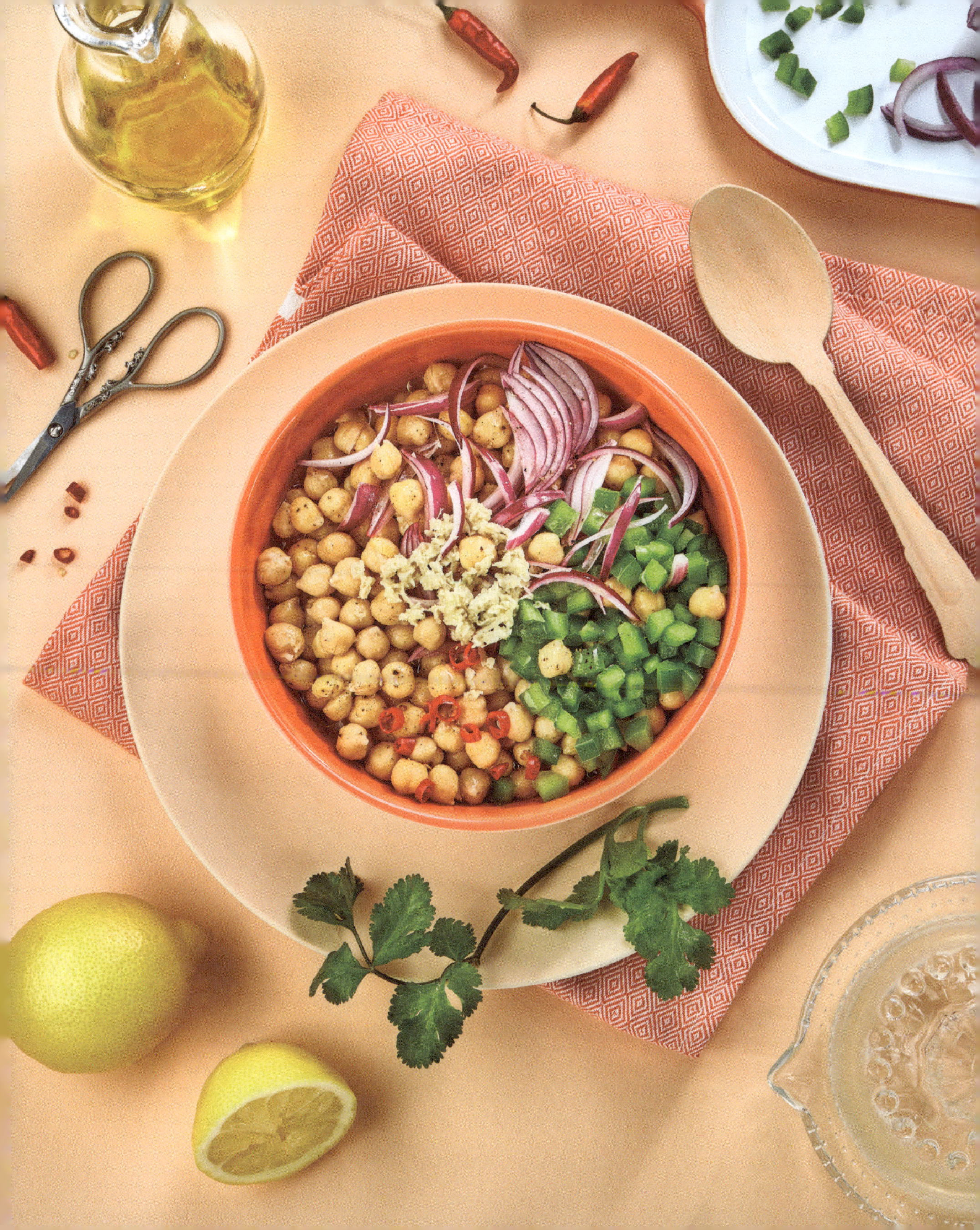

Pour **6 portions**

Muffins
à la courgette, tomate et basilic (sans gluten)

| Préparation **25 min** |

Ingrédients

80 g de farine de riz
60 g de farine de maïs
1 c. à c. de bicarbonate alimentaire
1 c. à c. de jus de citron
50 g de tofu nature mi-ferme
50 g de courgette
50 g de tomates séchées
1 c. à s. d'huile d'olive vierge extra
1 c. à s. de graines de tournesol
1 c. à s. de basilic coupé
2 œufs
60 ml de boisson végétale à l'avoine (ou autre boisson végétale nature)
Sel

Préchauffez le four à 180 °C.

Coupez le tofu, le basilic et les tomates séchées en petits morceaux et râpez la courgette.

Dans un bol de taille moyenne, mélangez les farines, le bicarbonate préalablement activé avec le jus de citron, les graines de tournesol, le sel. Puis ajoutez le tofu, le basilic, les tomates séchées, la courgette, l'huile d'olive, les œufs et la boisson végétale.

Versez la pâte obtenue dans des moules à muffins et ajoutez quelques graines de tournesol sur le dessus pour décorer avant d'enfourner pendant 25 minutes.

Dégustez tiède ou froid !

Paniers
de pommes de terre

| Préparation **30 min** |

Pour **6 portions**

Ingrédients

400 g de pommes de terre
1 botte d'épinards
1 c. à s. de farine
½ oignon
100 g de crème fraîche
100 g de fromage râpé
2 œufs
2 c. à s. d'huile d'olive extra vierge
Sel et poivre

Lavez, épluchez et râpez les pommes de terre. Pour éliminer l'excès de liquide, placez l'ensemble dans un torchon propre et pressez pour évacuer le liquide.

Fouettez les œufs, salez, poivrez puis mélangez avec les pommes de terre. Ensuite, ajoutez la cuillère de farine. Couvrez le fond et les côtés des moules à muffins d'huile d'olive. Préchauffez le four à 180 °C.

Pour monter les paniers, placez une couche fine du mélange dans les moules à muffins, en veillant à ce que les bords et le fond soient bien recouverts, et qu'il y ait un espace au milieu pour la garniture. Enfournez pendant 15 minutes puis sortez les moules immédiatement. Préparez la garniture en attendant.

Épluchez et ciselez l'oignon et l'ail. Lavez et coupez grossièrement les épinards. Dans une poêle, faites revenir l'oignon, l'ail et les épinards pendant 4 minutes avec l'huile d'olive. Éteignez le feu, ajoutez la crème fraîche, le fromage râpé, salez, poivrez et mélangez.

Remplissez chaque panier de pommes de terre avec le mélange et enfournez à nouveau pendant 10 minutes jusqu'au à ce que les bords des paniers soient bien dorés. Laissez refroidir et démoulez.

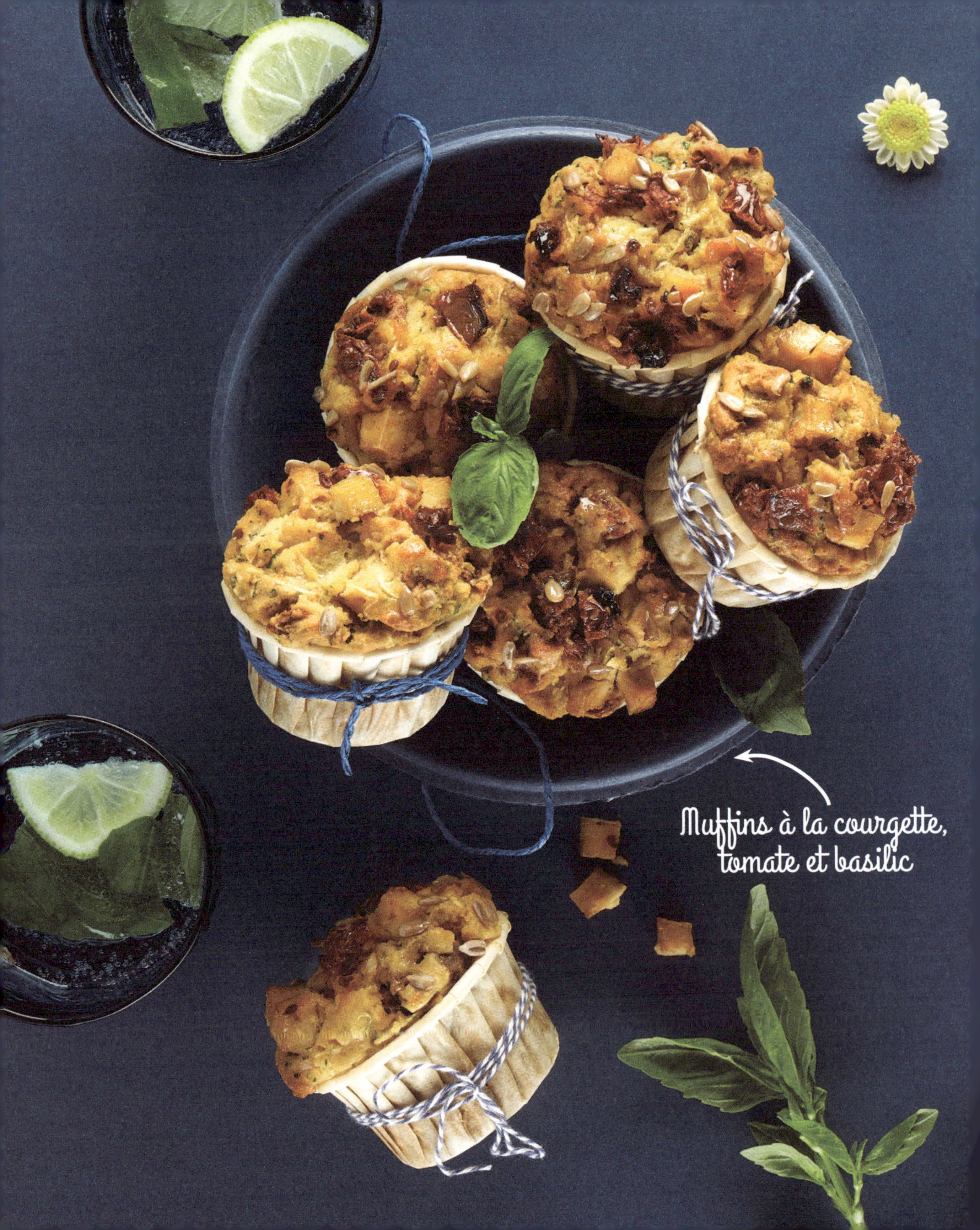

Muffins à la courgette, tomate et basilic

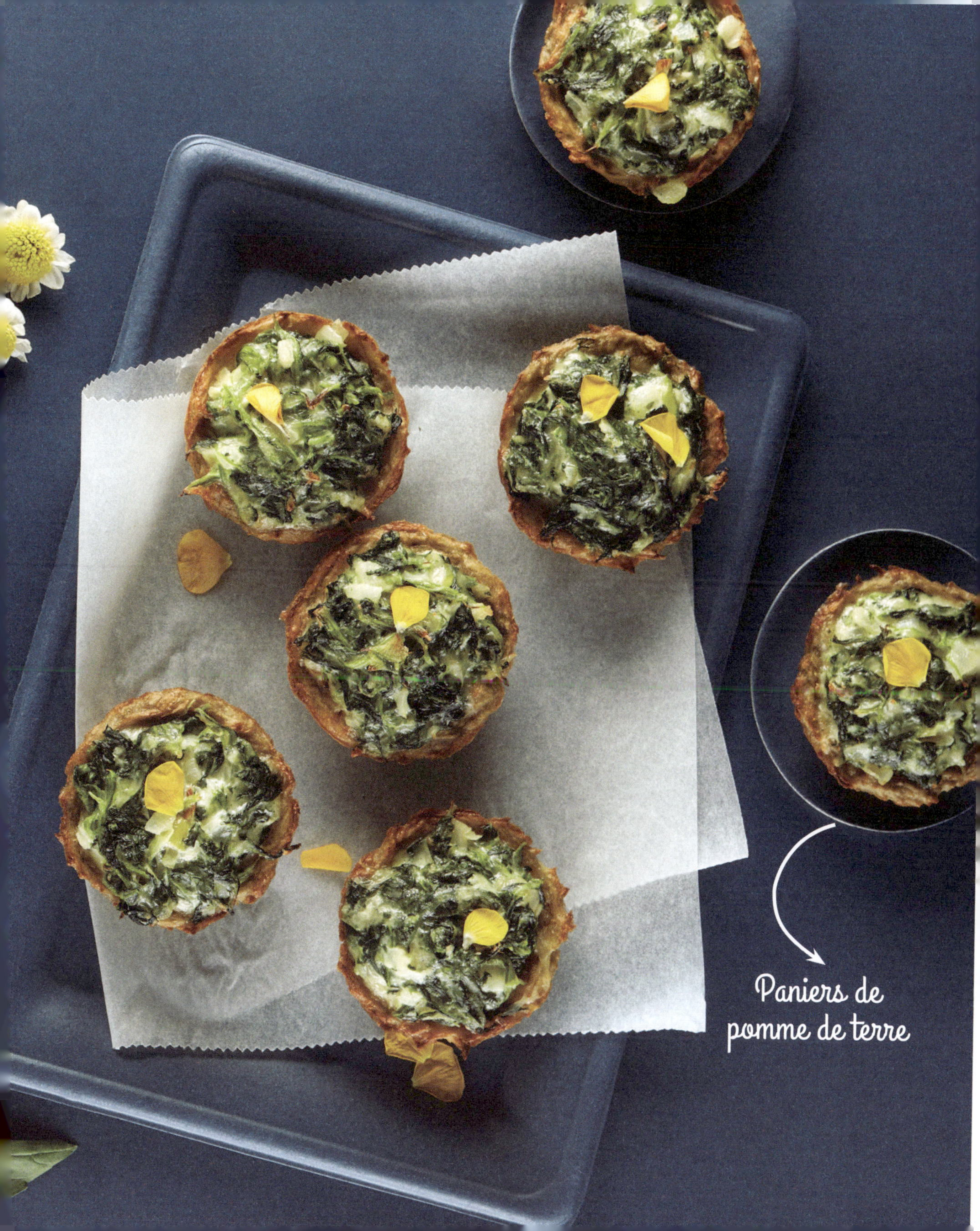
Paniers de
pomme de terre

Pour **4 portions**

Verrine
de boulgour et radis

| Préparation **20 min** |

Ingrédients

50 g de boulgour
1 botte de radis (avec les feuilles)
½ citron
100 g de fromage blanc
1 c. à s. d'huile d'olive vierge extra
Sel et poivre
Graines de sésame noir

Faites cuire le boulgour – couvrez avec suffisamment d'eau – à feu doux environ 10 minutes. En attendant, lavez entièrement les radis (avec les feuilles). Coupez-les en rondelles puis hachez les feuilles.

Dans une poêle chaude, faites revenir les radis avec l'huile d'olive; retirez-les quand ils sont dorés.

Une fois le boulgour prêt, ajoutez les feuilles de radis, les zestes et le jus de citron, ajoutez un filet d'huile d'olive, salez et poivrez à volonté.

Dans une verrine, mettez une première couche du mélange de boulgour, puis une couche de fromage blanc, puis une couche de radis sautés.

Terminez la décoration en parsemant les graines de sésame noir par-dessus.

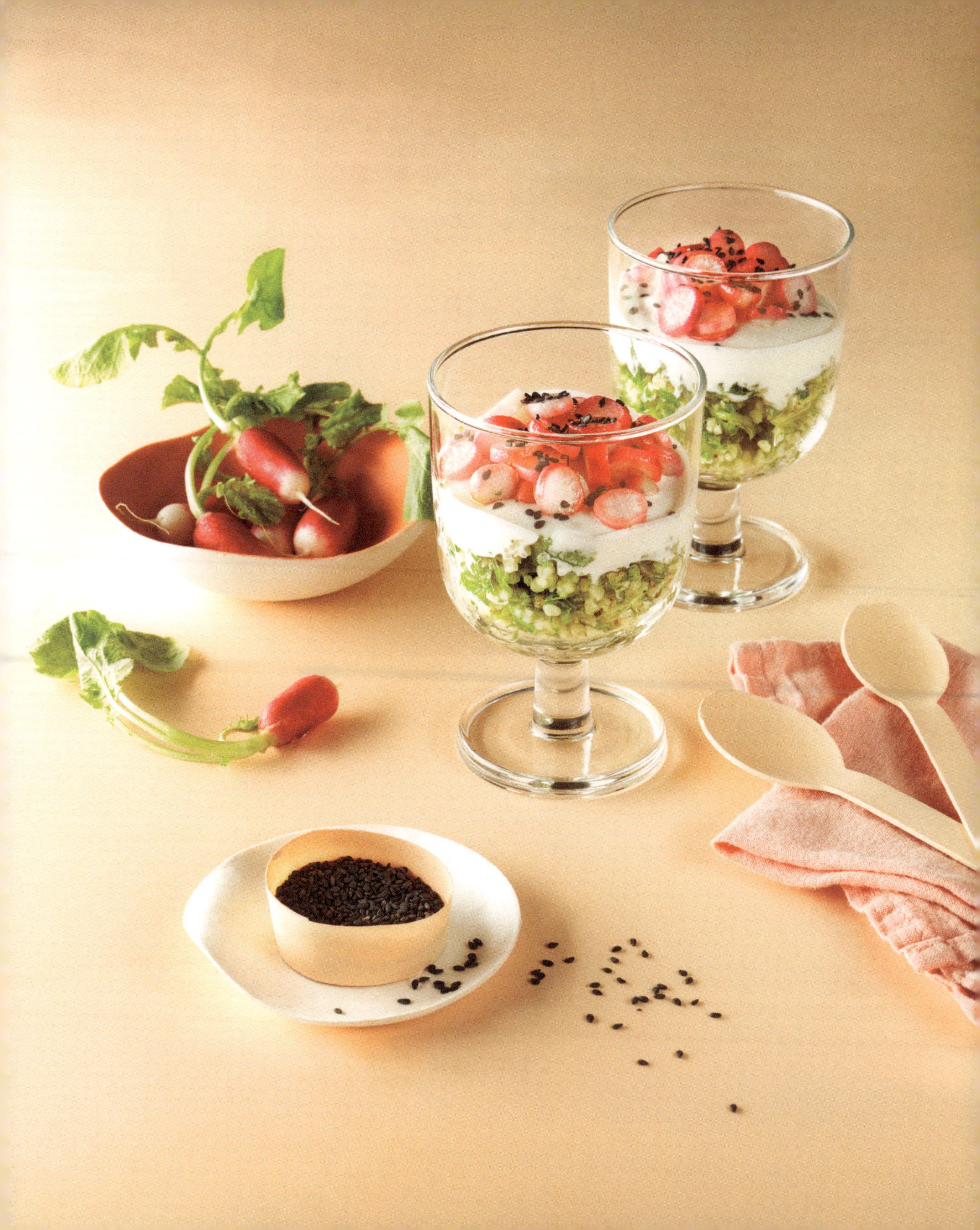

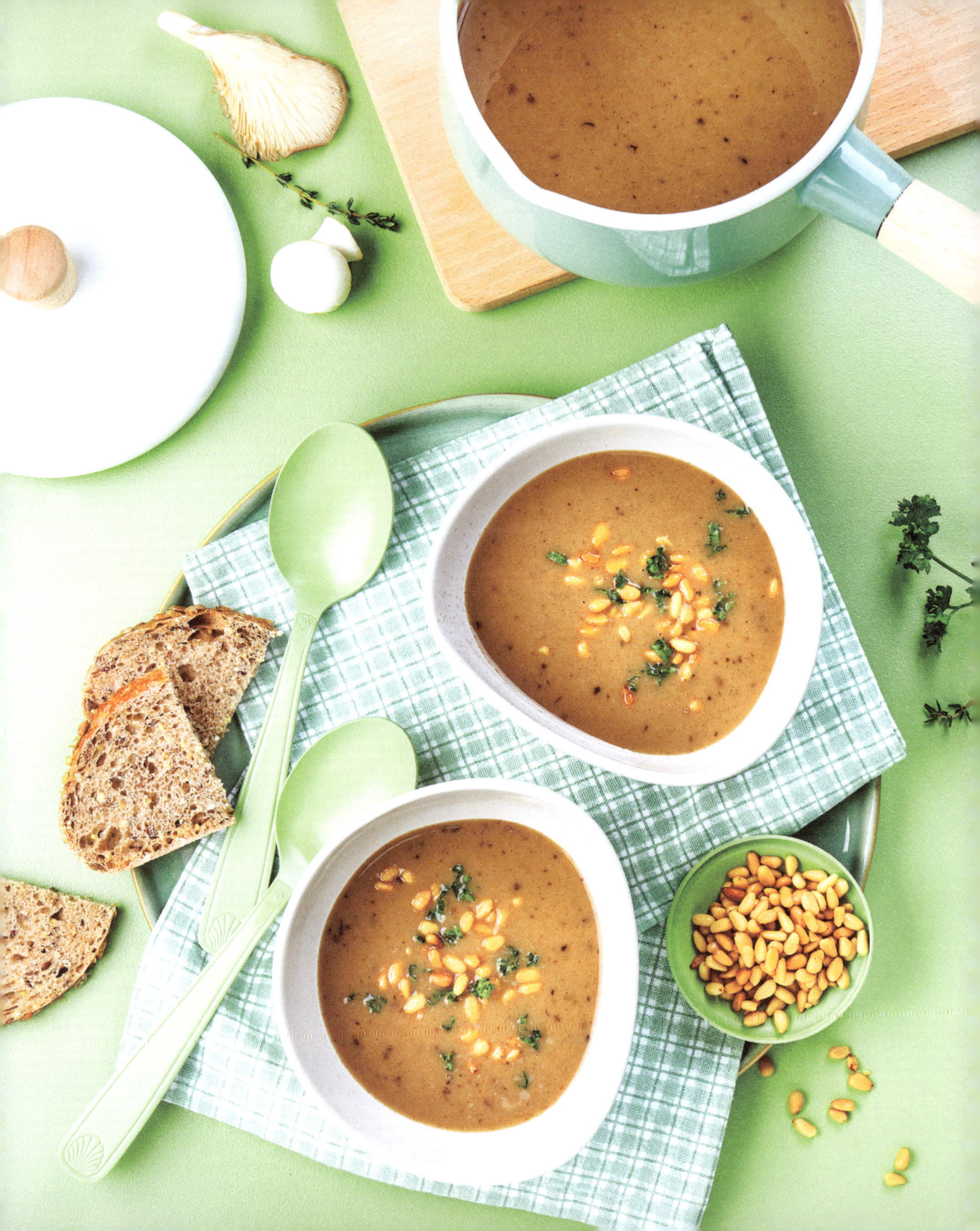

Velouté
de champignons et pignons de pin grillés

Pour **4 personnes**

| Préparation **30 min** |

Ingrédients

2 c. à s. d'huile d'olive
1 oignon
2 petites carottes
2 gousses d'ail
1 branche de thym
250 g de champignons de Paris
250 g de champignons pleurotes
Sel et poivre à volonté
100 g de pignons de pin

Sur une plaque de cuisson, disposez les pignons de pin et versez un filet d'huile d'olive par-dessus.

Salez et poivrez puis enfournez durant 10 minutes jusqu'à ce qu'ils soient bien dorés.

En attendant, lavez, épluchez et coupez les carottes en rondelles, puis épluchez et émincez l'oignon et l'ail.

Dans une casserole, versez un filet d'huile d'olive et faites revenir les oignons, les carottes et l'ail.

Ajoutez ensuite les champignons, le thym, du sel et du poivre. Couvrez d'eau (environ 1 l) et laissez mijoter environ 10 minutes. Mixez le tout et réservez.

Servez le velouté parsemé de pignons de pin grillés.

Pour **4 portions**

Bruschetta

aux petits pois et citron confit

| Préparation **15 min** |

Ingrédients

4 tranches de pain complet
250 g de petits pois frais ou surgelés
100 g de citron confit égoutté (2 petits citrons)
1 c. à s. de jus de citron
2 c. à s. d'huile d'olive vierge extra
Ciboulette
Sel et poivre

Faites cuire les petits pois à l'eau bouillante salée pendant 3 minutes. Lavez et ciselez finement la ciboulette. Réservez.

Dans un bol, ajoutez les petits pois, le citron confit, le jus de citron, un filet d'huile d'olive. Salez et poivrez puis mixez rustiquement le tout, en gardant des morceaux entiers.

Tartinez le pain avec le mélange et décorez en parsemant de ciboulette.

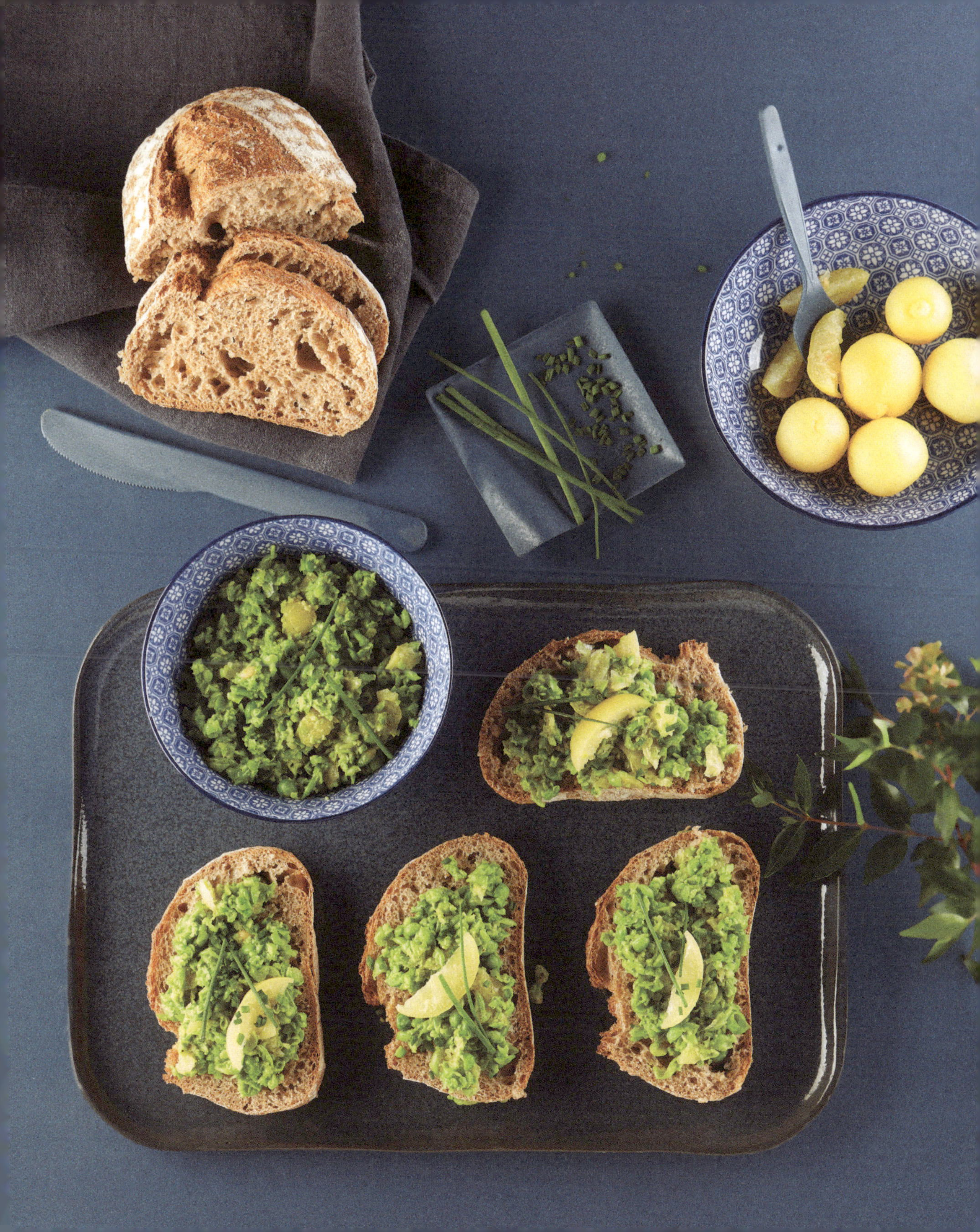

Pour **4 personnes**

Fettuccine
de courgettes à la sauce tomate facile

| Préparation **25 min** |

Ingrédients

2 grandes courgettes
(ou 3 petites)
4 tomates
1 poivron
1 petite échalote ou ¼ d'oignon
ou 1 oignon nouveau
1 gousse d'ail
Ciboulette
Huile d'olive et épices,
à votre convenance
Sel et poivre
15 olives
Fromage râpé, selon vos goûts
(facultatif)

Épluchez les courgettes et à l'aide d'un économe, coupez-les de haut en bas en lamelles.

Recoupez chaque lamelle en deux ou trois dans le sens de la longueur, pour obtenir des fettucine d'environ 0,5 cm.

Lavez et ciselez la ciboulette, puis coupez les olives en morceaux. Réservez.

Lavez les tomates, le poivron. Épluchez l'échalote ou l'oignon, et l'ail, puis coupez-les tous en gros morceaux.

Dans une poêle, faites revenir tous les légumes avec de l'huile d'olive, jusqu'à ce que l'oignon devienne translucide et le poivron tendre. Salez, poivrez, saupoudrez d'épices à votre convenance (origan, basilic, piment, etc.) et ajoutez la moitié des olives coupées.

Mixez tous les ingrédients jusqu'à l'obtention d'une sauce. Réservez.

Dans la même poêle utilisée tout à l'heure, faites revenir les fettuccine de courgettes préalablement coupées, pendant 2 minutes dans l'huile d'olive. (Attention à ne pas trop les cuire, car sinon ils deviendront mous.)

Retirez les fettuccine de la poêle à l'aide d'une pince et servez directement dans les assiettes.

Ajoutez la sauce par-dessus et finalisez en décorant avec le reste des olives et de ciboulette.

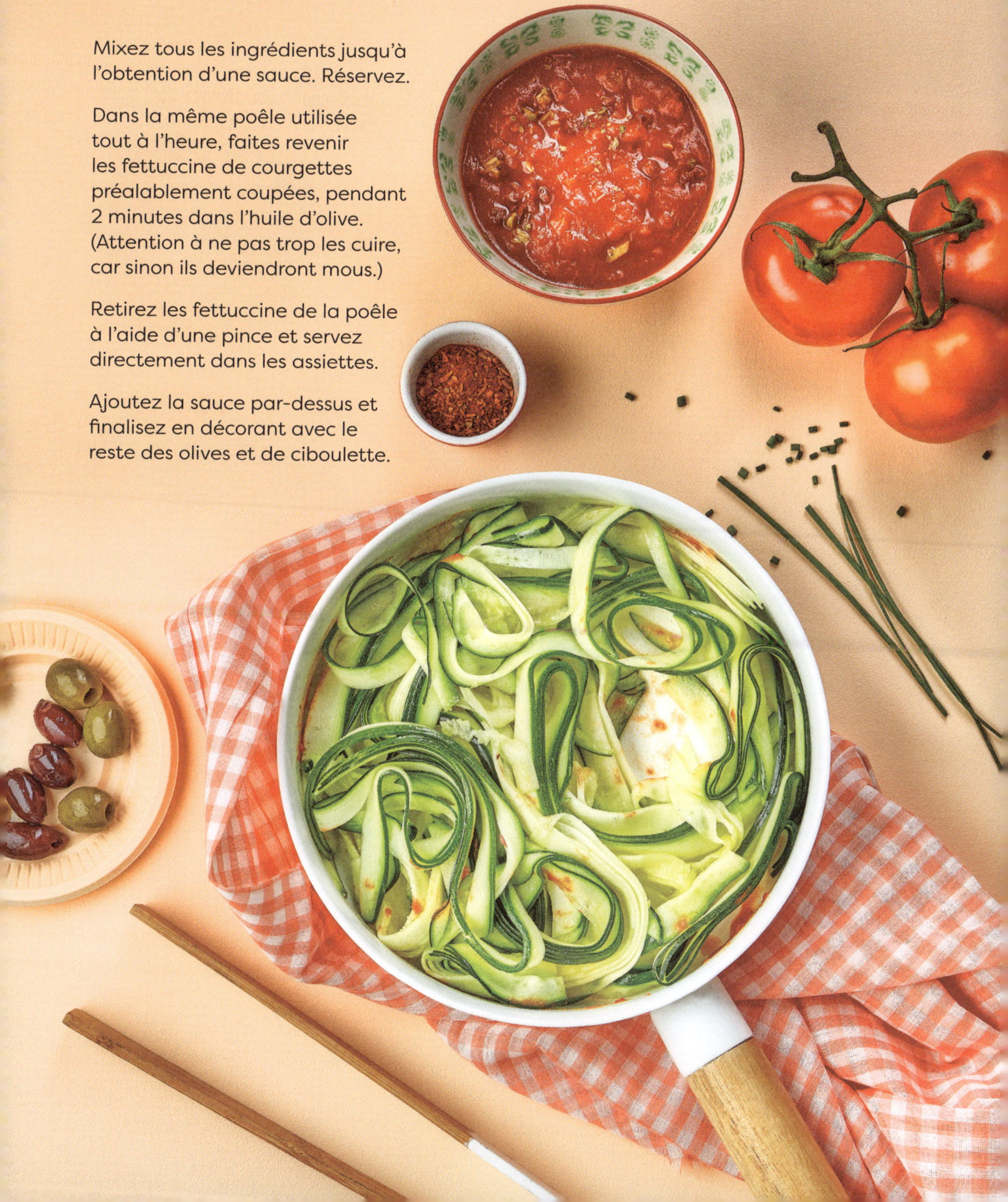

Pour **4 personnes**

Ragoût de lentilles (végane)

| Préparation **40 min** |

Ingrédients

1 c. à s. d'huile de tournesol vierge
1 c. à s. d'huile d'olive vierge
1 gros oignon
2 carottes
1 branche de céleri
2 gousses d'ail
2 pommes de terre
250 g de lentilles préalablement trempées
1 feuille de laurier
1 pincée de cumin
300 g de pousses d'épinards
Sel et poivre

Lavez et épluchez les carottes, les pommes de terre, l'oignon et l'ail.

Ciselez l'oignon et l'ail, coupez les carottes et le céleri en fines lamelles et les pommes de terre en petits dés.

Dans une grande casserole, faites chauffer l'huile et faites revenir les carottes, les oignons, le céleri et l'ail jusqu'à ce qu'ils soient tendres, puis couvrez d'eau (environ 1 l).

Ajoutez les pommes de terre, les lentilles, le laurier et laissez mijoter jusqu'à ce que les pommes de terre et les lentilles soient tendres (environ 20 minutes). Salez et poivrez.

Ajoutez les épices, les épinards et remuez. Prolongez la cuisson encore 5 minutes.

Servez chaud avec un filet d'huile d'olive, en retirant le laurier avant dégustation.

Poivrons
farcis au quinoa
(végane)

Pour **4 personnes**

| Préparation **40 min** |

Ingrédients

120 g de quinoa
1 c. à s. d'huile d'olive
2 oignons émincés
1 poivron jaune épépiné et coupé en dés
400 g de pois chiches en conserve, égouttés et rincés
1 pincée de cumin moulu
4 poivrons rouges épépinés et coupés en deux
1 poignée de persil frais, ciselé
Sel et poivre

Faites cuire le quinoa dans de l'eau environ 10 minutes jusqu'à tendreté et évaporation du liquide.

En attendant, faites revenir les oignons et le poivron jaune avec de l'huile d'olive puis ajoutez les pois chiches et le cumin. Salez, poivrez puis transférez dans un bol et mélangez avec le quinoa.

Préchauffez le four à 180 °C.

Farcissez chaque poivron rouge avec la moitié du mélange. Placez les poivrons sur une plaque de cuisson et enfournez 30 minutes.

Parsemez de persil et servez.

Pour **4 personnes**

Parmentier
au maïs

| Préparation **25 min** |

Ingrédients

400 g de maïs en conserve
Huile de tournesol
10 cl de lait
250 g de champignons
1 oignon
1 gousse d'ail
1 pincée de paprika
1 pincée de cumin
10 g de raisins secs
8 olives

Épluchez et ciselez ail et oignon.

Nettoyez et coupez les champignons en fines tranches.

Dans une poêle, faites revenir l'oignon, l'ail et les champignons avec l'huile d'olive. Salez, poivrez et ajoutez le cumin et le paprika. Réservez le mélange.

Versez le maïs dans un bol, ajoutez l'huile d'olive, le lait, salez et poivrez, puis mixez jusqu'à l'obtention d'une purée. Préchauffez le four à 180 °C.

Dans un plat, étalez une couche de mélange de champignons, ajoutez les olives et les raisins secs puis couvrez avec la purée de maïs.

Enfournez environ 15 minutes jusqu'à ce que le dessus soit doré.

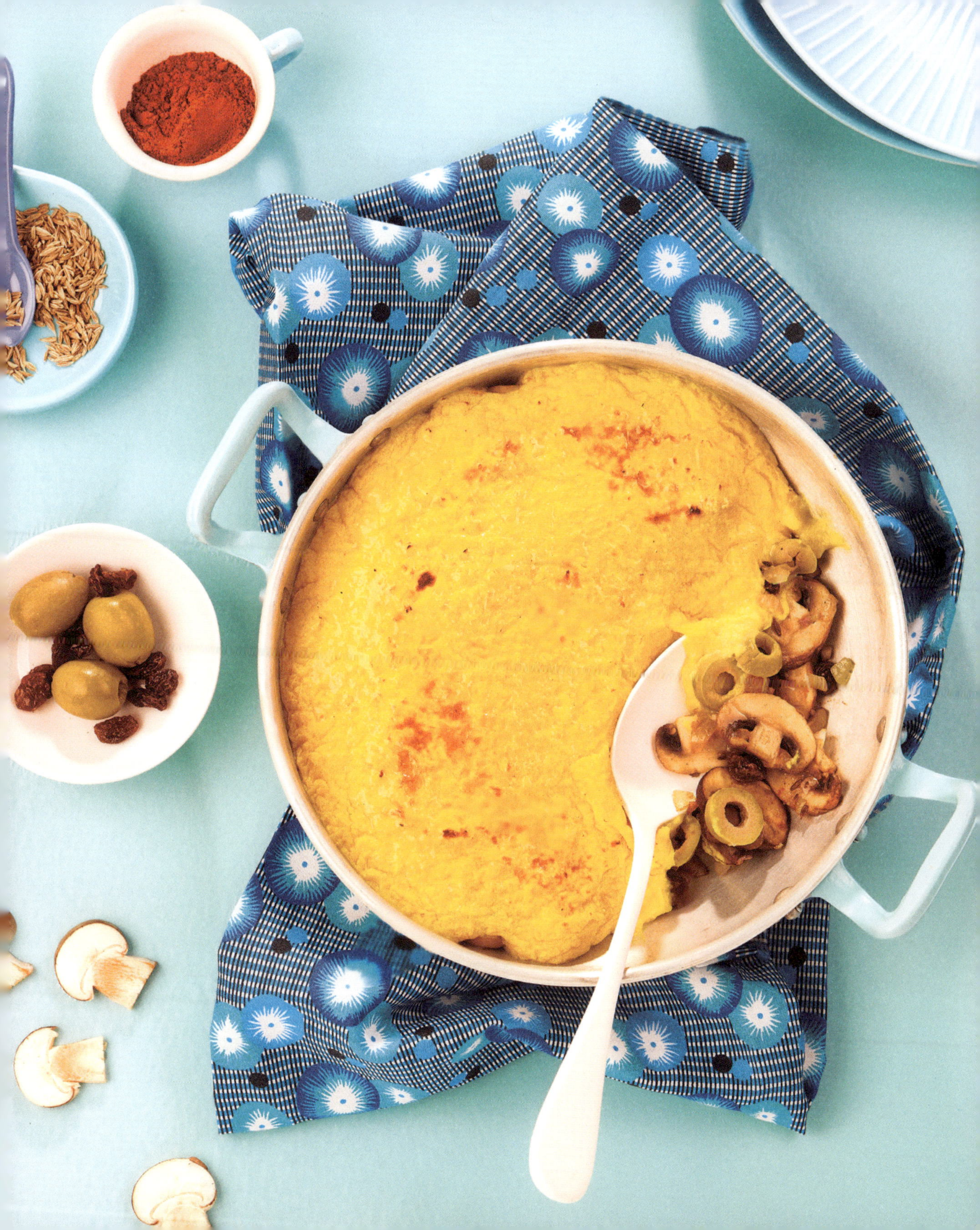

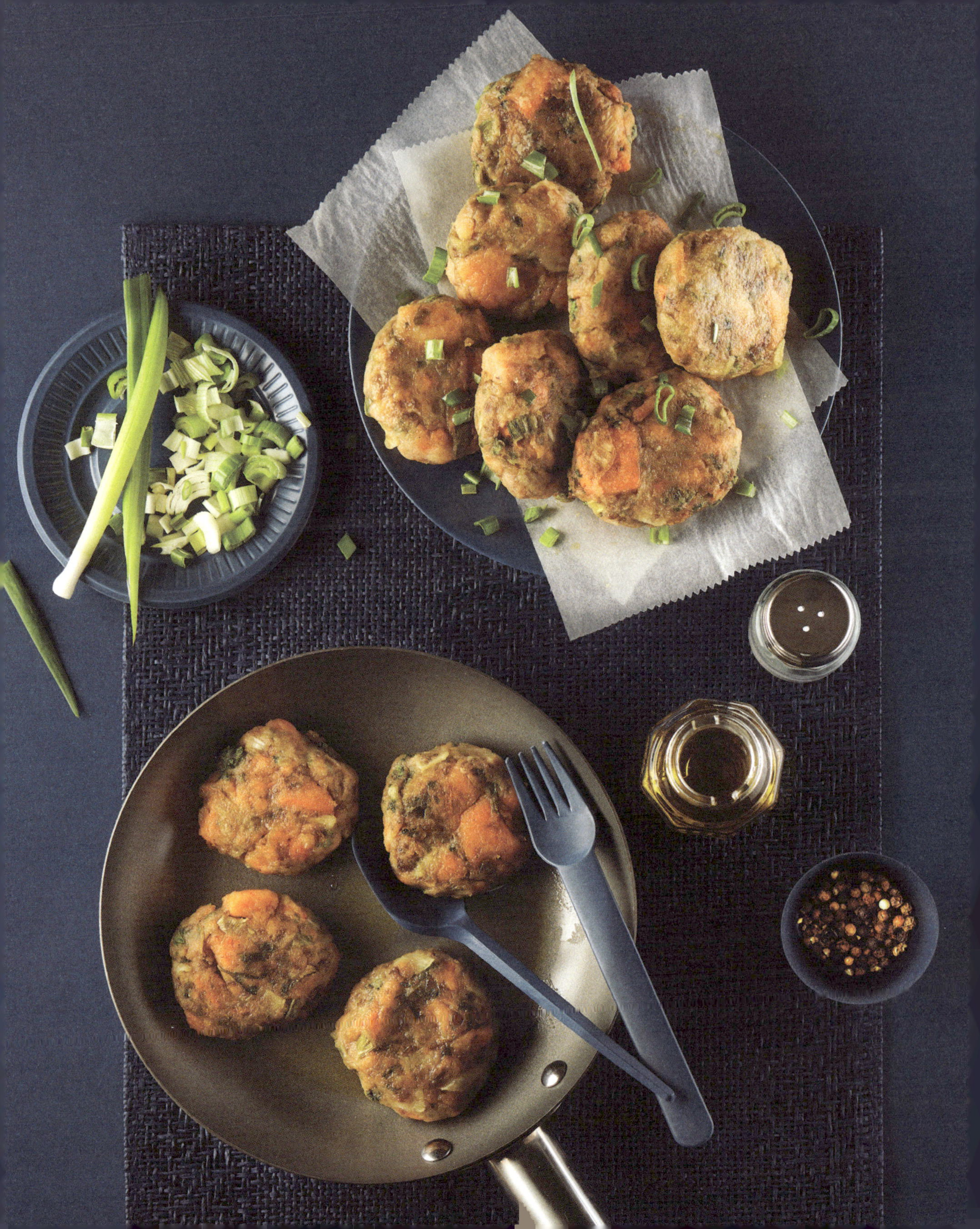

Croquettes
de patates douces

| Préparation **30 min** |

Pour **4 personnes**

Ingrédients

2 grosses patates douce ou 3 moyennes
6 c. à s. d'huile de tournesol
1 oignon
1 petit bouquet d'oignons nouveaux
2 gousses d'ail
50 g de farine complète
1 pincée de paprika (facultatif)
400 g de lentilles en conserve égouttées
½ bouquet de persil
Sel et poivre

Lavez, épluchez et émincez l'oignon, l'ail, les oignons nouveaux et ciselez le persil.

Lavez et épluchez les patates douces puis découpez-les en cubes. Faites cuire à la vapeur 15 minutes.

Pendant ce temps, faites revenir l'oignon et l'ail dans une poêle, jusqu'à ce qu'ils soient tendres.

Dans un saladier, mélangez les lentilles avec l'oignon, l'ail, les oignons nouveaux, le persil ciselé et les patates douces. Salez, poivrez et ajoutez le paprika.

Écrasez le tout à la fourchette. Formez des croquettes avec le mélange et farinez-les. Puis, faites frire les croquettes dans une poêle huilée en les retournant plusieurs fois pour qu'elles soient bien dorées et croustillantes de chaque côté.

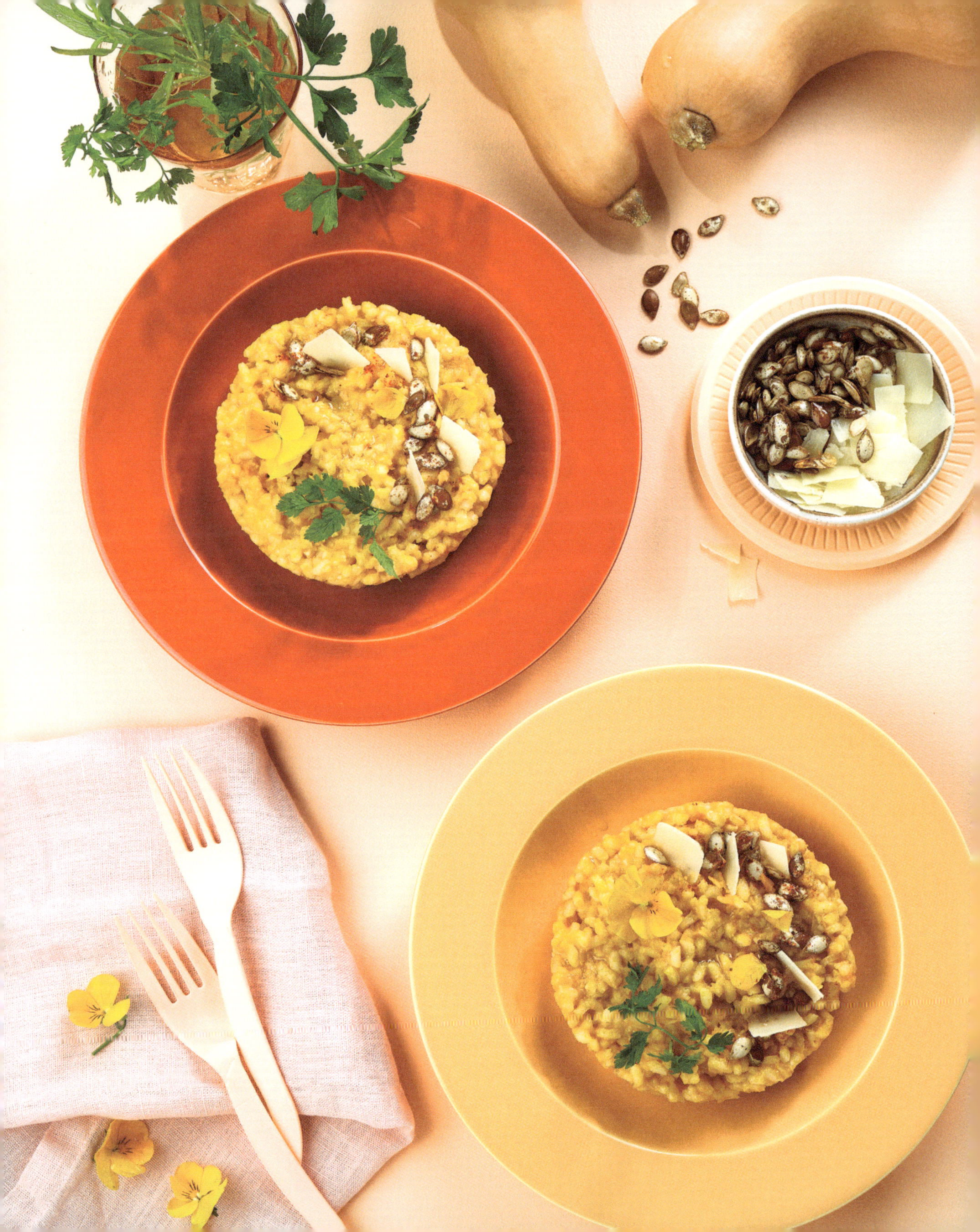

Risotto
au potimarron

| Préparation **40 min** |

Pour **4 personnes**

Ingrédients

1 potimarron ou butternut de taille moyenne
2 échalotes
300 g de riz arborio
1,5 l de bouillon de légumes (eau de cuisson du potimarron)
100 ml de vin blanc (facultatif)
100 g de parmesan ou de levure nutritionnelle (option végane)
1 c. à s. d'huile d'olive
Sel et poivre

Préchauffez le four à 180 °C. Coupez le potimarron en dés (en réservant les grains) puis faites-les cuire dans l'eau bouillante jusqu'à ce que la chair soit tendre (environ 15 minutes) pour ensuite réaliser une purée. Réservez l'eau de cuisson.

Sur une plaque de cuisson, placez les graines de courge préalablement lavées avec un filet d'huile d'olive et une pincée de sel. Faites cuire jusqu'à ce qu'elles soient dorées. Réservez.

Pelez et émincez les échalotes, puis dans une casserole faites-les revenir à l'huile d'olive jusqu'à ce qu'elles soient translucides. Intégrez le riz et le vin blanc. Mélangez et laissez le riz absorber le vin sur feu moyen.

Ajoutez 200 ml d'eau de cuisson ou de bouillon de légumes, laissez absorber puis recommencez. Continuez jusqu'à épuisement du liquide (durant environ 15 minutes).

Ajoutez la purée de potimarron et le fromage. Salez et poivrez à votre convenance, mélangez. Servez en parsemant de graines de courge.

Pour **4 personnes**

Nouilles
sauce pistache

| Préparation **20 min** |

Ingrédients

400 g de nouilles
350 g de brocoli
100 g de pistaches
1 gousse d'ail
250 g de tofu nature
4 c. à s. d'huile de sésame
1 c. à s. d'huile d'olive vierge extra
1 c. à s. de jus de citron
100 ml de lait de coco ou de crème fraîche
Sel et poivre

Dans un bol, mettez 70 g de pistaches, l'ail, l'huile de sésame et le jus de citron. Mixez le tout puis ajoutez le lait de coco, le sel et le poivre et mixez encore pour obtenir une sauce. Réservez.

Lavez et détaillez le brocoli en fleurettes, et coupez le tofu en petits dés.

Dans une poêle, faites revenir les fleurettes, le tofu et le reste de pistaches dans l'huile d'olive, jusqu'à ce que le brocoli soit tendre.

Faites bouillir de l'eau et faites cuire les nouilles comme indiqué sur le paquet.

Ajoutez les nouilles cuites dans la poêle et mélangez le tout.

Servez avec la sauce pistache par-dessus.

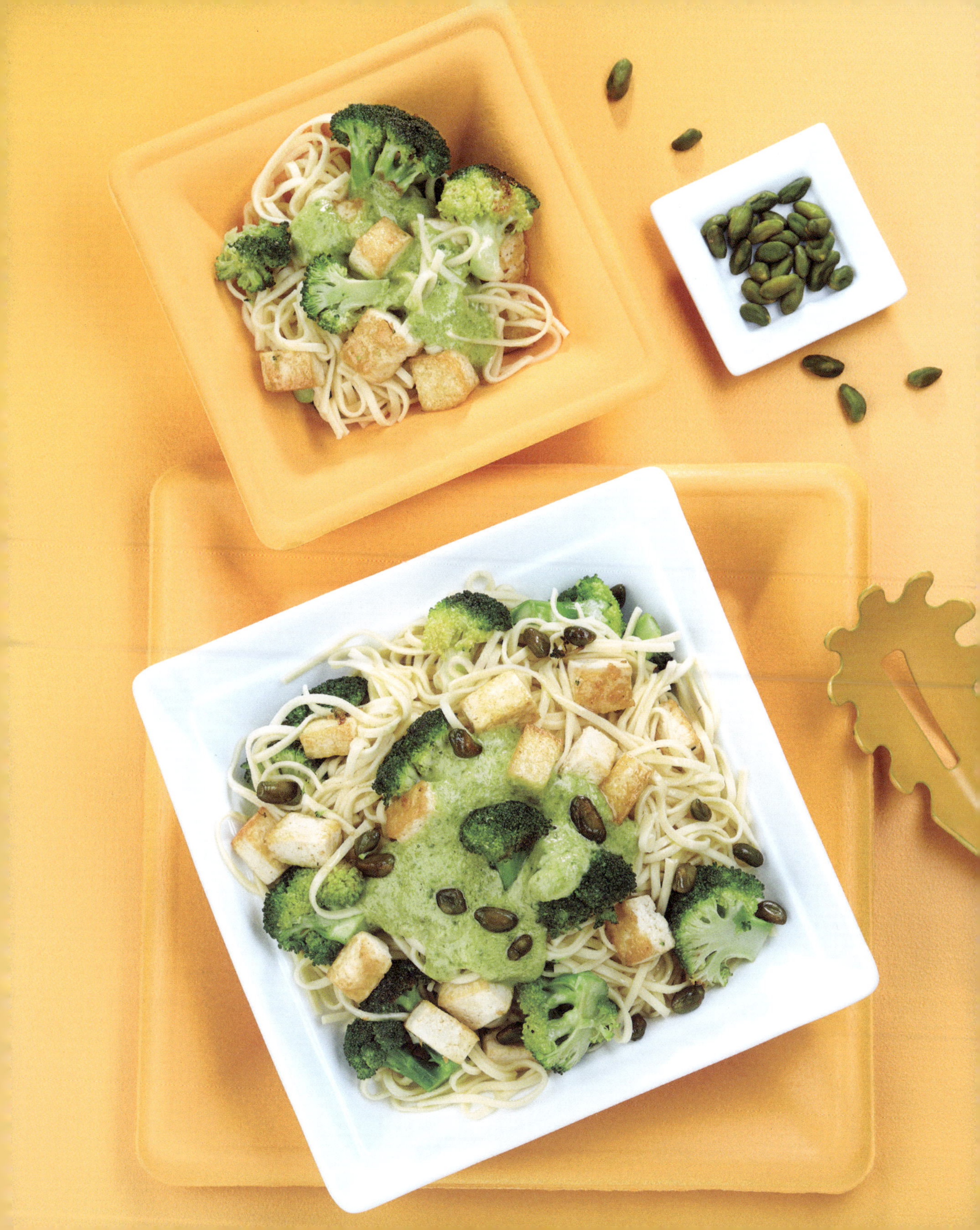

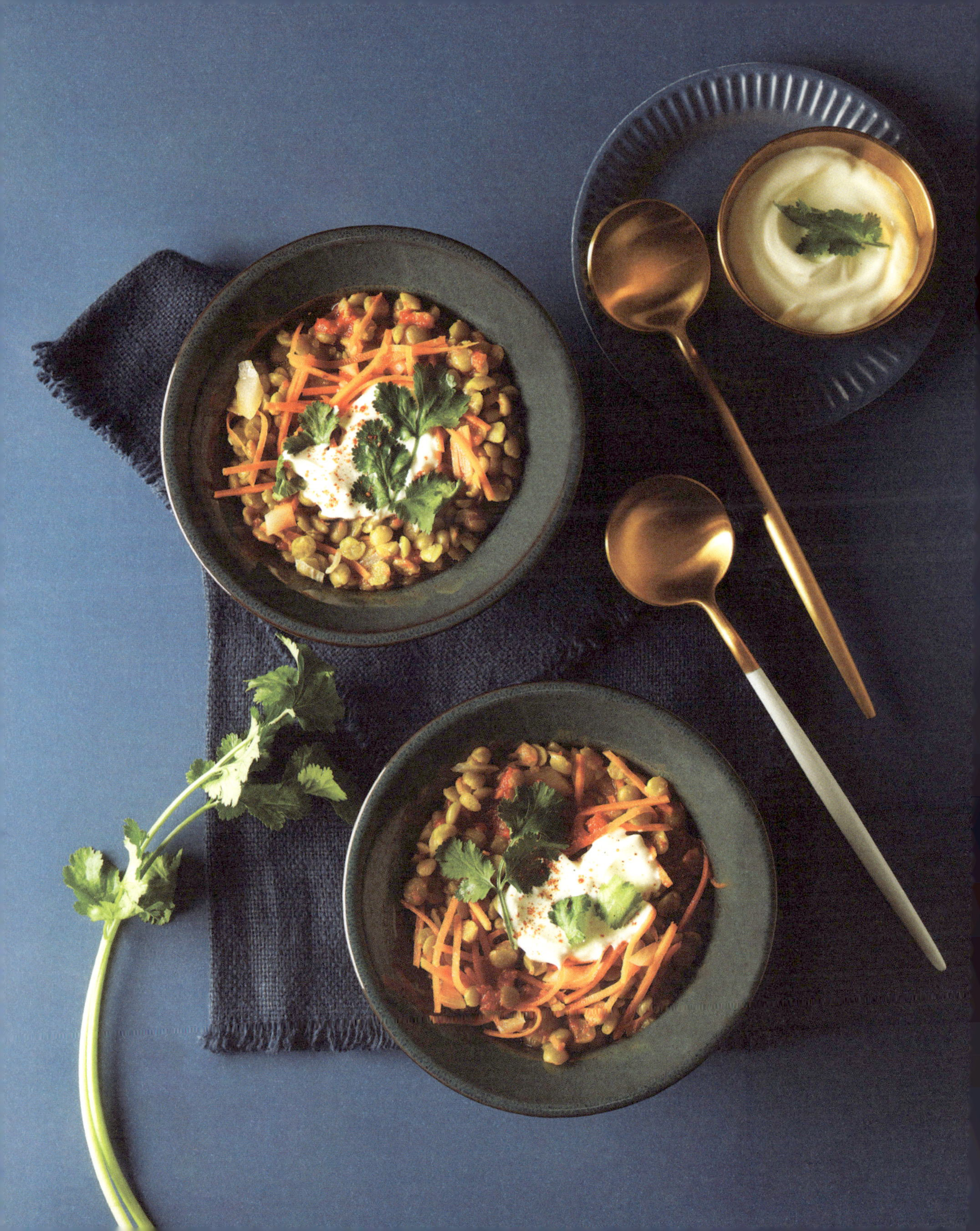

Dahl
de pois cassés

Pour **4 personnes**

| Préparation **45 min** |

Ingrédients

250 g de pois cassés (préalablement trempés entre 8-10 heures)
1 oignon
2 carottes
1 gousse d'ail
100 g de yaourt grec nature
200 g de pulpe de tomate
250 ml d'eau tiède
1 bouquet de coriandre
Mélange d'épices
1 c. à s. d'huile d'olive vierge extra
Sel et poivre

Épluchez puis ciselez l'oignon et l'ail. Lavez, épluchez puis râpez la carotte.

Dans une casserole, faites revenir l'oignon, l'ail et les carottes dans de l'huile d'olive jusqu'à ce que l'oignon soit translucide. Ajoutez la pulpe de tomate, remuez puis ajoutez les pois cassés préalablement rincés à l'eau claire.

Incorporez 250 ml d'eau tiède, remuez et baissez le feu. Ajoutez le mélange d'épices, le sel et le poivre à votre convenance. Laissez cuire pendant 35-40 minutes.

Lavez, séchez et ciselez la coriandre.

Au moment de servir, versez 2 c. à s. de yaourt par-dessus et parsemez de coriandre.

Pour **4 personnes**

Lasagnes de polenta

| Préparation **30 min** |

Ingrédients

250 g de polenta (semoule de maïs)
1 l d'eau
300 g de mozzarella râpé
300 g de coulis de tomate
200 g de pulpe de tomate
2 tomates
½ oignon
1 gousse d'ail
2 c. à s. d'huile d'olive vierge extra
1 pincée d'origan
Sel et poivre

Faites bouillir 1 l d'eau salée, puis versez lentement la semoule en remuant sur feu vif pendant 3 minutes, jusqu'à ce qu'elle épaississe. Ajoutez 1 cuillère d'huile d'olive et remuez pour obtenir une consistance crémeuse. Réservez.

Épluchez puis ciselez l'oignon et l'ail. Lavez et coupez les tomates en dés. Dans un poêle, faites revenir l'oignon, l'ail et les tomates avec l'huile d'olive, jusqu'à ce que l'oignon soit translucide. Ajoutez la pulpe et le coulis de tomate, puis remuez. Assaisonnez avec l'origan, le sel et le poivre.

Préchauffez le four à 180 °C. Dans un plat à four, étalez une couche de polenta d'environ 0,5 cm, puis ajoutez une couche de sauce tomate et parsemez de fromage. Continuez à alterner les couches jusqu'à épuisement des ingrédients, en terminant par du fromage.

Enfournez environ 10 minutes jusqu'à ce que le fromage gratine.

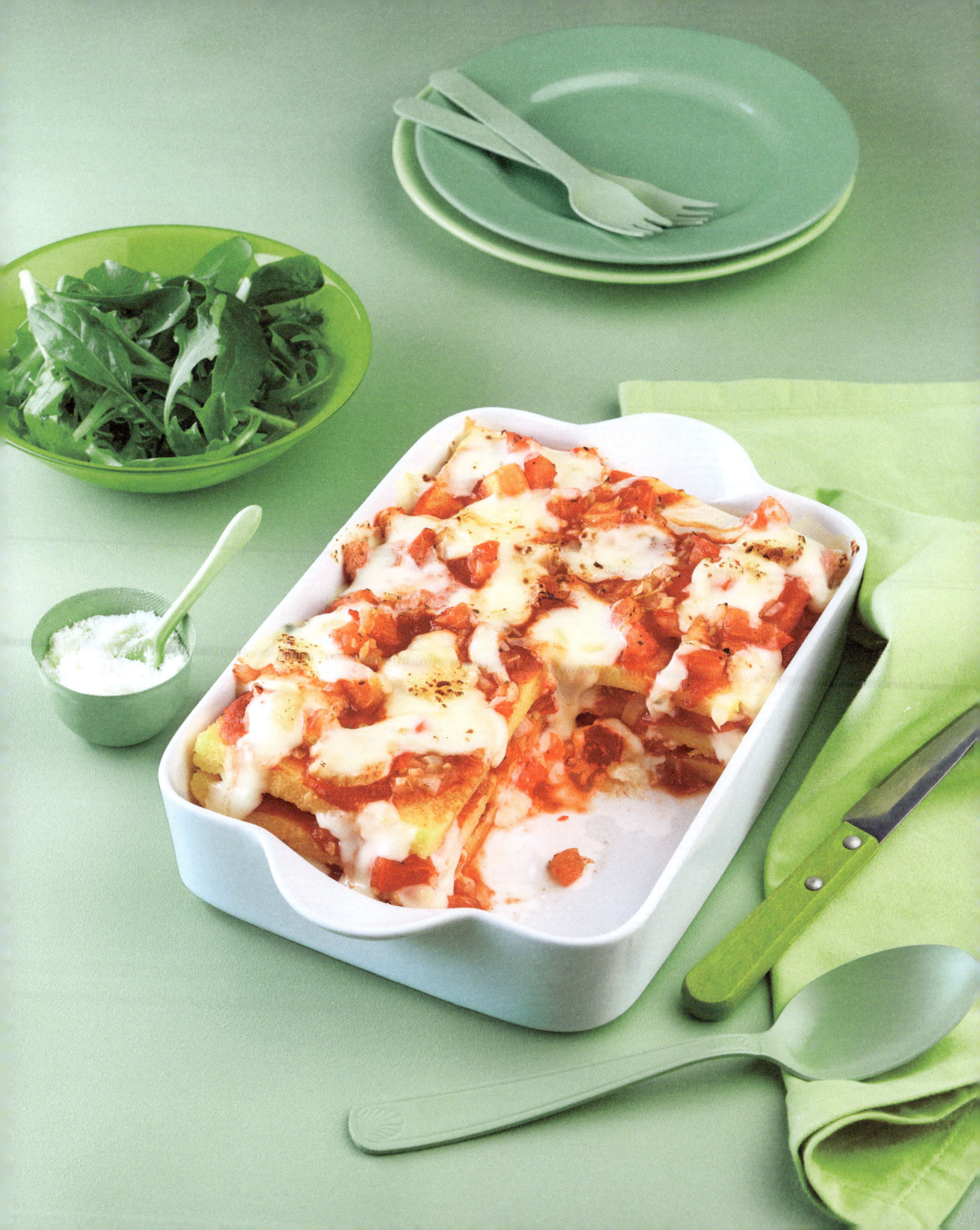

Pour **4 personnes**

Moussaka
végétarienne

| Préparation **45 min** |

Ingrédients

2 grosses aubergines
4 c. à s. de farine de sarrasin
800 g de pois chiches en conserve, égouttés
6 grosses tomates
8 tomates séchées à l'huile
400 g de coulis de tomate
1 oignon
2 gousses d'ail
1 pincée de cumin
1 feuille de laurier
2 c. à c. de mélange 7 épices
4 c. à s. d'huile d'olive vierge extra
1 c. à s. de jus de citron
Sel et poivre

Préchauffez le four à 180 °C.

Coupez les aubergines en rondelles d'un centimètre d'épaisseur. Puis, dans une assiette, mélangez la farine et les épices. Salez et poivrez.

Farinez les rondelles et disposez-les sur une plaque de cuisson avec de l'huile d'olive. Enfournez 20 minutes en les retournant une fois.

Dans une poêle, faites revenir les oignons et l'ail dans de l'huile d'olive. Ajoutez les tomates hachées, les tomates séchées, le coulis de tomates et le jus de citron. Salez et poivrez. Ajoutez le cumin et les feuilles de laurier.

Prolongez la cuisson 20 minutes jusqu'à l'obtention d'une sauce épaisse et onctueuse.

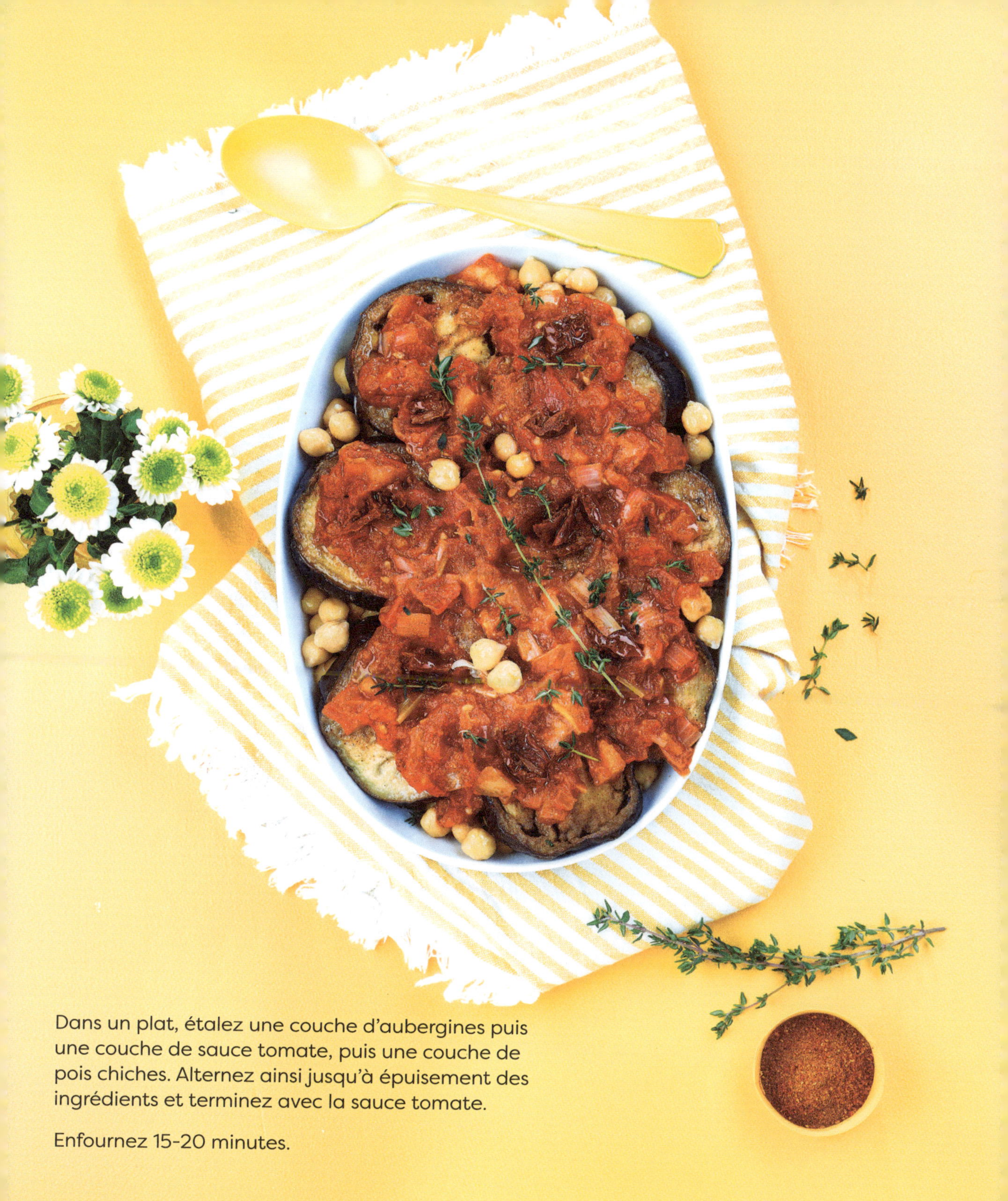

Dans un plat, étalez une couche d'aubergines puis une couche de sauce tomate, puis une couche de pois chiches. Alternez ainsi jusqu'à épuisement des ingrédients et terminez avec la sauce tomate.

Enfournez 15-20 minutes.

Pour **4 personnes**

Cookies choco/sarrasin et fleur de sel (sans gluten)

| Préparation **30 min** |

Ingrédients

50 g de farine de sarrasin
1 c. à c. de bicarbonate alimentaire
1 c. à c. de jus de citron
200 g de chocolat noir 70 %
50 g de beurre doux
2 œufs
150 g de sucre de canne ou de coco
½ c. à c. de sel fin
1 c. à s. de fleur de sel

Faites fondre le beurre et le chocolat au bain-marie. Une fois fondus, retirez le récipient de l'eau et réservez.

À l'aide d'un batteur, battez les œufs avec le sucre et le sel fin à grande vitesse pendant 5 minutes.

Incorporez le mélange de chocolat fondu (pas trop chaud) puis ajoutez la farine et le bicarbonate de soude préalablement activé avec le citron.

Préchauffez le four à 180 °C.

À l'aide d'une poche à douille, formez des cookies d'environ 3-4 cm de diamètre sur une plaque de cuisson, puis parsemez de fleur de sel.

Enfournez jusqu'à ce que les bords des cookies soient dorés et le centre encore mou (environ 12 minutes).

Barres
de céréales

Pour **12 barres**

| Préparation **40 min** |

Ingrédients

150 g de flocons d'avoine complet
80 g de farine d'amande (amandes moulues)
2 bananes bien mûres
1 c. à s. de beurre de cacahuète
1 c. à s. d'huile de noix
20 g de noisettes
20 g de noix
10 g de graines (tournesol, sésame, chia, lin, courge)
2 c. à s. de miel

Écrasez les bananes jusqu'à obtenir une purée, ajoutez le miel, mélangez et réservez. Concassez les noix pour avoir des petits morceaux.

Dans un bol, mettez la banane, les noix, les graines et le beurre de cacahuète et mélangez.

Préchauffez le four à 180 °C.

Incorporez les flocons d'avoine, puis la farine et mélangez le tout jusqu'à obtenir une pâte homogène et dense.

Huilez un moule à gâteaux carré (environ 20 x 20 cm). Placez la pâte dans le moule et aplatissez-la avec une spatule pour qu'elle soit bien répartie. Enfournez à 180 °C pendant 15 minutes.

Retirez du four et coupez en petits rectangles pour former les barres. Enfournez à nouveau à 150 °C pendant encore 15 minutes pour qu'elles soient bien croustillantes !

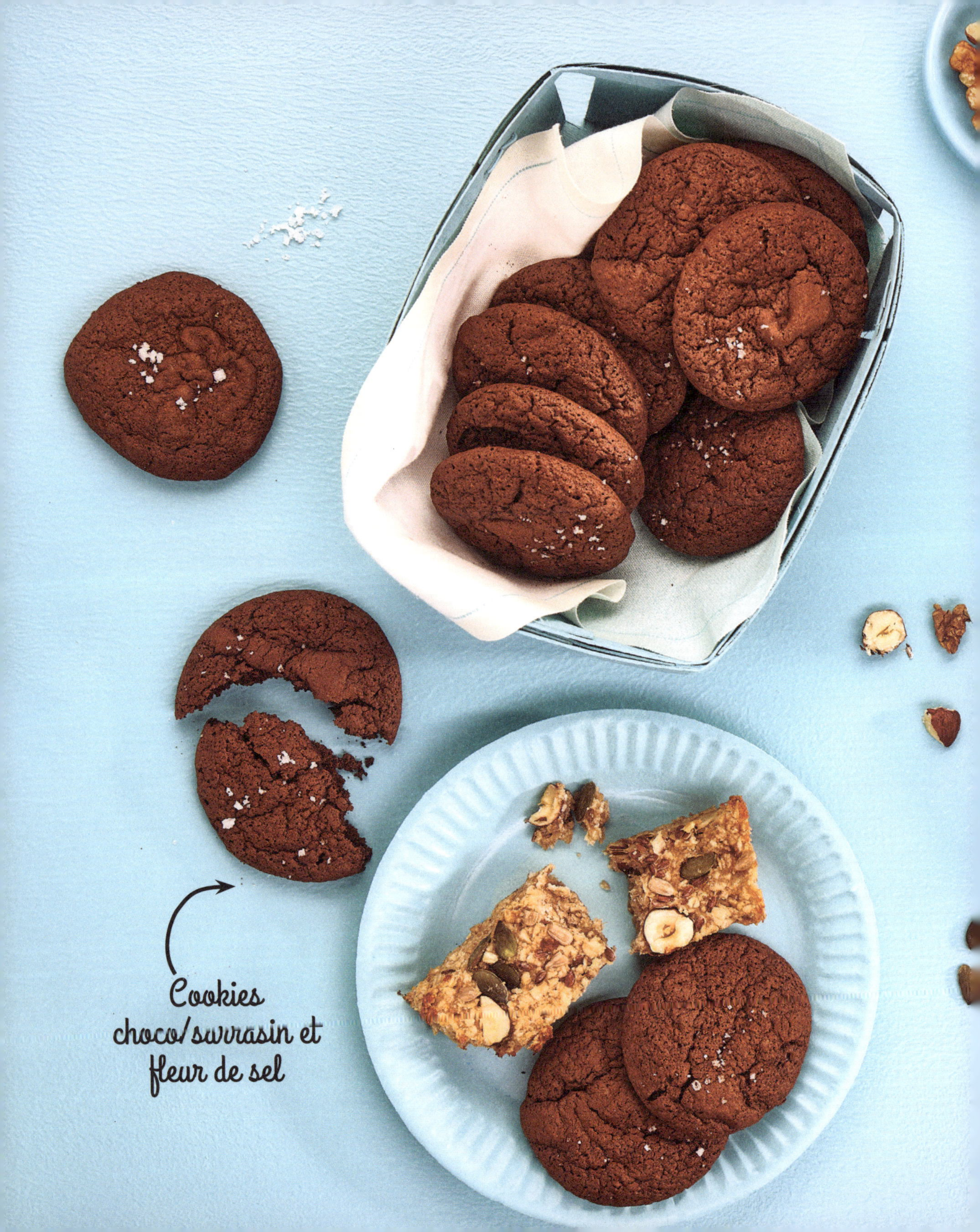
Cookies choco/sarrasin et fleur de sel

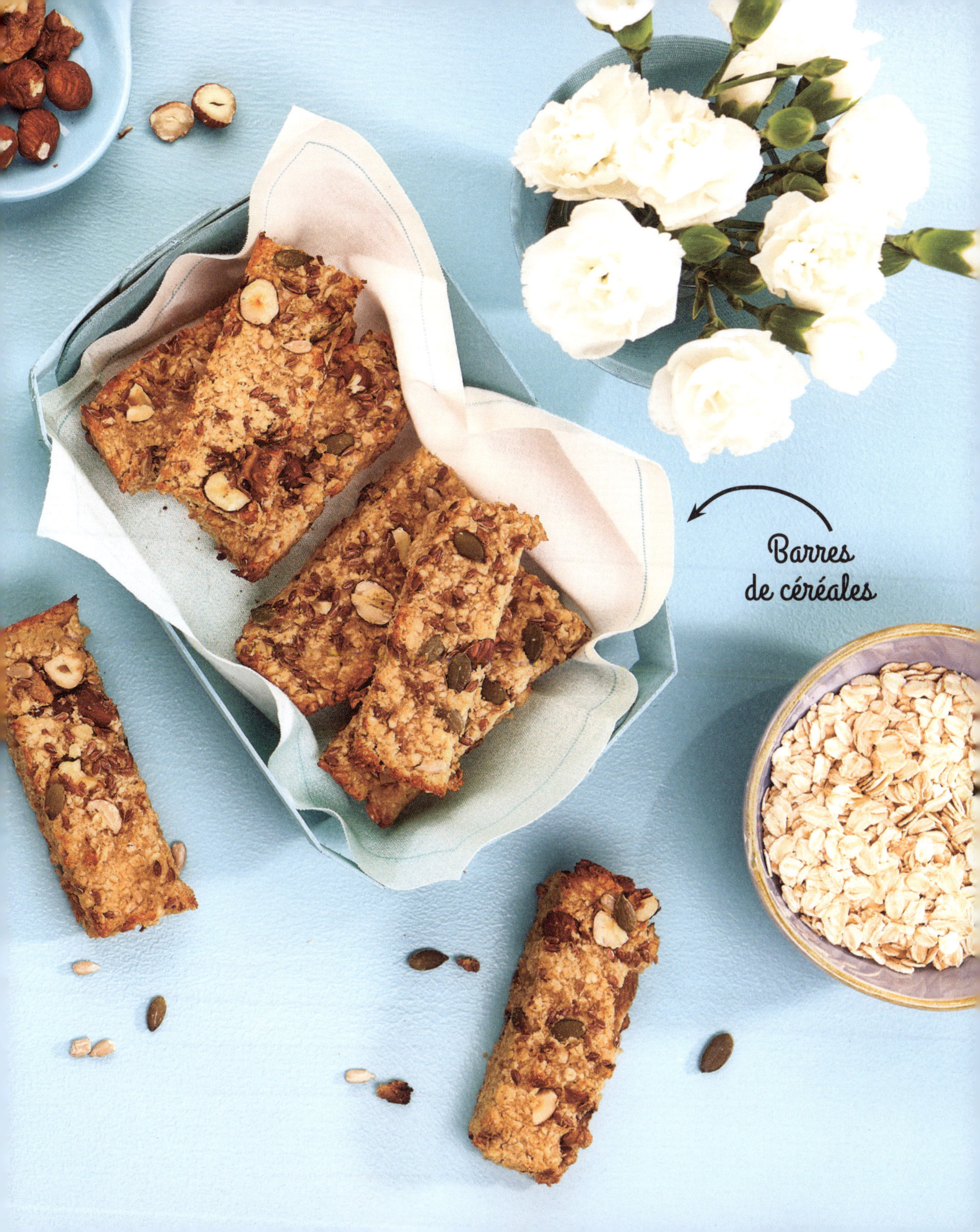
Barres
de céréales

Pour **4 personnes**

Pancakes
banane et avoine

| Préparation **20 min** |

Ingrédients

200 g de farine d'avoine (avoine moulue)
2 bananes bien mûres
200 ml de lait d'avoine
2 œufs
1 pincée de sel
1 pincée de cannelle ou de vanille (facultatif)
200 g de fraises
150 g de myrtilles ou de cassis

Dans un blender, mettez les bananes, le lait d'avoine, les œufs et la cannelle ou la vanille, puis mixez le tout.

Dans un bol, incorporez la farine d'avoine, le sel puis ajoutez le mélange de bananes. Mélangez le tout jusqu'à l'obtention d'une pâte homogène.

Pour réaliser les pancakes, versez une louche de pâte dans une poêle chaude et laissez cuire 1 à 2 minutes par côté.

Lavez et coupez les fraises et les myrtilles, puis servez les pancakes avec les fruits par-dessus.

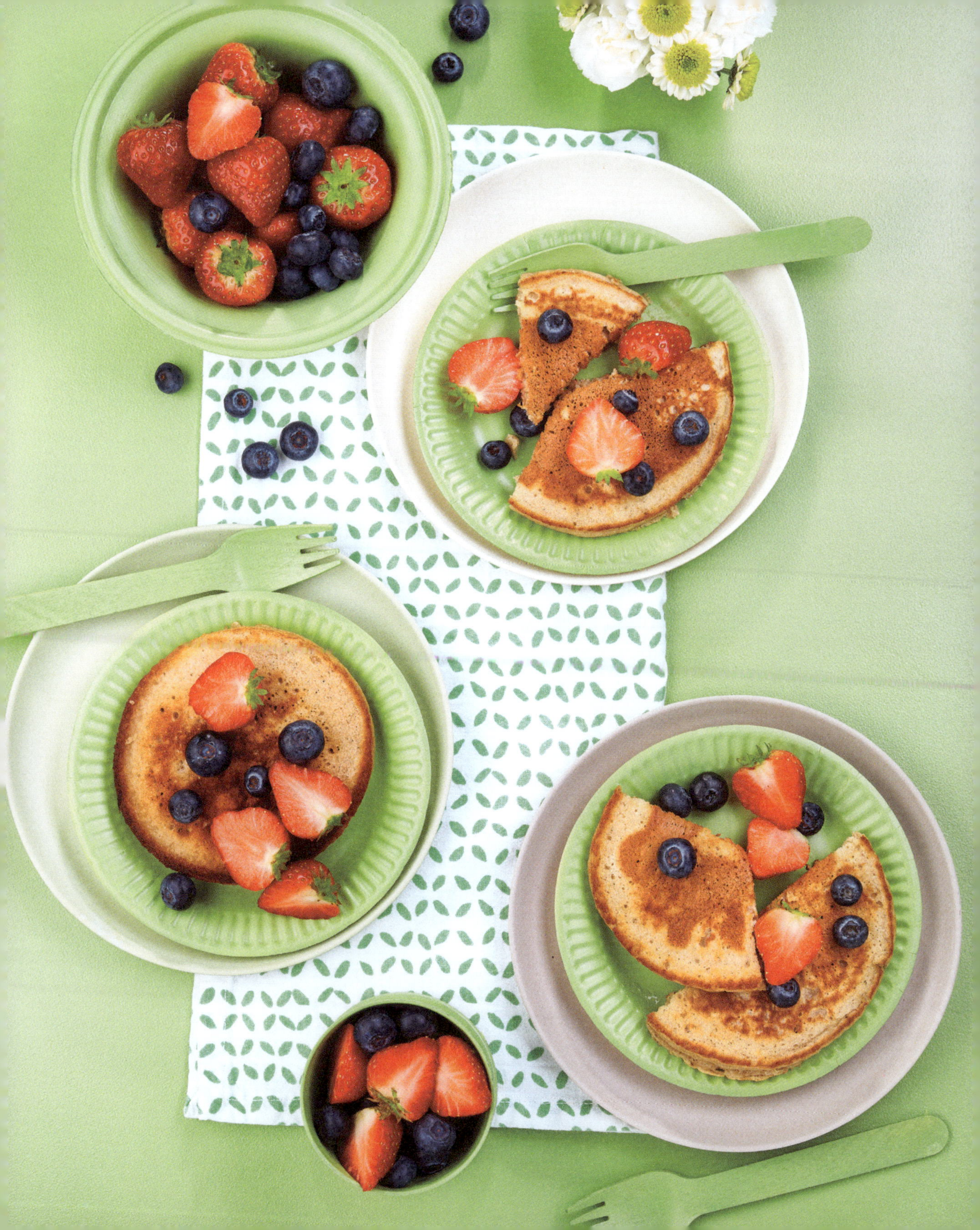

Pour **6 portions**

Gâteau
aux pommes sans four

| Préparation **15 min** |

Ingrédients

150 g de farine d'avoine (avoine moulue)
2 pommes
2 œufs
60 g de sucre roux, de canne ou de coco
100 ml de lait animal ou de boisson végétale
1 c. à c. de bicarbonate alimentaire
1 c. à c. de jus de citron
1 c. à c. de cannelle
1 noix de beurre

Lavez, pelez et râpez les pommes, puis réservez. Mélangez la farine dans un bol avec les œufs et le sucre.

Activez le bicarbonate par l'ajout du jus de citron, puis une fois fait, l'incorporez à la préparation.

Versez les pommes râpées, la cannelle et le lait au fur et à mesure jusqu'à l'obtention d'une pâte pas trop épaisse.

Dans une poêle chaude, mettez le beurre puis le mélange et laissez chauffer sur feu doux, à couvert pendant 7 minutes. Retournez et laissez encore 3 minutes. Il est important de ne pas trop cuire le gâteau afin qu'il ne soit pas sec.

Servez et saupoudrez de cannelle ou de sucre glace sur le dessus.

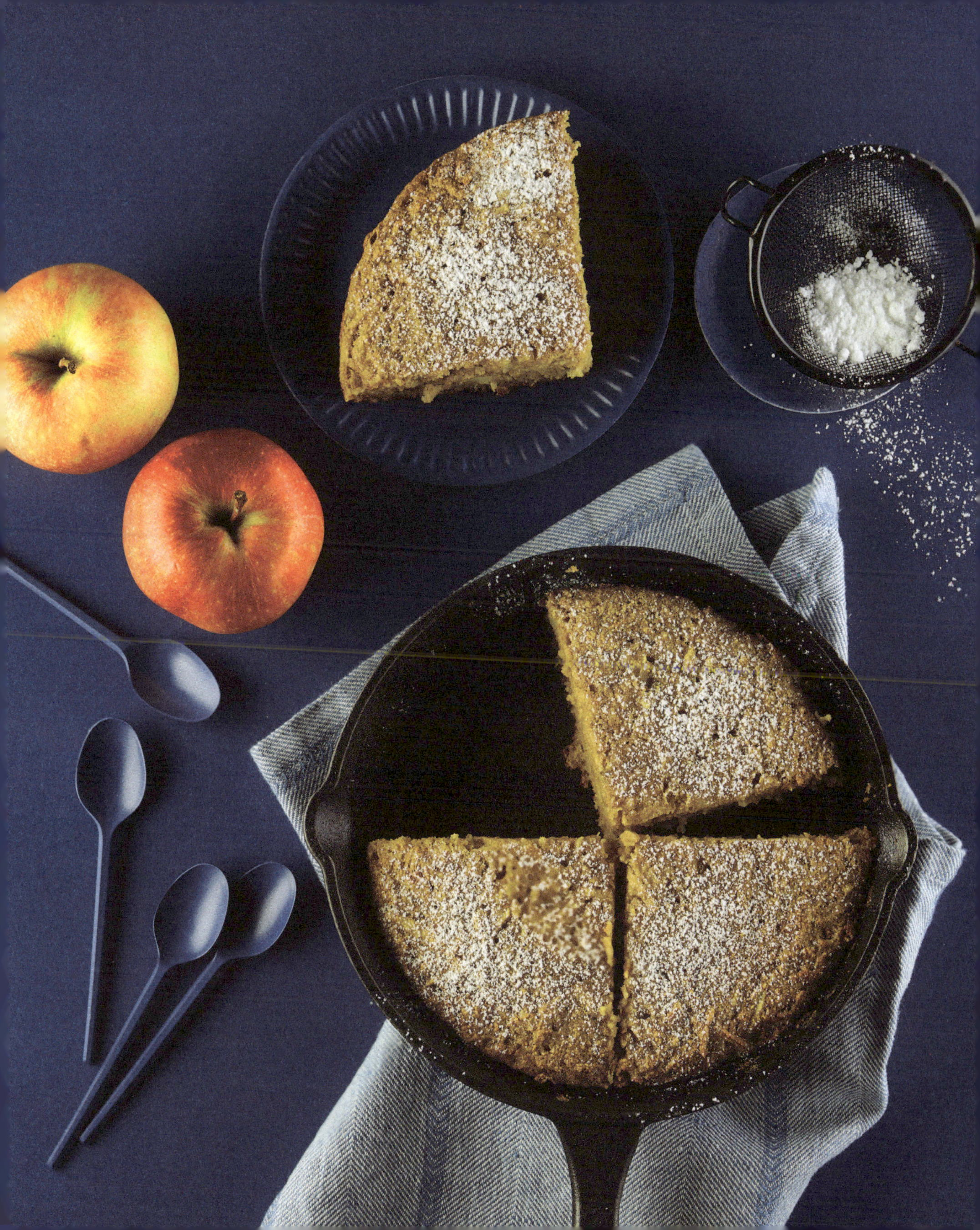

Pour **4 personnes**

Avoine
au lait et à la cardamome (sans gluten)

| Préparation **10 min** |

Ingrédients

200 g de flocons d'avoine
8 graines de cardamome
50 cl de lait animal ou de boisson végétale
4 c. à s. de graines de grenade (facultatif)
2 c. à s. de raisins secs
1 c. à s. de sirop d'érable ou miel

Dans une casserole, placez les flocons d'avoine et ajoutez la cardamome, le lait ou la boisson végétale et laissez chauffer environ 5 minutes.

Servez dans un bol, en ajoutant les graines de grenade, les raisins secs et un filet de sirop d'érable ou de miel.

Gâteau
aux noix

Pour **6 portions**

| Préparation **40 min** |

Ingrédients

50 g de farine de blé complet
50 g de farine de riz
2 œufs
1 yaourt nature
4 c. à s. d'huile de noix ou huile d'olive vierge extra
100 g de cerneaux de noix, ou noisettes
70 g de sucre de canne, de coco, ou de table
1 c. à c. de bicarbonate de soude alimentaire
1 c. à c. de jus de citron
1 pincée de sel

Préchauffez le four à 180 °C.

Réservez la moitié des cerneaux de noix et mettez tous les autres ingrédients dans un bol. Mélangez-les jusqu'à l'obtention d'une pâte homogène.

Placez la pâte dans un moule à gâteaux préalablement recouvert d'huile ou dans des petits moules individuels.

Ajoutez le reste des noix au-dessus de la pâte, puis enfournez pendant 30 minutes à 180 °C.

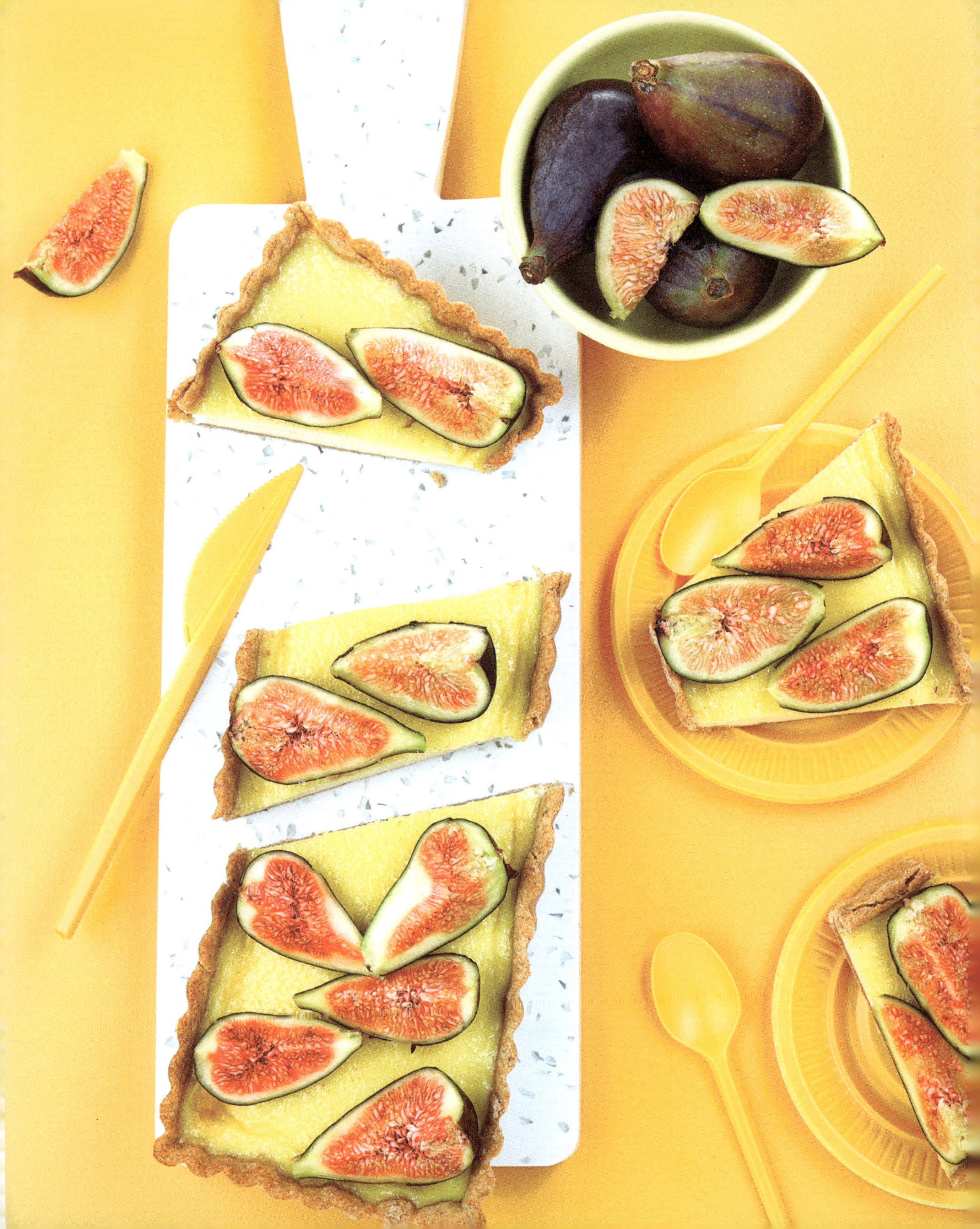

Tarte
au yaourt et aux figues

Pour **6 portions**

| Préparation **50 min** |

Ingrédients

Pour la pâte

100 g de farine de blé complet
100 g de farine d'avoine (avoine moulue)
2 c. à s. d'huile de coco
30 g de sucre de canne ou de coco
50 ml d'eau tiède

Pour le fourrage

2 yaourts nature ou desserts végétaux
3 œufs
30 g de sucre de canne ou de coco
200 g de figues fraîches

Pour la pâte, mélangez l'huile de coco avec le sucre. Ajoutez les farines et l'eau et mélangez jusqu'à l'obtention d'une boule.

Avec les mains préalablement mouillées, étalez la pâte dans un moule à tarte huilé.

Enfournez pendant 8-10 minutes à 180 °C, puis laissez refroidir.

Pendant ce temps, préparez la garniture en mélangeant les yaourts avec le sucre. Puis ajoutez les œufs et fouettez le mélange.

Versez la garniture sur la pâte à tarte et faites cuire à 180 °C pendant 30 minutes jusqu'à ce que le mélange prenne. Laissez refroidir.

Lavez et coupez les figues en quarts puis déposez-les sur le dessus de la tarte.

Pour **4 personnes**

Crumble
à la purée d'amandes et aux fruits rouges (sans gluten et végane)

| Préparation **15 min** |

Ingrédients

120 g de flocons d'avoine sans gluten
40 g de sucre de canne complet, de coco ou de table
80 g de purée d'amandes
½ c. à c. de cannelle en poudre
200 g de fruits rouges frais ou surgelés

Préchauffez le four à 180 °C et mixez les flocons d'avoine pour obtenir une farine (si nécessaire, tamisez-la au fur et à mesure).

Dans un bol de taille moyenne, ajoutez l'avoine en poudre, le sucre, la cannelle puis toute la purée d'amandes. Remuez jusqu'à obtenir un mélange sableux.

Placez les fruits rouges au fond de 4 petits ramequins et recouvrez du mélange sableux (appuyez très doucement pour faire adhérer l'ensemble).

Enfournez jusqu'à ce que les crumbles soient dorés (environ 15 minutes). Pour un plus beau service, décorez le dessus des crumbles avec des morceaux de fruits rouges.

Dégustez tiède ou froid !

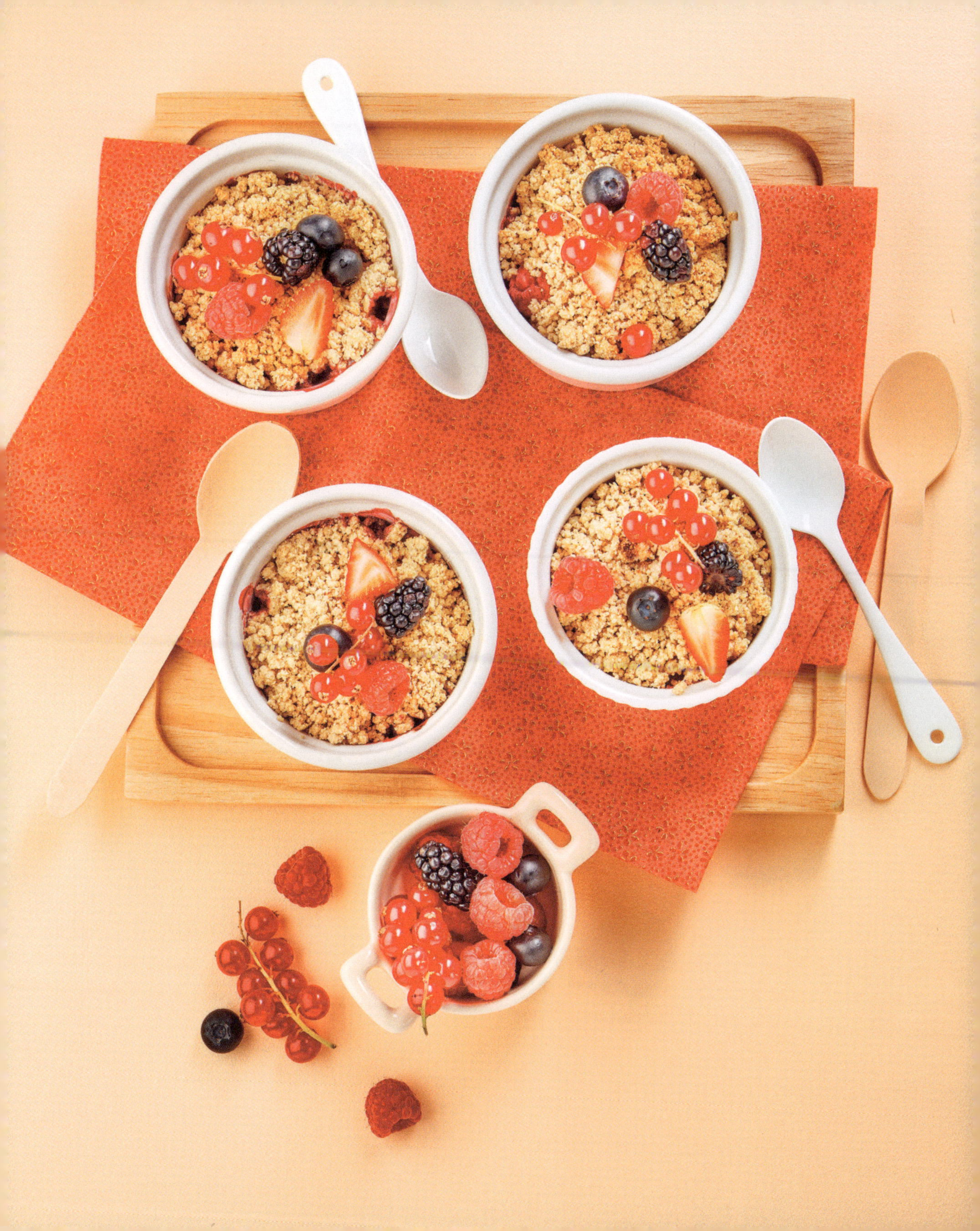

Pour **4 personnes**

Mousse
à la mangue

| Préparation **15 min** | Repos **3 h** |

Ingrédients

400 g de mangue
1 c. à s. de jus de citron
40 g de sucre roux, de canne ou de coco
2 blancs d'œufs
100 ml de crème fraîche

Lavez, épluchez et coupez la mangue en petits dés. Réservez 100 g pour la décoration et mixez le reste pour obtenir une purée.

Dans un bol, mettez la crème fraîche, le jus de citron et la purée de mangue, puis mélangez jusqu'à l'obtention d'un ensemble lisse. Réservez.

Placez les blancs d'œufs et le sucre dans un bol au bain-marie, jusqu'à ce que les grains de sucre ne soient plus palpables avec les doigts.

Retirez le bol et montez les blancs d'œufs en neige. Incorporez délicatement les œufs montés au mélange crème et mangue.

Servez la mousse dans des verrines individuelles et décorez avec le reste de mangue.

Pour une consistance plus ferme, laissez reposer au réfrigérateur au moins 3 heures avant de servir.

Glace
aux fruits

Pour **4 personnes**

| Préparation **10 min** |

Ingrédients

400 g de fruits surgelés*
100 g de crème fraîche entière
8 feuilles de menthe fraîche

Retirez les fruits du congélateur 10 minutes avant.

À l'aide d'un mixeur ou d'un blender, mixez les fruits avec la crème jusqu'à l'obtention d'un mélange lisse.

Servez froid et décorez avec les feuilles de menthe.

**Les bananes sont de loin les plus crémeuses, mais on peut aussi faire des combinaisons : myrtilles, mangues, fraises, abricots, framboises – en général des fruits charnus avec peu d'eau.*

Annexes

Tableaux des index glycémiques(IG) des aliments

Aliments à index glycémique élevé (≥ 70)

ALIMENT	IG
Glucose	103
Riz « gluant » précuit	98
Pomme de terre cuite au four	95
Biscuits apéritifs type « Rice crackers »	87
Pomme de terre, purée instantanée	87
Riz au lait	86
Galette de riz soufflé	85
Tapioca cuit	85
Corn flakes	82
Flocons de maïs	81
Bouillie d'avoine instantanée	79
Congee (porridge de riz)	78
Pomme de terre bouillie	78
Pastèque crue	76
Baguette	75
Pain blanc	75
Pain complet	74
Riz blanc bouilli	73
Farine de maïs	70
Pain azyme	70
Riz cuisson rapide	70
Sucre brun	70

Aliments à index glycémique modéré (56-69)

ALIMENT	IG
Biscuits complets au germe de blé	69
Riz brun bouilli	68
Porridge de millet	67
Confiture aux fruits	66
Pop-corn	65
Saccharose	65
Melon	65
Banane mûre	65
Fèves cuites	65
Raisins séchés	65
Farine complète	65
Couscous	65
Spaghetti bien cuit	65
Citrouille bouillie	64
Betterave cuite	64
Pomme de terre frites	63
Patate douce bouillie	63

ALIMENT	IG
Jus de pomme	41
Yaourt aux fruits	41
Petits pois	41
Chocolat au lait	40
Amarante	40
Carottes bouillies	39
Lait entier	39
Lait écrémé	37
Pomme crue	36
Céleri	35
Quinoa cuit	35
Boisson au soja	34
Haricots blancs cuits	34
Lentilles	32
Betterave crue	30
Haricots verts	30
Boisson végétale aux amandes	30
Boisson végétale au soja	30
Tomates	30
Orge	28
Pois chiches	28
Cerises	25
Haricots rouges	24
Chocolat noir	23
Noix de cajou	22
Graines de soja	16
Fructose	15
Amandes	15
Cacahuètes, noix, pistache	15
Chou-fleur	15
Épinards cuits	15
Tofu	15

ALIMENT	IG
Galettes de blé	62
Miel	61
Ananas cru	59
Boisson gazeuse/soda	59
Muesli	57
Riz sauvage cuit	57
Chips de pommes de terre	56

Aliments à index glycémique faible (IG ≤ 55)

ALIMENT	IG
Bouillie aux flocons d'avoine	55
Semoule cuite	55
Banane plantain	55
Nouilles de riz	53
Taro bouilli	53
Pain multicéréales	53
Raisins frais	53
Chapati (pain plat indien)	52
Maïs doux	52
Banane non mûre	52
Mangue crue	51
Crème glacée	51
Haricots rouges cuits	51
Jus d'orange frais	50
Spaghetti à la farine blanche	49
Spaghetti à la farine complète	48
Soupe aux légumes	48
Tortilla de maïs	46
Orange crue	43
Pêches en conserve	43
Dattes crues	42

Le calendrier des fruits et légumes

Janvier

FRUITS	LÉGUMES
Clémentine	Betterave
Kaki	Carotte
Kiwi	Céleri
Orange	Choux
Poire	Courge
Pomme	Endive
	Épinard
	Mâche
	Navet
	Panais
	Poireau
	Topinambour

Février

FRUITS	LÉGUMES
Citron	Betterave
Clémentine	Blette
Kiwi	Carotte
Litchi	Céleri
Mandarine	Choux
Pomelo	Courge
Poire	Échalote
Pomme	Endives
	Épinard
	Fèves
	Poireau
	Radis noir
	Salsifi

Mars

FRUITS	LÉGUMES
Citron	Asperge
Pomelo	Betterave
Poire	Blette
Pomme	Carotte
	Céleri
	Choux
	Crosne
	Endive
	Épinard
	Frisée
	Panais
	Poireau
	Radis
	Salsifi
	Topinambour

Juillet

FRUITS	LÉGUMES
Abricot	Artichaut
Cassis	Asperge
Cerise	Courgette
Framboise	Fenouil
Groseille	Maïs
Melon	Poivron
Mûre	Radis
Myrtille	Salade
Nectarine	Tomate
Pastèque	
Pêche	
Prune	

Août

FRUITS	LÉGUMES
Abricot	Artichaut
Figue	Asperge
Framboise	Courgette
Melon	Fenouil
Mirabelle	Maïs
Nectarine	Poivron
Pastèque	Radis
Pêche	Salade
Prune	Tomate
Raisin	

Septembre

FRUITS	LÉGUMES
Figue	Artichaut
Melon	Aubergine
Mirabelle	Blette
Myrtille	Carotte
Pastèque	Choux de Bruxuelles
Pêche	Fenouil
Poire	Haricot vert
Prune	Poireau
Raisin	Poivron
	Pomme de terre
	Salade
	Tomate

Avril

FRUITS	LÉGUMES
Fraise	Asperge
Pomelo	Betterave
Pomme	Blette
Rhubarbe	Carotte
	Chou-fleur
	Concombre
	Cresson
	Épinard
	Navet
	Oignon
	Oseille
	Petit pois
	Poireau
	Radis

Mai

FRUITS	LÉGUMES
Cerise	Asperge
Fraise	Aubergine
Framboise	Betterave
Rhubarbe	Concombre
	Cresson
	Épinard
	Navet
	Petit pois
	Pourpier
	Radis
	Salade

Juin

FRUITS	LÉGUMES
Abricot	Artichaut
Cassis	Asperge
Cerise	Aubergine
Fraise	Carotte
Framboise	Concombre
Groseille	Fenouil
Melon	Haricot vert
Pêche	Poivron
	Oignon
	Petit pois

Octobre

FRUITS	LÉGUMES
Chataîgne	Brocoli
Coing	Carotte
Figue	Céleri
Poire	Chou blanc
Pomelo	Citrouille
Pomme	Frisée
Raisin	Fenouil
	Haricot vert
	Poireau
	Potiron
	Potimarron
	Patate douce

Novembre

FRUITS	LÉGUMES
Chataîgne	Brocoli
Coing	Céleri
Mandarine	Chou rouge
Poire	Citrouille
Pomelo	Endive
Pomme	Frisée
Raisin	Mâche
	Panais
	Poireau
	Pomme de terre
	Potiron
	Salsifi

Décembre

FRUITS	LÉGUMES
Clémentine	Cardon
Mandarine	Carotte
Orange	Céleri
Poire	Crosne
Pomme	Chou rouge
	Courge
	Endive
	Épinard
	Mâche
	Navais
	Panais
	Poireau
	Topinambour

Références

Agence de l'environnement et de la maîtrise de l'énergie (ADEME). Alimentation et environnement. Champs d'actions pour les professionnels. 2016. https://www.ademe.fr/sites/default/files/assets/documents/alimentation-et-environnement-champs-dactions-pour-les-professionnels.pdf

Brand-Miller J, Buyken AE. The Relationship between Glycemic Index and Health. *Nutrients*. 2020; 12(2), 536. https://doi.org/10.3390/nu12020536

Chantal J, Hercberg S. Nutri-Score: Evidence of the effectiveness of the French frontof-pack nutrition label. *Science & Research*. 29 mai 2017. https://www.ernaehrungs-umschau.de/fileadmin/Ernaehrungs-Umschau/pdfs/pdf_2017/12_17/EU12_2017_WuF_Nutriscore_englisch.pdf

Davidou S, Christodoulou A, Frank K, Fardet A. A study of ultra-processing marker profiles in 22,028 packaged ultra-processed foods using the Siga classification. *Journal of Food Composition and Analysis*. 2021;99, 103848.

Davidou S, Christodoulou A, Frank K, Fardet A. Organic food retailing: to what extent are foods processed and do they contain markers of ultra-processing? *International Journal of Food Sciences and Nutrition*. 2021; 1–12.

Davidou S, Christodoulou A, Frank K, Fardet A. The holistico-reductionist Siga classification according to the degree of food processing: an evaluation of ultra-processed foods in French supermarkets. *Food & Function*. 2020;11(3), 2026–2039.

Duru M, Sarthou JP, Therond O. Analyse de modèles d'agriculture biodiversifiés au prisme de la « santé unique ». La Société Française d'Écologie et d'Évolution (SFE2). 2020. https://www.researchgate.net/publication/339089504_Analyse_de_modeles_d'agriculture_biodiversifies_au_prisme_de_la_sante_unique

European Food Safety Authority (EFSA). (s. d.). Additifs alimentaires. https://www.efsa.europa.eu/fr/topics/topic/food-additives

Fardet A. *Halte aux aliments ultra-transformés ! Mangeons vrai*. Thierry Souccar, 2017.

Fardet A. La recette d'une alimentation saine et durable. *Pour La Science*. Hors-série n°111:34-37. 6 avril 2021.

Fardet A. L'effet matrice des aliments, un nouveau concept. *Pratiques en Nutrition*. 2017;13 (52):37-40.

Fardet A. *Pourquoi tout compliquer ? Bien manger est si simple*. Thierry Souccar, 2021.

Fardet A, Desquilbet M, Rock E. The compliance of French purchasing behaviors with a healthy and sustainable diet: a 1-yr follow-up of regular customers in hypermarkets. *Renewable Agriculture and Food Systems*. August 4, 2021. 1–11.

Fardet A, Ferreira M, Rock E. Adéquation nutritionnelle du régime « Vrai, Végétal, Varié » Bio, Local, Saison (3VBLS) chez les personnes âgées (> 65 ans) en France. *Information Diététique*. 2021;2:18-31.

Fardet A, Guillou E, Rock E. Adéquation nutritionnelle du régime Végétal, Vrai, Varié, Bio, Local, Saison (3VBLS) chez les enfants de 3-10 ans en France. *Information Diététique*. 2020;3:19-28.

Fardet A, Lebredonchel L, Rock E. Empirico-inductive and/or hypothetico-deductive methods in food science and nutrition research: which one to favour for a better global health? *Crit Rev Food Sci Nutr*. 2021;8;1-14.

Fardet A., Rock E. Alimentation : protégez votre santé (et la planète) grâce à la règle des « 3V ». *The Conversation*. 2019. https://theconversation.com/alimentation-protegez-votre-sante-et-la-planete-grace-a-la-regle-des-3v-117033

Fardet A, Rock E. How to protect both health and food system sustainability? A holistic 'global health'-based approach via the 3V rule proposal. *Public Health Nutr*. 2020;23 (16):3028-3044.

Fardet A, Rock E. Pour bien manger, manger « simple ». *The Conversation*. 2019. https://theconversation.com/pour-bien-manger-manger-simple-173282

Fardet A, Rock E. Reductionist nutrition research has meaning only within the framework of holistic thinking. *Advances in Nutrition*. 2018;9 (6):655–670.

Fardet A, Rock E. Ultra-processed foods and food system sustainablility: what are the links? *Sustainability*. 2020;12 (15):6280.

Fardet A, Thivel D, Gerbaud L, Rock E. A Sustainable and Global Health Perspective of the Dietary Pattern of French Population during the 1998–2015 Period from INCA Surveys. *Sustainability*. 2021;13(13):7433.

Fiolet T, Srour B, Sellem L, *et al.* Consumption of ultra-processed foods and cancer risk: results from NutriNet-Santé prospective cohort. *BMJ*. 2018;360.

Gehring J, Touvier M, Baudry J, *et al.* Consumption of Ultra-Processed Foods by Pesco-Vegetarians, Vegetarians, and Vegans: Associations with Duration and Age at Diet Initiation. *The Journal of Nutrition*. 2020;151(1), 120–131.

Gupta S, Hawk T, Aggarwal A, Drewnowski A. Characterizing Ultra-Processed Foods by Energy Density, Nutrient Density, and Cost. *Frontiers in Nutrition*. 2019;6.

Hall KD, Ayuketah A, Brychta R, *et al.* Ultra-Processed Diets Cause Excess Calorie Intake and Weight Gain: An Inpatient Randomized Controlled Trial of Ad Libitum Food Intake. *Cell Metabolism*. 2019;30(1), 67–77.e3.

Louzada Da Costa., Baraldi LG, Steele EM, *et al.* Consumption of ultra-processed foods and obesity in Brazilian adolescents and adults. *Preventive Medicine*. 2015;81, 9–15.

Monteiro C, Cannon G, Levy RB, Paula Martins A, *et al.* NOVA. The star shines bright. Position paper 2. *World Nutrition*. Volume 7, Number 1-3, January-March 2016.

Pereira Machado P, *et al.* (2019). Ultra-processed foods, diet quality, and health using the NOVA classification system. Global Forum on Food Security and Nutrition (FSN Forum). Rome, 2019.

Rauber F, Martins CA, Azeredo CM, *et al.* Eating context and ultraprocessed food consumption among UK adolescents. *British Journal of Nutrition*. 2021;1–11.

Satija A, Bhupathiraju SN, Spiegelman D, *et al.* Healthful and Unhealthful Plant-Based Diets and the Risk of Coronary Heart Disease in U.S. Adults. *Journal of the American College of Cardiology*. 2017;70(4), 411–422.

Siga & LaNutrition.fr. *Le bon choix au supermarché*. Thierry Souccar Éditions. 2021.

Srour B, Fezeu LK, Kesse-Guyot E, *et al.* Consommation d'aliments ultra-transformés et risque de maladies cardio-vasculaires dans la cohorte NutriNet-Santé. *Nutrition Clinique et Métabolisme*. 2019;33(1), 29.

Swindale A, Bilinsky P. Score de diversité alimentaire des ménages (SDAM) pour la mesure de l'accès alimentaire des ménages : Guide d'indicateurs. septembre 2006. https://www.unscn.org/layout/modules/resources/files/HDDS_for_measurement_of_household_food_access_fr.pdf

The Lancet Planetary Health. Sustainable food for a sustainable planet. *The Lancet Planetary Health*. 2017;1(4), Article e123.

Wang X, Ouyang Y, Liu J, *et al.* Fruit and vegetable consumption and mortality from all causes, cardiovascular disease, and cancer: systematic review and dose-response meta-analysis of prospective cohort studies. *BMJ*. 2014;349:g5472.

World Health Organization. (s. d.). Increasing fruit and vegetable consumption to reduce the risk of noncommunicable diseases. *WHO*. 11 February 2019.

WWF France. (s. d.). Une alimentation responsable au profit des humains et de la planète. https://www.wwf.fr/champs-daction/alimentation

Zhang Z, Jackson SL, Martinez E, Gillespie C, Yang Q. Association between ultraprocessed food intake and cardiovascular health in US adults: a cross-sectional analysis of the NHANES 2011–2016. *The American Journal of Clinical Nutrition*. 2021 Feb 2;113(2):428-436.